Pre-sintered Coloring Technique for Zirconia Prosthesis

지르코니아 보철의 컬러링 테크닉

지르코니아(산화지르코늄)의 가능성을 추구하다

Kani Akito (可児章人) 저
임 영 빈 역

dh 대한나래출판사

DaehanNarae Publishing, Inc.

SK V1 Tower 1507
Younmujang 5 gagil 25, Sungdong-gu,
Seoul 04782, Korea
TEL: +82-2-922-7080
FAX: +82-2-922-0841
E-mail: nrpub@naver.com
Website: www.nrbooks.kr

ジルコニアプレシンターカラーリングテクニック
可児章人 著
医歯薬出版株式会社(東京), 2021

This book was originally published in Japanese under the title of:
Pre-sintered Coloring Technique for Zirconia Prosthesis
by Akito Kani
© 2021 1st edition
ISHIYAKU PUBLISHERS, INC.
7-10, Honkomagome 1 chome, Bunkyo-ku,
Tokyo 113-8612, Japan

지르코니아 보철의 컬러링 테크닉

발행일 2022년 7월 5일
저자 Kani Akito
역자 임영빈
발행인 최용원
편집디자인 이은의
표지디자인 이은의
교정·교열 염정혜
발행처 **대한나래출판사** (등록 제2012-000051호/1994.6.10)
주소 서울시 성동구 연무장 5가길 25, 성수역 SK V1 Tower 1507호
전화 (02) 922-7080
팩스 (02) 922-0841
이메일 nrpub@naver.com
홈페이지 www.nrbooks.kr

ISBN 978-89-5741-871-0

정가 70,000원

Printed in Korea

저자 약력

Kani Akito (可児章人)

1992년 일본치과학원전문학교(오사카부 히가시오사카시) 졸업
주식회사 고유카이(杏友会)(도쿄 스기나미구) 근무
1994년 야마구치 덴탈(도쿄 하치오지시) 근무
1995년 와세다 세라믹 트레이닝 센터(현 덴탈 아카데미 도쿄) 제13기 나이트 클래스 졸업
1996년 Asami Tanaka Dental Laboratory(미국 시카고) 근무
Tanaka Asami(田中朝見) 씨에게 사사
2002년 Pro Art Dental Laboratory(캐나다 토론토) 근무
2005년 Mund Werk Hamburg(독일 함부르크), Dr. Ghaussy & Partner 근무
2015년 Okawa Tomonari(大川友成) 씨와 함께 Organ Dental Technology Hamburg (독일 함부르크) 개설

Roland DG사 Key Opinion Leader
덴탈 아카데미 도쿄 시간강사

서문

필자가 살고 있는 독일 함부르크 남부 지역은 체코에서부터 흐르는 엘베강이라는 큰 강이 북해로 흘러간다. 이 엘베강의 은혜로 함부르크는 예로부터 유럽 굴지의 항구 도시로서 번창해 왔다. 함부르크 항은 시대에 따라 그 모습이 크게 변하였지만, 이 엘베강만은 변함없이 흐르고 있다. 이 강을 바라보며 필자는 세월의 흐름을 느끼고, 나아가 오랫동안 몸담아 온 치과계의 변화를 느끼고 있다. 치과는 인류 역사상 오랜 옛날부터 있었으며 그 흐름이 현재까지 이어지고 있다. 흐름 중에 중요한 역할을 해 온 치과 보철물들도 인류 역사에 필요한 존재로 여겨져 왔다. 치과 치료, 보철 치료가 없어지지 않는 것은 그만큼 인류에게 중요한 자리를 차지하고 있기 때문이며, 치과 의료라는 큰 강을 유지하기 위해 치과의료 기술은 계속 발전하고 있다.

그 치과의료 기술의 최첨단이라고 할 수 있는 것이 현재의 치과용 CAD/CAM이다. 새로운 보철용 재료인 지르코니아를 만들어 낸 것은 치과 분야 진화의 선물과 같다. 번잡한 작업 과정의 가상화, 자동화는 효율을 높였다. 예를 들면, 지금까지 매우 어려웠던 long span bridge 적합 등을 간단하면서도 동시에 빠르게 완료할 수 있게 하였다. 덕분에 수면 시간이 늘어난 치과기공사가 많을 것이다. CAD/CAM이 치과기공사들의 업무 방식을 크게 바꾸었다는 것은 부정할 수 없다.

하지만 그와 동시에 CAD/CAM과 지르코니아의 잠재능력이 현재의 치과 기공물 한계라는 오해와 선입견이 생기게 되었다. 그 한 예로서 full zirconia는 재료의 투명도 개선과 그러데이션, 멀티레이어와 같은 블럭 성형 기술의 혁신에 의해 심미적으로 매우 좋은 것을 만들 수 있게지만, '포세린을 축성하지 않으면 전치부, 특히 single case에서는 적용이 힘들다'는 생각이 널리 퍼져 있다. 아무래도 범용 재료와 가공 기술의 '한계'가 존재하기 때문이며, 특히 치과의사들 중 그러한 인식을 가진 사람이 많은 것 같다. 그러나 그런 한계에도 불구하고 지금까지 쌓아 온 지식과 기술을 활용하여 전치부 대응까지 가능하게 되었다는 사실을 널리 알리고 싶다.

이 책이 출판될 시기에 필자는 독일 함부르크에서 dental lab을 운영하면서 치과기공사로서 밤낮없이 보철물 제작에 매진하고 있을 것이다. 그 대부분이 지르코니아 보철물이며 중절치 싱글 크라운 보철물 제작에도, 전치부 케이스에도 대응하고 있다. 필자의 치과기공사로서의 좌우명은 '환자가 만족하고 기뻐하는 것'이다. 설령 full zirconia라고 해도 최종 목표가 같은 이상 품질에 대해 타협할 생각은 없다. 바꾸어 말하면 비록 full zirconia라도 많은 증례에서 지금까지의 포세린을 축성한 PFZ와 같은 품질의 보철물을 제작할 수 있었다는 것이다. "모든 케이스에서 포세린은 불필요하며 full zirconia만으로도 문제가 없다."고 말하는 것은 옳지 않다. 필자도 필요시에는 축성을 하는 것이 좋다고 생각하지만, 실제로는 많은 증례에서 full zirconia로 대응하고 있는 것도 사실이다. 단, full zirconia의 완성도를 높이기 위해서는 지식을 습득하고 기술을 연마해야 한다.

온고지신이라는 말이 있다. 옛것을 연구하여 새로운 지식을 안다는 뜻으로, 치과 기공에서 선인들이 만들어 낸 근본 개념은 현재의 디지털 시대에도 변하지 않는다고 생각한다. 그것은 치아의 해부학적 지식이고, 그 형태를 재현하는 기술이며, 그 색을 만들어 내는 빛이나 색의 과학적 지식과 기술이고, 재료학과 그것을 다루는 기술이며, 교합을 다루는 지식과 기술 등이다. 선인들이 힘겹게 만들어 낸 그러한 기술들은 새로운 도전에서도 항상 힌트를 주며, 흐르는 강물처럼 변하지 않고 앞으로도 계속 이어질 것이라고 믿는다.

어려운 상황에 처했을 때 중요한 것은 항상 출발점으로 돌아가는 것이다. 선인들에게서 물려받은 지식과 기술로 최종 목표인 자연치를 다시 관찰하고 빛과 색을 고찰하여 재료를 적절하게 선택한다. 그리고 지식과 기술을 활용한 컬러링(pre-sintered coloring)으로 밑바탕이 되는 기본색을 만들어 내고 표면 스테인과 글레이징 재료를 잘 활용하면 투명감 있는 에나멜을 재현하는 것까지 가능하다. Full zirconia를 자유자재로 다룰 수 있다면, 일상적인 작업을 보다 간소화할 수 있고 시간을 상당히 절약할 수 있게 된다. 이 책이 수면 시간을 쪼개어 일해 온 치과기공사의 취업 환경을 조금이라도 나아지게 하는 발판이 될 수 있기를 바란다.

2021년 5월 길일 **Kani Akito (可児章人)**

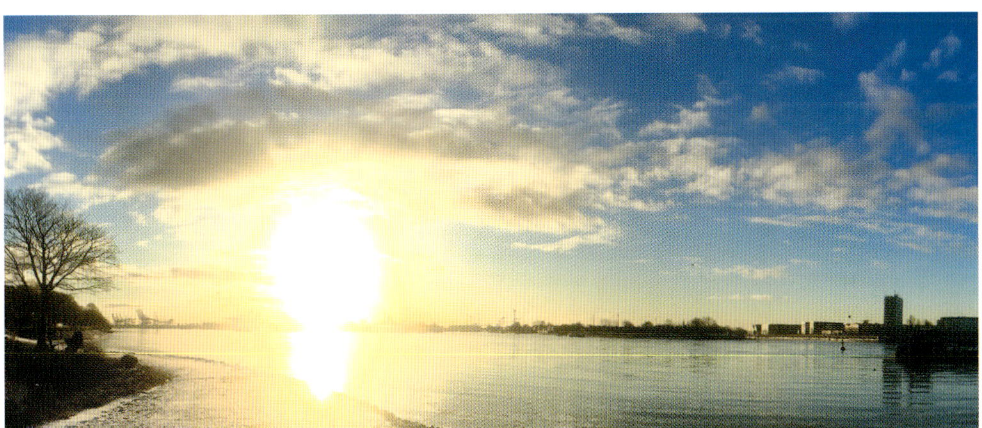

역자 약력

임 영 빈

대전보건대학교 졸업
Osaka training center 연수
Willi Geller ceramic course 수료
현, Creation powder instructor
Oral design Seoul 공동대표

저서: The tooth Designer(도서출판 웰, 2013)
역서: 실천 내부 스테인 테크닉(대한나래출판사, 2020)

역자 서문

최근 제작되는 치과 보철물 종류 중 덴처를 제외한 보철물의 비율만 따진다면, 단연 지르코니아 보철물이 90% 이상 차지할 만큼 압도적이라고 할 수 있다. 이렇게 지르코니아라는 재료가 많이 사용되는 여러 이유가 있겠지만, 가장 큰 이유는 CAD/CAM 시스템에 가장 최적화된 재료이기 때문일 것이다. 이런 재료 특성으로 인해 생산성이 좋아지고, 오래전부터 제작해 온 캐스팅에 의한 보철물 제작 방법보다 간편해져, 작업 효율성 부분도 좋아졌다고 생각한다. 하지만 각 재료는 그 특성에 따라 장·단점이 있으며 장점을 이용하고 단점을 보완하는 방법으로 재료를 다루어야 한다. 심미적 관점에서 봤을 때 지르코니아 보철물의 최대 약점 중 하나는 재료의 불투명성이며, 자연치와 같은 투명도를 지르코니아 보철물에 표현하는 것이 제작 과정에 있어 가장 큰 과제이다. 따라서 지르코니아 보철물을 자연치와 같은 결과물로 만들기 위해서는 자연치의 특징을 관찰하고 재료에 대입시키는 것이 가장 중요할 것이다.

자연치아는 기본적으로 덴틴과 에나멜 두 가지 물질로 구성되어 있으며, 모든 사람의 치아는 서로 다른 덴틴의 색과 서로 다른 에나멜의 투명도로 인해 각자 다른 색의 결과물을 갖게 된다. 가령 A란 치아와 B란 치아의 덴틴색이 같다고 해도 서로 다른 투명도의 에나멜을 갖고 있다면 결과적으로 우리 눈에 보이는 치아색은 다를 것이다. 치아의 색은 표면이 아닌 내부에서부터 나오기 때문에 자연치의 색을 정확히 관찰하려면 덴틴의 색과 에나멜의 투명도를 따로 나눠서 관찰해야 하고, 일반적으로 보철물 제작 시 앞의 원리를 대입시켜 기본색은 보철 내부에서 시작하여 다른 투명도를 갖고 있는 에나멜을 통과시켜 다양한 색을 만들어 가는 방법으로 하고 있다.

이 책 “Pre-sintered Coloring Tehnique for Zirconia Prosthesis”의 저자 Kani Akito는 앞에서 언급한 덴틴과 에나멜의 이중 구조에 의한 자연치의 특징을 심도 있게 분석, 서술하였으며 다양한 종류의 지르코니아 보철물에 활용하는 방법까지 상세히 설명하고 있다.

Chapter 1에서는 자연치아 구조와 색상에 관한 기초 지식을 설명하고 있으며, 치아의 이중 구조가 색에 미치는 영향, 셰이드 테이킹, 색상, 채도, 명도 등 지르코니아뿐 아니라 모든 심미보철 제작 시 반드시 알아야 할 내용들로 이루어져 있어 Chaper 1은 반드시 정독하기를 권한다. 특히 치아의 이중 구조 부분을 완벽히 이해한다면 최근 많이 제작되는 labial만 build up하는 PFZ(일명 labial facing PFZ) 제작에 큰 도움이 되며, full zirconia의 한계점을 인식하게 되므로 재료 선택 등에도 도움을 받을 것이다.

Chapter 2는 지르코니아와 coloring liquid의 재료학적 특성에 관해 서술하였다. 지르코니아를 이트리아(Y_2O_3) 함유량과 결정 구조를 기준으로 제1~4세대로 분류하여 각 세대별 특징을 설명하였으며, 생소할 만한 단어들이 많아 알기 어려울 것 같은 부분들은 그림으로 표현하여 좀더 이해하기 쉽도록 하였다. 특히 각 세대별로 다른 투명도와 강도를 갖게 되는 원인을 결정 구조의 변화와 이트리아의 함유에 의해 설명한 부분은 전치부, 구치부, 싱글 케이스, 브릿지 등 임상에서 지르코니아 블록 선택 시 아주 중요한 기준을 제시하고 있어

Chapter 2의 백미라 할 수 있다.

Chapter 3은 pre-sinter coloring 방법에 대한 내용으로 전치부, 구치부의 컬러링 방법 등이 그림을 통해 각 단계별로 아주 상세히 설명되어 있고, Chapter 2에서 언급된 각 세대별 지르코니아 프레임의 컬러링과 주의점이 서술되어 있다. 저자 Kani Akito가 개발한 에어브러시 글레이징 방법은 포세린 파우더를 full zirconia에 한 겹 입히는 방법인데 일반적인 글레이징 페이스트를 붓으로 바르는 것에 비해 균일한 두께로 올라가 교합의 높낮이 등이 크게 변하지 않고 다양한 파우더를 사용할 수 있어 잘 활용하면 장점이 많은 방법이라고 할 수 있을 것이다. 비록 full zirconia지만 조금 더 자연치 같은 결과물을 만들기 위한 고민의 결과로 이와 같은 방법을 고안한 부분은 특히 인상적이었다.

Chapter 4는 single crown부터 지대치 삭제량이 많은 전치의 명도 컨트롤, 브릿지, 서로 다른 종류의 지르코니아 블록을 함께 사용한 전악 보철 증례 등 저자가 임상에서 겪은 경험담이 녹아 있다. 각 증례별로 셰이드 테이킹을 통한 자연치색을 덴틴과 에나멜 각각의 색으로 나눠 분석하고 이와 함께 대응하는 방법까지 상세히 기술하였으며, 보철물 결과 또한 훌륭하다. 임상에서 비슷한 증례를 만난다면 똑같이 적용해 봐도 좋을 정도로, 도포하는 liquid 종류에 따라 단계별로 사진과 함께 친절하게 설명되어 있다.

지르코니아 재료를 처음 접해 본 건 15년 전인 2008년, 직원으로 근무하던 dental lab에서 지금과 다른 시스템으로 제작되었던 지르코니아 보철물이었다. 그리고 CAD/CAM은 학생 때 책에서만 배우다가 2004년 학생작품전이 있던 부산의 한 대형 치과기공소에서 처음 봤던 기억이 있다. 그 당시 교수님들이 미래에는 수치값만 입력해 주면 기계가 다 깎아 주는 장비가 나올 것이라고 했을 때 다들 먼 미래의 일일 것이라고 생각하며 웃어 넘겼다. 하지만 아주 먼 미래라고 예상했던 세상이 CAD/CAM이 없는 기공소를 생각하기 힘들 정도로 당연한 듯한 현실이 되어 있고 15년 전에 처음 본 흰 분필 같던 지르코니아 보철물은 사진상으로는 build up한 보철물과 차이가 없을 정도로 발전하였다. 필자 역시 full zirconia에 대한 부정적인 인식이 강했으나 SNS를 통해 나날이 발전해 가는 zirconia를 접하고 또한 이 책을 감수하며 zirconia 보철물의 긍정적 부분과 가능성을 보게 되었다. PFM의 바이블이 Yamamoto 선생님의 책이라 한다면, Zirconia의 바이블은 아마도 이 책이 되지 않을까 조심스럽게 예견해 본다.

좋은 책을 한국 기공사분들께 소개시켜 드릴 수 있도록 영광스러운 기회를 주신 대한나래출판사 최용원 대표님과 임직원 분들께 감사드리며 존재만으로 감사한 새봄, 가을 두 딸과 바쁜 남편 때문에 뜻하지 않은 독박육아를 하는 아내에게도 감사 인사를 전한다.

2022년 5월 **임 영 빈**

CHAPTER Ⅲ 컬러링 방법

CHAPTER Ⅳ 임상 증례

CHAPTER I

자연치 구조와 색에 관한 기초 지식

01 자연치의 구조에서 나타나는 색

Full zirconia crown으로도 포세린을 build up한 PFZ와 동등한 심미성을 표현할 수 있게 되었다. 기본적인 착색 작업 자체는 단순하지만 시술자의 지식과 경험이 보철물의 결과로 직결되는 부분도 있다. 재료(지르코니아, 침투 coloring liquid)의 특징을 얼마나 잘 이해하고 어떤 식으로 자연치의 색을 표현해 나갈 것인지 그 이론을 제대로 응용하는 것이 완성도를 좌우하는 중요한 포인트라고 생각한다. 전제가 되는 것은 자연치 구조에 대한 지식과 색상, 채도, 명도를 이해하는 것이다. 치과기공사의 일은 인접한 자연치색을 모방한 보철물이 심미적·기능적으로 구강 내에서 잘 조화가 되도록 제작하는 것이다. 물론 본래의 치아와는 다른 재료를 제한된 공간 내에서 자연치의 색과 비슷하게 맞추는 작업이 매우 어렵다는 것은 이미 모두가 이해하는 일일 것이다. 하지만 만약 사용하는 재료가 변한다고 해도 최종 목표가 자연치인 것에는 변함이 없다. 그렇다면 항상 모방해야 할 자연치를 잘 관찰하여 그 특징을 보철물에 반영시키는 것이 매우 중요하다고 생각한다. 본서에서는 인접 치아에 맞춘 색 재현, 특히 전치부 소수치 결손 보철에서도 대응할 수 있는 심미적 full zirconia의 제작 방법을 설명하고자 한다. 그전에 우선 목표로 하는 자연치의 어떤 특징을 관찰해야 할지, 필자가 임상에서 full zirconia 제작 시 고려하는 특징을 중심으로 설명한다.

구조와 색

일상에서 shade taking을 하는 경우 보통 그 자리에서 보이는 표면에 나타난 색만 주의깊게 볼 것이다. 그러나 자연치는 덴틴과 에나멜에 의한 이중 구조를 가지고 있어 물리적, 광학적인 특성이 다른 두 성분이 겹쳐짐으로써 그 색을 만들어 낸다. 그렇기 때문에 치아에 가해지는 빛의 조건이 다르면 각각에서 만들어 내는 색에도 변화가 생기고 전체의 색도 크게 달라진다(그림 1~3). 이것을 고려하지 않고 표면에 나타나는 색만을 참고하여 보철물을 제작하게 된다면 가령 목표로 한 색과 잘 맞아 보이는 보철물도 광원의 종류와 주변 환경에 따라 보철물의 색이 다르게 보일 수 있다. 물론 목표 VITA shade와 딱 맞는 색으로, shade 탭과 동일하게 색을 맞추어도 구강내에서 매칭되는 경우도 있지만, 많은 종류에 다양한 치아가 존재하는 임상에서는 대응할 수 없는 증례도 종종 있다. 따라서 shade taking을 실시할 때는 덴틴과 에나멜을 나누어 색을 채득하고, 각각 어떠한 특징들이 있으며, 서로가 어떤 식으로 영향을 주고받아 치아의 색을 만들어 내는지를 생각해 보아야 한다.

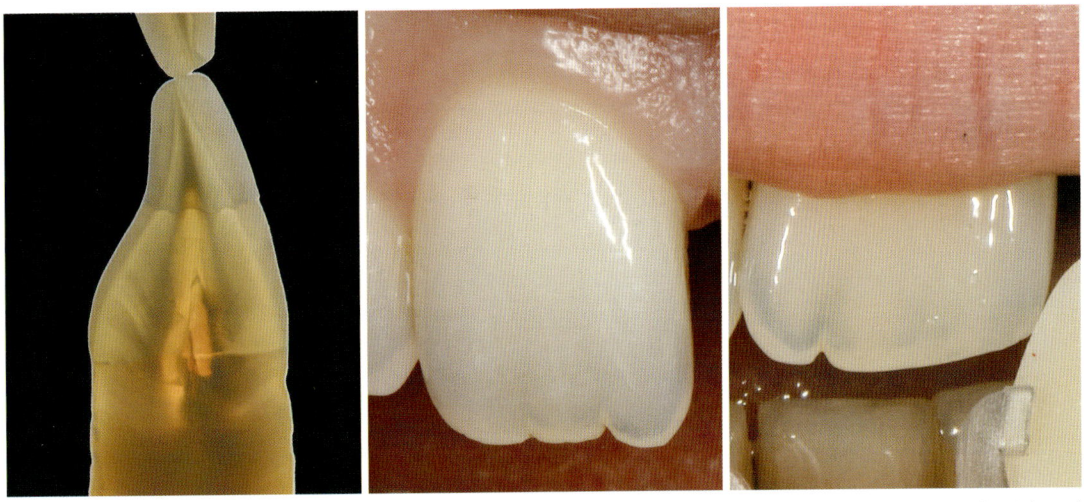

그림 1~3. 자연치는 덴틴과 에나멜의 이중 구조로 구성되어 있다. 그 빛의 빛 투과성, 반사율, 굴절률은 서로 달라, 치아 표면의 색은 환경에 따라 내부의 덴틴이 표면에 나타나 변화되거나, 에나멜의 오팔 효과와 표면의 white spot이 그 색 및 명도를 변화시키기도 한다. 절단면에서는 덴틴과 에나멜의 형태에 따라 그 색이 크게 좌우된다. [사진 제공: Ztm. Okawa Tomonari (大川友成)]

1. 덴틴의 구조와 색

a) 덴틴의 구조

자연치의 치관부는 보통 덴틴과 에나멜로 구성되어 있다. 절단면에서 치경부에 걸쳐서는 에나멜 두께가 점차 감소하고, 그것과 반비례하듯이 치경부에서 절단면으로 갈수록 덴틴 형태가 가늘어진다. 바꿔 말하면, 치경부에 가까울수록 덴틴에 의한 광학적 특성이 나타나기 쉽다. 이로 인해 치관 중앙부에서 치경부까지는 투명도가 감소하므로 덴틴에서 빛의 반사가 증가하여 명도와 채도가 높아진다는 치아의 일반적인 특성이 나타난다. 치아의 색과 밝기는 주로 덴틴에 영향을 받는다고 말해도 무방하다. 덴틴의 절단부는 mamelon(손가락 모양 구조)이라고 하는 산 모양의 뾰족한 형태가 형성되면서 절단면을 향하여 서서히 얇아지는데, 그 끝이 절단면에 닿지 않고 끝나 버린다. 마모가 적은 젊은 치아는 절단면과 양쪽 접촉면에 덴틴은 없고 오직 에나멜로만 구성된다.

b) 덴틴의 색

에나멜에 비교하여 덴틴은 불투명하고 명도, 채도가 모두 높다. 그리고 '덴틴은 밝고 채도가 높다'라는 선입견이 있으나 실제로는 일정하지 않다. 채도가 낮고 밝은 경우나 불투명도가 낮고 명도가 낮은 경우 등 덴틴의 색은 다양하며 그것이 치아 전체 색에 영향을 미친다.

2. 에나멜의 구조와 색

a) 에나멜의 구조

치관 전체를 차지하고 있는 에나멜은 투명도가 높은 물질이다. 그러므로 기본적으로는 빛이 투과해서 명도나 채도를 감소시키는 역할을 하지만, 한편으로는 표면 상태에 따라 명도에 영향을 주기도 한다. 에나멜 표면에는 주파조라는 물결 모양의 요철이 근원심 방향으로 뻗어 있다. 이것으로 인해 광원이 강한 곳에서는 표면에서의 난반사가 커져 내부로부터 나오는 색의 영향력은 줄어든다. 시간이 지날수록 칫솔질이나 식사 등으로 마모가 일어나 치아 표면이 부드러워져 광택이 나면, 빛의 난반사가 점차 줄어들어 투명감이 강해진다. 또한 에나멜은 에나멜 소주(enamel rod)라고 하는 가느다란 파이프 모양의 물질로 구성되어 있기 때문에 내부에 들어오는 빛을 더욱 난반사시키는 특징을 가진다고 생각한다. 이 에나멜 소주는 에나멜 표면에 구멍이 나 있는데, 보통 페리클이라고 불리는 타액에서 유래된 유기 피막으로 덮여 있다. 이 페리클이 제거된 상태나 에나멜 표면이 건조해지면 치아는 투명감을 잃고 명도가 높아진다. Shade taking 시 건조를 피하는 것은 이러한 현상을 없애고 치아색을 적절히 채득하기 위해서이다.

b) 에나멜의 색

(1) 빛의 산란

에나멜은 투명감을 가지고 있지만, 대부분 약간의 유백색을 띤다. 이는 앞서 말한 에나멜 소주와 내부에 존재하는 물질의 빛 굴절로 에나멜 내부에 들어온 빛이 산란하기 때문이다. 특히 더욱 강한 빛을 비추면 이 산란의 영향이 더 크게 나타나, 덴틴의 반사광과 합쳐져 치아 전체의 명도를 높이는 데 기여한다. 그 정도의 차이는 치아에 따라 커서, 유백색이 강하고 명도가 높은 치아가 있는 반면 산란이 약하여 푸른빛이 돌면서 강한 투명감을 나타내는 치아도 있다. 이러한 에나멜 자체의 색은 특히 덴틴의 채도가 약한 경우 치관색으로 강하게 나타나기 쉽다. 에나멜은 덴틴과 비교해 색에 기여하는 부분은 적지만, 절대로 무색투명한 물질은 아니다. 다소 차이는 있겠지만 치관색에 영향을 미치고 있음을 인지하는 것이 중요하다.

(2) 오팔 효과

유백색을 만드는 미세한 내부 물질의 크기와 빛의 파장과의 상호 관계로 인하여 에나멜 내부에서는 레일리 산란(Rayleigh scattering)이라는 현상이 일어난다. 이것은 푸른 하늘이나 붉은 노을이 나타나는 것과 같은 현상으로 반사광에서는 푸른색, 투과광에서는 오렌지색을 나타내는 '오팔 효과(opal effect)'라고 하는 에나멜의 특성을 만들어 낸다. 이것이 치아 전체의 색과 구조가 보이는 방식에 영향을 끼친다. 예를 들어, 절단면에서는 덴틴으로 이루어진 mamelon과 절단면 에나멜의 빛 투과성, 빛의 반사율, 굴절률의 차이로 인해 손가락 모양의 구조라고 불리는 덴틴의 요철이 선명하게 관찰되는 경우가 있다. 이것은 ① 에나멜에서는 반사광이 푸른빛을 띠고 있어 명도가 떨어지며(오팔 효과), ② mamelon은 그 불투명성으로 입사광을 더욱 반사시켜 밝게 보인다고 하는 콘트라스트의 발생으로 일어나는 것이다. 게다가 에나멜이 두껍고 그 심층부에 덴틴이 없는 순면 근원심 변연융선부 등도 오팔 효과로 인해서 푸른빛을 띠며 명도가 낮게 보이는 외관이 된다.

(3) 교모·마모에 의한 색 변화

절단면은 환자의 교합 양식에 따라 마모도가 좌우된다고 하지만 보통은 시간이 지나면서 마모가 일어난다. 이로 인해 절단면은 짧아지고 덴틴이 노출되어, 에나멜과의 경계부에서 착색되거나 2차 덴틴의 형성에 의해 착색되기도 한다. 고령층의 치아에서는 이 현상으로 절단면 가운데의 채도가 올라가 오렌지색을 띠는 색이 많이 관찰된다. 마모 각도와 전치부의 경사에 따라서는 얇아진 순면부 에나멜이 부분적으로 진파랑이나 회색의 투명성을 띤다. 더욱더 마모가 심해지면 절단면의 경사가 빛의 난반사를 일으켜 백색화된 후광 효과를 가진 절연(incisal halo)이 형성되기도 한다. 그때는 절단면에 착색된 불투명한 덴틴과 절단면의 얇은 에나멜이 콘트라스트를 일으켜 한층 더 강한 투명감을 만들어 낸다.

(4) 반사율을 바꾸는 요인들

에나멜의 표면에는 white line, white spot, white band 등 불투명도가 높은 색이 존재하기도 한다. 이것들은 치아 표면에서 빛의 반사를 증가시킬 뿐만 아니라 덴틴에서 오는 반사광을 밝게 해 준다. 또한 크랙 라인의 존재나 앞에서 설명한 표면의 성질과 상태도 빛의 반사율에 영향을 미치기 때문에 그 부분을 밝게 한다. 따라서 이러한 특징들이 보이는 치아는 전체적으로 명도가 높아진다.

치아 구조가 색에 주는 영향

자연치는 에나멜과 덴틴의 이중 구조로 되어 있기 때문에 그 색의 조합에 따라 치아의 색이 만들어진다. 치아를 비추는 빛의 조건에 따라 같은 치아에서도 몇 가지 다른 색이 보인다.

그림 4~9는 두 종류의 치아를 광량을 바꾸어 촬영한 사진이다.

빛의 양이 적은 경우

치아를 비추는 빛의 양이 적은 경우에는 에나멜 표면의 반사광과 내부의 산란광도 부족하여 에나멜이 갖는 투명감이 잘 나타난다. 이로 인해 주로 내부 덴틴의 반사광은 에나멜을 통해 관찰할 수

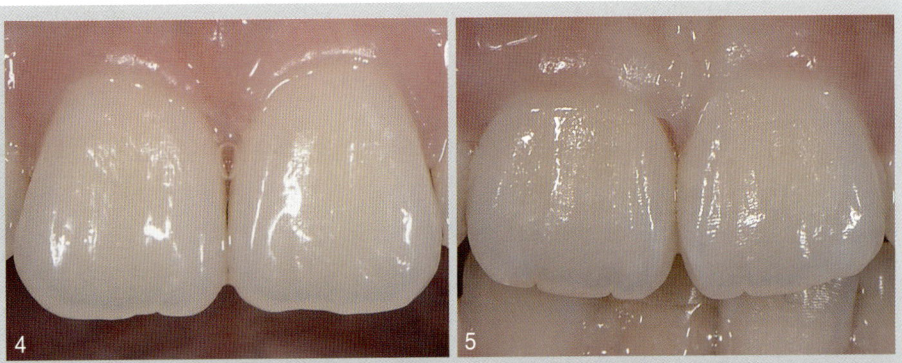

그림 4, 5. 치아를 비추는 빛이 약한 상황에서는 에나멜 표면과 내부의 산란광이 감소하여 에나멜은 투명감이 증가한다. 에나멜을 통과한 빛은 덴틴에서 산란·반사되어 에나멜을 통해 표면에 그 색이 나타난다. 그때에 에나멜의 투명도가 색에 영향을 주어 D계열이나 C계열의 색이 보이는 경우도 있지만, 실제 내부의 덴틴 색은 A계열과 B계열인 경우도 많다.

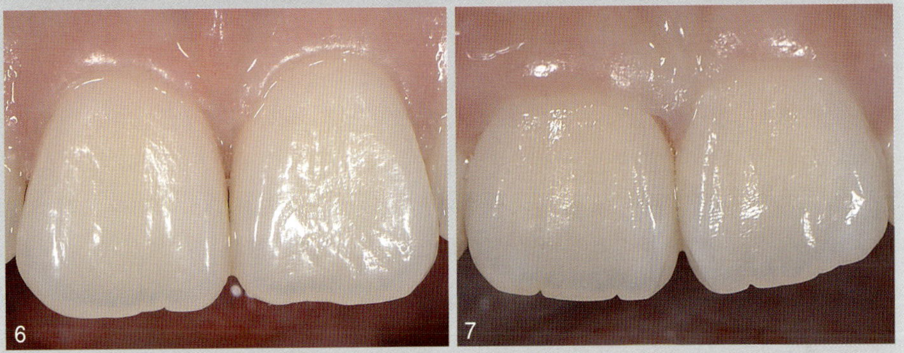

그림 6, 7. 에나멜을 비추는 빛이 어느 정도 강해지면 에나멜 표면과 내부에서의 산란이 강해져 에나멜 자체의 색이 뚜렷하게 나타난다. 전체적으로 명도가 높아져 덴틴색이 치아 표면에 나타나는 영향은 감소하는 경향에 있다.

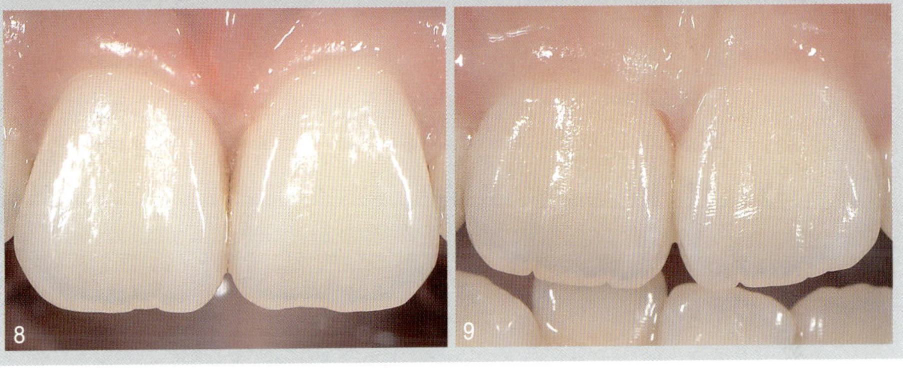

그림 8, 9. 에나멜을 비추는 광량이 더욱더 늘어남으로써 에나멜 표면과 내부에서 산란 반사가 증가하여 전체적으로 하얗게 보인다. 그러나 빛의 양이 많아짐에 따라 내부 덴틴에서의 반사광도 증가하여 표면의 색에 영향을 미친다.

그림 4~9. 동일한 치열을 플래시의 광량을 3단계로 나누어 촬영한 사진. 치아를 비추는 광량의 차이로 인하여 덴틴의 색이 뚜렷하게 나타나거나 반대로 에나멜색이 뚜렷하게 보이기도 한다. 이 사실은 실내·외에 상관없이 그 광원의 광량에 따라 치아는 항상 색을 변화시키고 있음을 의미한다. 따라서 덴틴과 에나멜의 색 그리고 에나멜 표면의 색을 잘 관찰하여 그것들이 어떻게 서로 영향을 미치고 있는지를 생각할 필요가 있다.

있다(그림 4, 5).

단, 이 색은 에나멜을 통해 본 덴틴의 색이라는 것에 주의해야 한다. D계열 또는 C계열의 색으로 보였다고 하더라도 거기에는 투과광에 의한 오팔 효과가 있어 푸른빛을 띤 에나멜의 영향이 존재하기 때문에 실제 내부 덴틴은 A계열이나 B계열의 색인 경우가 많다. 따라서 그러한 영향을 고려한 후 덴틴의 색을 채득할 필요가 있다.

2. 빛의 양이 중간 정도일 경우

에나멜을 비추는 빛이 어느 정도 강해지면 에나멜 표면과 내부에서의 산란이 강해진다. 따라서 에나멜 자신이 가진 색이 뚜렷하게 나타나게 된다. 전체적으로 치아의 명도는 높아지고 덴틴이 치아 표면에 미치는 상대적인 색 영향은 감소하는 경향이 있다(그림 6, 7).

3. 빛의 양이 많을 경우

에나멜을 비추는 빛이 더욱더 늘어나면 에나멜 표면과 내부에서 산란된 빛의 반사량이 증가하여 전체적으로 흰색을 띠게 된다. 또한 내부 덴틴의 반사광도 증가하기 때문에 명도가 높아져 빛의 양이 적을 때와는 또 다른 모습을 보여 준다(그림 8, 9).

광원의 차이가 치아색에 주는 영향

보철물 제작에서 치과기공사가 보는 shade taking된 사진의 색은 기본적으로 카메라의 스트로보 라이트 광원 하의 색이다. 그러나 실제 진료 환경에서는 자연치에 적합한 shade 탭을 선택할 때 태양광이나 실내 형광등을 비롯한 다양한 광원에 영향을 받게 된다. 구강내 세팅 후 'shade가 맞지 않는다'라는 말을 듣지 않기 위해서는 이러한 광원에 따른 차이가 색 분석과 재현에서 중요한 요소가 된다는 것을 이해해야 한다. 빛은 다양한 색(가시광선)을 포함하고 있는데, 프리즘에 빛을 통과시키면 무지개색으로 나타나는 현상을 통해서도 확인할 수 있는 사실이다. 이러한 빛은 파장의 길이에 따라 각각의 색을 가지며 파장이 짧을수록 보라색으로, 길수록 붉게 보인다(그림 10). 빛이 흰색으로 보이는 것은 빨강, 파랑, 초록의 빛의 삼원색에 의한 가산혼합이기 때문이다.

이 빛의 색은 광원이 어느 파장의 전자파를 강하게 내고 있는지에 따라 달라지며, 이것이 물체가 색을 나타내는 방식에도 영향을 미친다. 실내에서는 형광등이 광원으로 자주 사용되고 있는데, 이 형광등도 빛의 3원색인 빨강, 노랑, 초록의 배분을 바꾸어 색을 조정하고 있다[대개는 단위 K(켈빈)로 표기된다]. 예를 들어, 주백색광이라고 일컬어지는 형광등은 초록의 파장이 파랑이나 빨강보다도 강하게 설정되어, 이것이 '치아가 초록색으로 보이는' 요인 중 하나라고 생각할 수 있다. 태양광의 경우 낮 동안과 저녁 무렵의 빛의 색과 세기가 완전히 다르며, 특히 빛이 잘 들어오는 커다란 창문이 있는 치과 의원 등에서는 날씨나 시간대에 따른 영향이 커질 것이다(그림 11)(예로부터 shade taking은 오전 11시경 북쪽 창문 아래에서 실시하는 것이 좋다고 전해지는 것은 이런 점을 고려한 것이다).

또한 빛의 양도 중요한 요소로 일반적으로 태양광보다는 실내 형광등이 광원으로서는 약하다. 빛의 양이 적으면 덴틴이나 에나멜 내에서 산란 반사가 줄어 빛 투과성이 더해져 보이기 때문에 특히나 투명감이 강한 어두운 에나멜의 경우에는 설령 덴틴이 A계열색이라도 결과적으로 덴틴으로부터의 반사광을 C계열이나 D계열로 보이게 하는 경향이 있다(그림 12~14). 반대로 shade 사진 촬영 시 스트로보 라이트를 강하게 발광시키면 빛의 양이 늘어나 에나멜도 덴틴도 밝은색으로 찍힌다. 이런 점을 고려하지 않고 shade 탭을 선택하여 shade taking을 실시하면 제작된 보철물의 색상이 맞지 않는 경우가 생긴다(물론 shade 탭의 놓은 위치나 빛을 비추는 방향도 고려된다).

이들 광원의 차이에 의하여 자연치의 에나멜이 보이는 상태, 덴틴의 색이 영향을 주는 정도가 달라진다. 따라서 심미적인 보철물을 만들고자 한다면 보철물에도 그에 상응하는 구조와 색을 부여해야 한다. 당연히 재료가 다르기 때문에 완전하게 일치시키는 것은 어렵겠지만 최근에 나오는 재료들은 자연치의 특징에 맞도록 만들어져 나오므로 완벽한 카피가 불가능하다고는 할 수 없다. 완전한 일치를 위해 우선 적절한 광원이 설치된 환경 내에서 shade 탭을 선택하도록 의식하고, 항상 안정된 스트로보 플래시로 찍은 사진을 관찰하며, 육안으로 보았을 때와 사진으로 보았을 때 그리고 크라운을 제작할 때의 광원 차이를 고려하여 만들고자 하는 치아의 색을 끌어내야 한다. 필자는 에나멜과 덴틴 각각의 특징을 얼마나 잘 파악하여 재현하는지가 full zirconia 보철물의 퀄리티를 높이는 열쇠라고 생각한다.

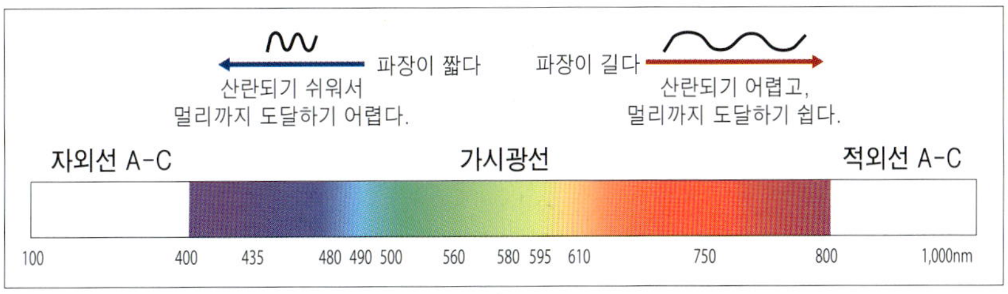

그림 10. 가시광선은 빛의 삼원색인 빨강·파랑·초록을 포함한 여러 가지 색이 전자파로서 포함되어 있다. 각각의 색은 독자적인 파장을 가지고 있는데, 보라색은 가장 파장이 짧고 산란되기 쉬우며, 붉은색 쪽으로 색이 변할수록 파장이 길고 산란되기 어렵다. 이것은 레일리 산란에 의한 에나멜의 독특한 특징인 오팔 효과와 관계가 있다.

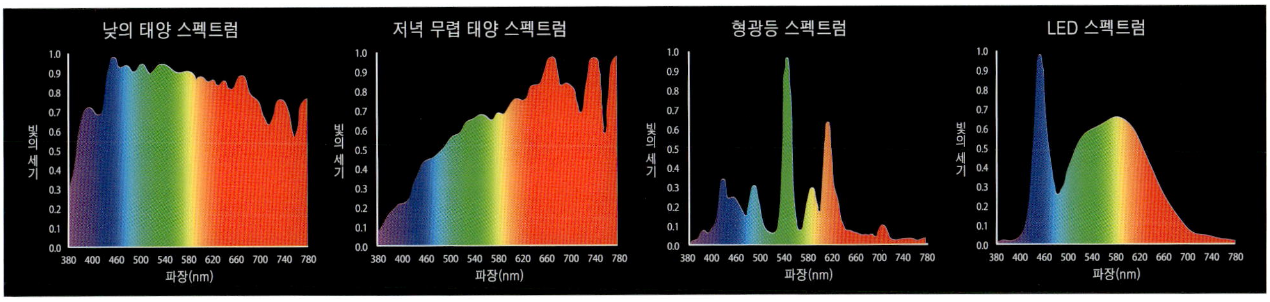

그림 11. 광원에 따른 파장의 차이. 같은 태양광이라도 낮과 저녁 무렵에는 포함된 색의 세기가 다르다. 낮에는 약간 푸른색이 강하며 저녁 무렵에는 붉은색이 강해진다. 또한 일반적으로 치과나 기공소 등에서 사용되는 실내등은 주로 형광등이라고 생각되지만, 요즘에는 LED도 일반화되었다. 실내를 비추는 이러한 빛들도 각각 독자적인 색의 비율을 가지고 있으며 초록색이 강한 형광등 아래에서는 초록색을 띠는 치아로, LED 아래에서는 푸르스름한 치아로 보인다. 이런 것들이 shade taking을 할 때에 크게 영향을 끼친다는 것을 잊어서는 안 된다.

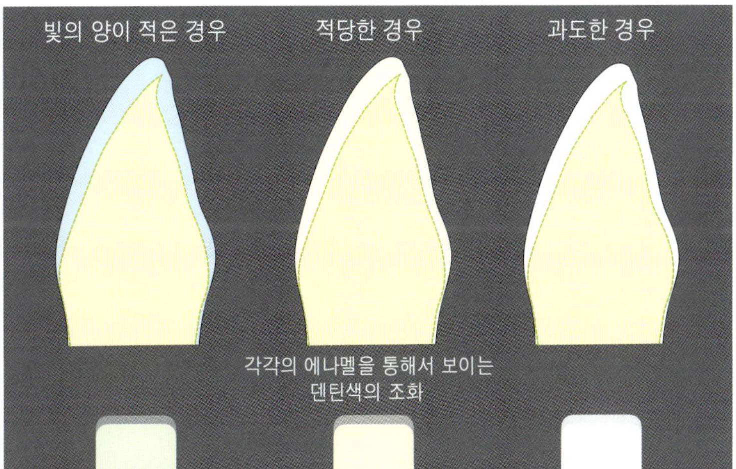

그림 12. 기본적인 치아의 색과 밝기는 덴틴에서 반사된 빛이 만들어 낸다. 그러나 덴틴 위에 존재하는 반투명한 에나멜이 덴틴의 색에 필터를 씌운 듯한 작용을 하여 치아색에 큰 영향을 준다. White spot 등이 없는 에나멜의 경우 빛의 양이 적으면 내부 산란이 적어져서 투명감이 증가하여 내부의 덴틴색이 더욱 강하게 나타난다. 빛의 양이 증가하면 에나멜 내부의 산란이 증가하여 점차 희게 변하고 흰색 필터 효과가 나타나게 되어 덴틴색이 치아 전체에 미치는 영향은 약해진다. 이런 이유로 빛의 양이 부족하다고 하여 손전등 같은 것을 직접 비추게 되면 내부의 덴틴색이 영향을 덜 주게 되어 실제와 다른 색으로 보이게 된다. 반대로 광원이 너무 약하면 우윳빛도 나지 않고 투명도가 강한 에나멜에서는 푸른색과 회색 계열의 필터 효과가 나타나 덴틴의 색을 실제 색보다 더 어두운 C계열과 D계열로 착각할 수 있게 한다. 따라서 shade taking 시에는 너무 강하거나 너무 약하지도 않은 적정한 광원을 사용하여 촬영하는 것에 유의할 필요가 있다.

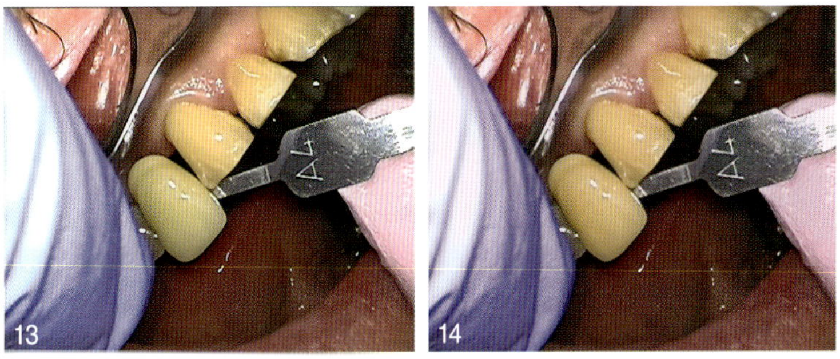

그림 13, 14. 치과에서 찍은 shade taking 사진과 그 보정예. 이 치과 의원의 진료실에는 창문으로 빛이 잘 들어오지 않고 광원으로는 형광등이 사용되고 있어 빛의 양이 충분하지 않았다. **그림 13**에서 알 수 있듯이 A4의 shade 탭이 초록색에 가까워 C계열의 색으로 결정되었다. 이러한 환경에 있는 치과로부터 'C계열' 보철 제작 의뢰를 받아서 그대로 만든 경우 shade taking을 한 환경과 보철물을 장착하는 환경이 같으면 문제가 나타나지 않지만, 보철물 장착 후 다른 광원이 있는 환경에서 보철물이 어둡게 보이는 상황이 되면 클레임이 발생할 우려가 있다. 이러한 촬영 환경과 제작 환경, 사용 환경의 광원을 고려하는 것이 shade 매치에서 중요하다. 요즈음에는 컴퓨터로 사진 보정(**그림 14**)(이 샘플은 레드 시프트시켜 초록색의 영향을 줄였다)도 간단하게 가능하기 때문에 이러한 환경 요인을 객관적으로 연구하기 쉬울 것이다.

에나멜과 덴틴의 shade taking

1. 에나멜의 색 채득

에나멜색을 알려면 에나멜로만 이루어진 부분을 관찰한다. 예를 들어, 마모가 적은 치아라면 그 절단면은 에나멜만의 색이라고 판단할 수 있다. 마모가 있어도 근원심 접촉면은 구조적으로 봤을 때 덴틴이 내부에 없기 때문에 에나멜만의 색을 관찰할 수 있다. 또한 치아 표면을 비스듬하게 옆에서 보는 것만으로도 표면층의 에나멜색을 파악할 수 있다.

2. 덴틴의 색 채득

치관부는 전체가 에나멜로 덮여 있기 때문에 100% 덴틴으로만 구성되어 있는 부분은 존재하지 않는다. 단, 치관 중앙부에서 치경부까지는 에나멜이 얇기 때문에 앞에서 관찰한 에나멜색의 영향을 빼고 생각한다면 덴틴의 색을 예측할 수 있다. 따라서 덴틴의 색을 확인하고자 할 때는 치경부 부근이나 lingual fossa, occlusal fossa 등의 비교적 에나멜이 얇은 부분을 관찰하는 것이 좋다. 기본적으로 에나멜을 통해 덴틴을 볼 경우 에나멜의 희끄무레한(whitish) 특징이 덴틴의 채도를 낮추기 때문에 원래 덴틴의 채도는 보이는 채도보다 높다고 여겨도 무방하다. 명도에 관해서도 에나멜은 투명하기 때문에 원래 덴틴의 불투명도는 표면에서 관찰할 수 있는 명도보다 높을 것으로 생각한다. 그러나 에나멜의 채도나 불투명도가 높을 수도 있으니 잘 관찰하고 그 영향을 살펴볼 필요가 있다. 에나멜의 불투명도가 높은 경우 내부 덴틴의 색은 치아 표면에 강한 영향을 주지 않기 때문에 표면에서 채득한 색으로도 충분히 대응할 수 있다고 생각한다.

***

이와 같이 다소 감각적인 방법이기는 하지만, 덴틴의 색은 에나멜의 영향을 고려하여 계산할 필요가 있다. 이들 각각에서 얻은 정보를 토대로 그 치아의 색이 어떻게 서로 영향을 주고, 치아 전체의 색을 구성하고 있는지를 생각하는 것이 중요하다. 실제 분석한 예를 그림 15~19에서 설명하려고 한다.

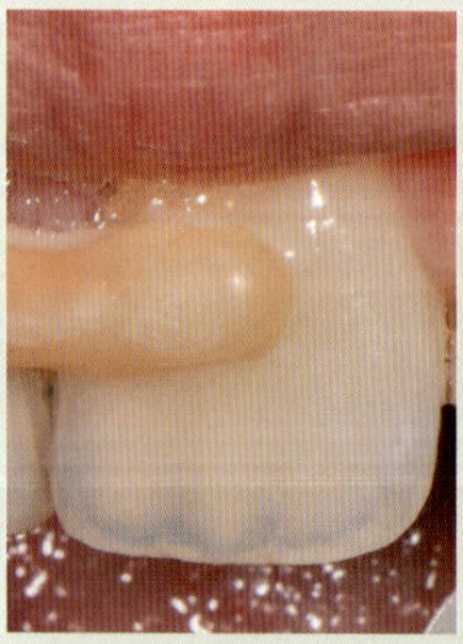

그림 15. 젊은층의 치아. 마모가 거의 없는 젊은 치아라고 해서 항상 하얗고 밝다고 단정할 수는 없다. 표면층의 에나멜에 투명감이 있어 전체의 명도가 낮아 보이는 경우도 있다. 젊은 치아에서도 덴틴의 채도가 높은 경우가 당연히 있다.

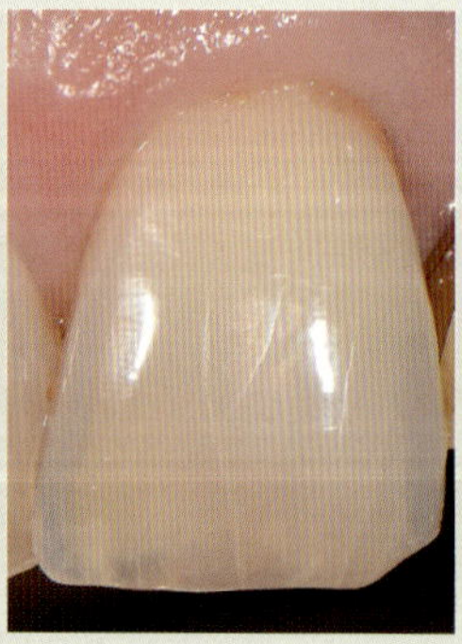

그림 16. 중년층의 치아. 절단면의 마모가 진행된 중년층의 치아는 절단면에 덴틴이 노출되어 2차 덴틴이 만들어지고 착색 등이 나타난다. 그런 부분이 불투명한 부분에 의해 발생한 reverse opal effect 등의 영향으로 오렌지색으로 보이게 된다. 또한 시간이 지남에 따라 에나멜의 투명도는 올라가기 때문에 내부까지 닿은 빛에 의해 덴틴의 색은 치아의 표면에 영향을 크게 미친다.

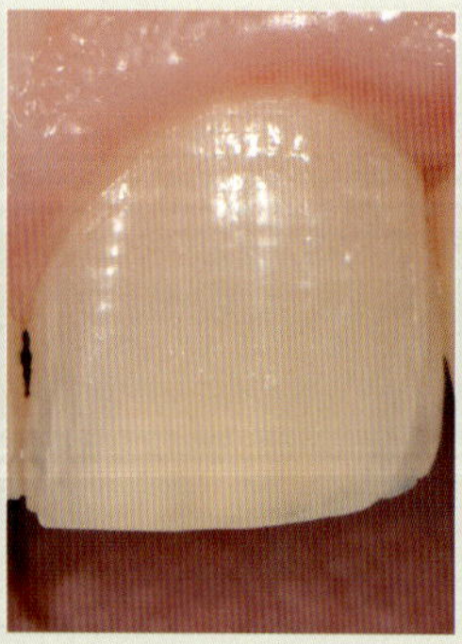

그림 17. 덴틴의 불투명도가 낮은 치아는 내부로 들어간 빛의 반사량이 적어지므로 전체적으로 어두운 색을 띤다. 항상 덴틴의 불투명도가 높다고 단정할 수 없으므로 '덴틴은 명도가 높다'는 선입견에 현혹되지 않도록 해야 한다.

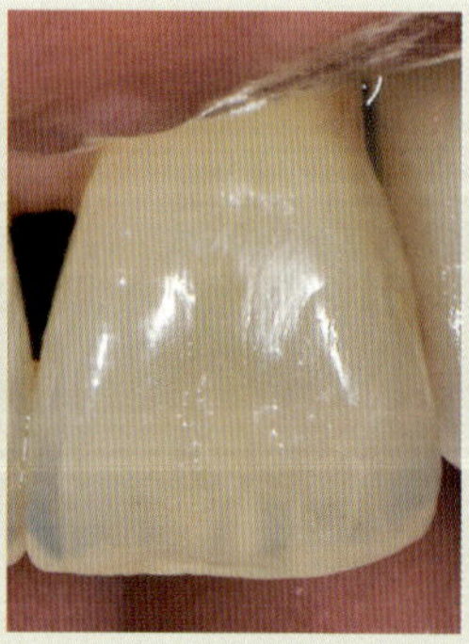

그림 18. 에나멜의 채도가 높은 치아. 치아의 채도가 전부 덴틴에서 나온다고는 할 수 없다. 커피나 차나 와인 등의 착색되기 쉬운 음료나 식사 등을 계속 섭취하여 에나멜 표면에 스테인으로서 남은 경우도 에나멜의 채도를 높이는 요인이 된다.

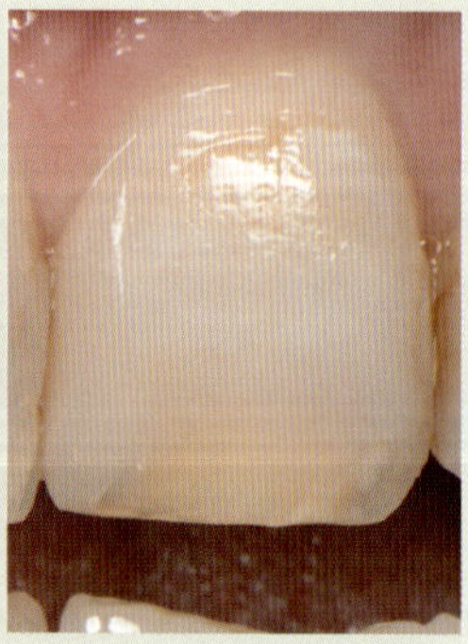

그림 19. 에나멜이 매우 하얀 치아. 에나멜이 항상 투명도가 높은 것도 아니다. 이러한 치아는 내부 덴틴의 색이 잘 드러나지 않아 표면에 큰 영향을 주지 못한다.

그림 15~19. 덴틴·에나멜의 shade taking 예.

3. Shade taking 시 주의 사항

치아 표면에 직접 강한 빛을 비추게 되면 에나멜의 표면, 내부 및 덴틴의 난반사가 증가하여 빛 번짐 현상(halation effect)이 일어난다. 이로 인해 치아 전체의 명도가 올라가 내부의 덴틴색이 잘 드러나지 않을 수도 있다. 그러므로 shade taking 시에 강한 빛을 직접 치아에 비추는 것은 바람직하지 않다. 또 앞에서 이야기한 바와 같이 치아의 건조 상태, 명도나 white spot 등과 같은 특징들에 의해 잘못된 색을 채득할 수 있으니 앞 사항들을 충분히 고려하여 shade taking 한다.

자연치와 비교한 full zirconia, PFZ의 광학적 특성

1. 자연치, full zirconia, PFZ의 차이

자연치, PFZ 크라운과 full zirconia 크라운의 큰 차이 중 하나는 투명감을 나타내는 절단면의 푸릇한 색상이 구조적으로 존재하는지, 존재하지 않는지라고 할 수 있다. 앞에서 설명한 바와 같이 자연치의 푸른 투명감은 오팔 효과(프리즘)에 의한 색의 변화 때문으로 실제로 푸른색이 존재하는 것은 아니다. 그러므로 치아를 비추는 빛의 조건에 따라서는 그 푸른색이 보이지 않기도 한다 (그림 20, 21).

PFZ에서는 에나멜 파우더를 축성하여 절단면의 투명감을 표현하는데, 푸른색 표현은 포세린의 물성 자체만으로 표현되기에는 부족하다. 그래서 내부에 푸른색 파우더를 이용해 보강하는데, 이런 경우도 입체적인 구조는 확보되어 있으므로 자연치 가까운 표현이 가능하다. 반면에 full zirconia crown은 푸른색 표현이 재료적 특성상 불가능하기 때문에 컬러링이나 post sinter coloring(external stain) 등으로 그 투명감이 드러나도록 착색을 해야 한다. 이 경우 절단면에 착색된 투명한 느낌의 푸른빛은 실제 색으로서 존재하기 때문에 빛의 환경이 바뀌더라도 그 색이 달라지는 일은 없다. 다시 말해 자연치와 같은 색이 결코 될 수 없다는 것이다(그림 22, 23).

또한 full zirconia crown의 형광성, 오팔 효과와 같은 자연치 특유의 특징 표현은 컬러링이나 external stain, 글레이징 등의 후작업에 의한 것이며, 재료 그 자체가 가지고 있는 특징은 아니다. 그 때문에 복잡하고 섬세한 색, 특히 절단

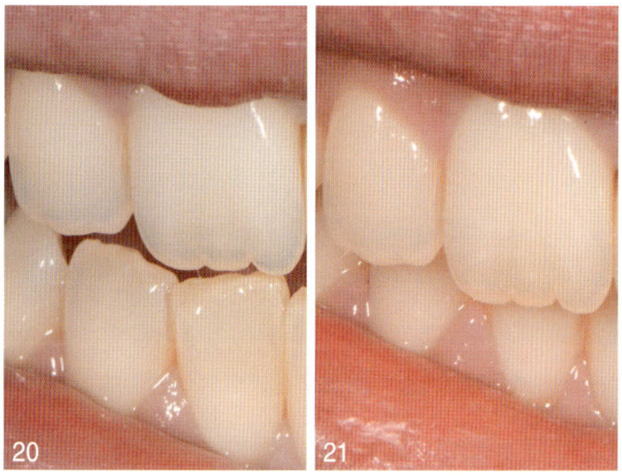

그림 20, 21. 절단면에 투명감이 있는 자연치의 경우 입을 벌렸을 때 상악 전치 후방에 빛을 반사시키는 요인이 없기 때문에 빛이 투과되어 투명도가 높은 절단면은 명도가 낮아지고 오팔 효과에 의해 반사광은 파랗게 보인다. 한편, 입을 다물면 상악 전치 뒤쪽에 하악 전치가 위치하게 되어 하악 전치에 반사된 빛이 상악 전치의 설측으로부터 들어온다. 이 빛은 투과광이므로 오팔 효과에 의해 연한오렌지색을 띠게 된다. 그 결과로 **그림 20**에서는 뚜렷하게 보이던 절단면의 푸르스름한 색이 **그림 21**에서는 확인할 수 없게 되었다. 이것은 광학적 특성이 서로 다른 덴틴과 백악질이 층 구조로 이루어졌기 때문에 나타난 자연치의 특징에 의한 것이다.

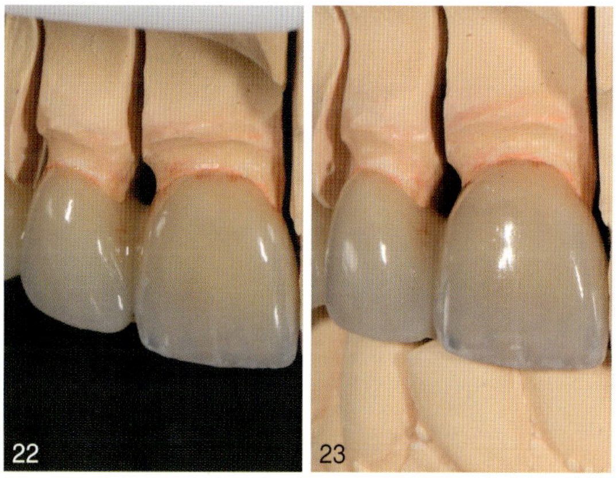

그림 22, 23. Full zirconia crown에서는 인접 치아를 모방하여 컬러링과 post-sinter 컬러링으로 절단면의 투명감을 표현한다. 그러나 어디까지나 표면에 푸르스름한 색을 가했을 뿐, 자연치의 오팔 효과와 같이 투명감이 나타나거나 사라지게 하는 표현은 불가능하다. 이것이 full zirconia로 자연치의 색을 표현할 때의 결점이다.

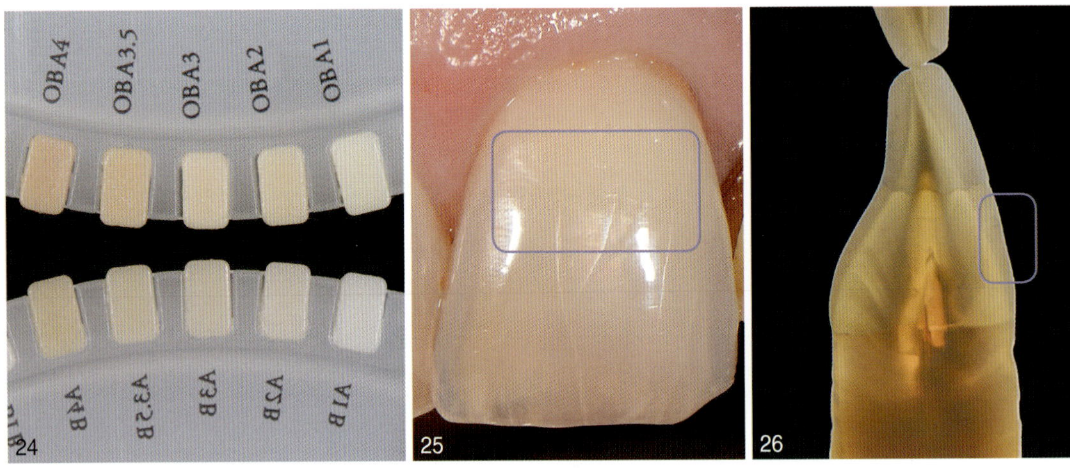

그림 24~26. 포세린 파우더에는 덴틴이라는 '자연치 덴틴색의 특징'을 가진 것과 body라고 하는 '에나멜을 통해 본 덴틴의 색(사각형 테두리 부분)'을 재현한 두 종류가 있다. **그림 24**는 Kuraray Noritake Dental의 포세린 색상 견본이다. 위가 덴틴, 아래가 body에 해당하며, body는 덴틴에 비해 채도가 낮고 빛 투과성이 높게 설계되었다. Body란 치관부 중앙에서 치경부에 걸쳐 덴틴이 에나멜을 투과하여 보이는 색을 나타낸 것이다.

면에서 볼 수 있는 투명감이나 에나멜을 통하여 내부로부터 발광하는 것 같은 입체적인 색 표현은 full zirconia 보철물로는 한계가 있다. 게다가 만약 색 재현이 가능하더라도 거기에는 복잡하고 번잡한 기술과 절차가 필요하고 보는 각도나 환경광에 따라 보이는 색이 달라질 수 있다.

지금까지는 광중합 레진이나 포세린을 축성하는 것으로 그 층 구조를 표현해 왔으나, 최종적인 목표가 자연치와 동일하게 만드는 것인 이상 full zirconia 보철물도 기본적인 발상은 같아질 것이라고 생각한다.

2. 두 종류의 포세린 시스템

포세린에는 크게 두 종류의 시스템이 있는데 하나는 body와 incisal이라는 단색적인 시스템(역주: Noritake powder system으로 이해하면 됨), 다른 하나는 덴틴(dentin)과 에나멜(enamel)이라는 다색적인 시스템이다(그림 24~26).

a) 덴틴-에나멜 시스템

이름 그대로 실제 덴틴과 에나멜의 색 특징을 재현하여 만든 포세린이다. 축성 시에는 자연치의 구조와 형태대로 덴틴을 쌓고 그 위에 에나멜을 올린다. 이로써 앞에서 설명한 자연치의 덴틴과 에나멜의 이중 구조를 재현하여 빛의 영향에 따른 치아색의 변화도 표현 가능하게 된다. 그러나 축성 시 포세린의 소성 수축을 고려하지 않으면 덴틴이 표면에 나타나서 불투명해지거나 에나멜이 너무 두꺼워져서 채도와 명도가 떨어질 수 있다. 그래서 기술적으로 다루기가 어렵다.

b) Body-Incisal 시스템

Body란 '에나멜을 통해 본 덴틴의 색'을 갖도록 설계된 포세린으로, 덴틴보다 투명하고 채도가 낮다. Body-Incisal 시스템은 body를 크라운의 중앙부에서 치경부로 직접 축성하고 채도가 낮고 투명감이 강한 절단면의 1/3 정도에 incisal을 축성하면 비교적 쉽게 VITA shade의 색을 표현할 수 있도록 만들어졌다. 따라서 작업도 그다지 복잡하지 않고 작업적으로나 기술적으로나 간단하고 편리하다. 에나멜에 투명감이 적고 덴틴의 색이 치아 표면에 크게 영향을 주지 않는 치아의 색이나, 단순하게 VITA shade와 비슷한 색을 만들거나, 또는 long span case로 인접 치아와의 세심한 shade 매치가 불필요한 경우 등에 매우 효과적이다. 한편, 전치부 소수치 결손과 같이 인접 치아의 색에 맞추어야 하는 경우에는 자연치의 다양한 색에 대응하기 어렵다. 따라서 각각의 장·단점을 이해하고 구분해서 사용하거나 사용법을 연구할 필요가 있다.

3. 지르코니아는 'body'인지, '덴틴'인지

이번 테마인 full zirconia 보철물을 제작하는 데 있어서도 지금까지 축적된 지식과 기술이 중요한 열쇠가 된다. 이 책이 출판될 현 시점에는 빛 투과성이나 강도가 각기 다른 지르코니아 파우더가 개발되어 있어, 이것들을 사용한 멀티레이어 블럭이나 그러데이션 블럭이 주류가 되었다. 절단면에서 치경부까지 투광도와 색이 변화하기 때문에 크라운을 깎아내어 신터링을 하는 것만으로 이미 포세린의 incisal이나 body를 축성한 것과 같은 색을 표현할 수 있게 되었다. 그러나 이것은 빛 투과성이나 색이 상·하로만 조정된 것이므로 Body-Incisal 시스템처럼 단색성 색 표현 방식인 것에는 주의가 필요하다(그림 27). 인접 치아색에 상관하지 않을 큰 케이스거나 단순하게 VITA shade에 맞추는 듯한 색 표현에서는 충분히 그 능력이 발휘되지만, 복잡한 색의 전치부 소수치 결손에는 full zirconia 크라운의 대응이 어려워진다. 설령 포스트 신터링으로 표면 스테인을 실시한 것이라도 내부로부터의 입체적인 구조를 본뜬 색 변화를 만들어 내는 것은 매우 어렵기 때문이다.

4. Full zirconia로 '입체감'을 표현하는 열쇠

그렇다면 full zirconia 크라운에서는 이러한 복잡한 색 재현이 불가능한 것일까? 대답은 '아니다'이다. 컬러링으로 입체적인 색 변화를 표현할 수 있다고 필자는 생각한다. 액을 스며들게 하여 내부로부터의 색 변화를 줄 수 있기 때문이다.

예전에는 컬러링용 액이 색상과 채도의 변화만을 주기 위한 것이어서 포세린과 같이 덴틴의 불투명도, 에나멜의 투명도를 조절하여 명도를 바꿀 수 없었으므로 임상에서 명도 조절이 어려운 상황이었다. 그러나 최근에는 까맣게 변색된 지대치를 커버하기 위해서 지르코니아 크라운 내면에 신터링 전 바르는 불투명도가 높은 liquid도 판매되고 있다. 이것을 사용하여 내면의 불투명도를 높여 유사한 덴틴을 만들고 외부에는 에나멜색을 컬러링하며, 또한 글레이징 시 표면에 에나멜의 질감을 표현하는 것으로 포세린 축성과 비슷한 다양한 색의 입체감 있는 색 표현이 가능하다(그림 28).

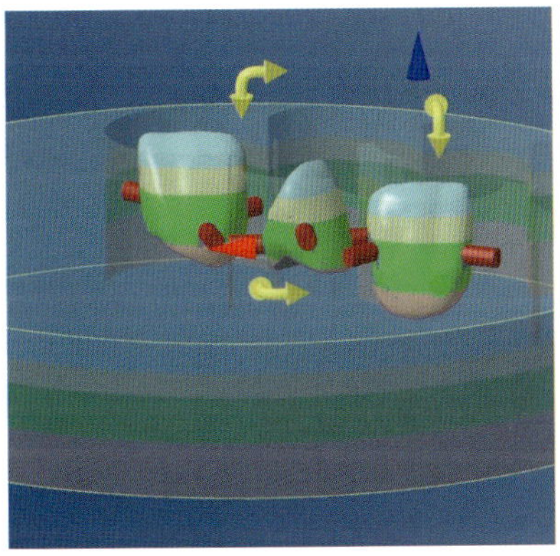

그림 27. 멀티레이어 블럭에 대한 네스팅. 현재는 멀티레이어 블럭으로 빛 투과성이나 색을 부위별로 바꾼 크라운을 제작할 수 있게 되었지만 이것들은 어디까지나 절단면에서 치경부에 걸친 수직 방향의 변화이다. 자연치의 덴틴-에나멜처럼 표면에서 내부로 향하는 입체적인 변화가 아니라는 점에 주의가 필요하다.

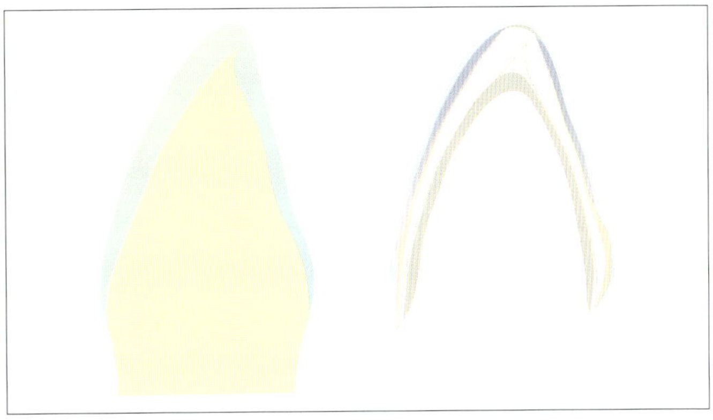

그림 28. 자연치는 이중 구조로 되어 있어, 광원의 종류나 세기에 따른 다양한 색 변화가 나타난다. 이것을 full zirconia 크라운으로 표현하기 위해서는 같은 방식으로 표면에서 내부에 걸쳐 입체적인 변화를 줄 필요가 있다. 그 방법으로는, 빛 투과성이 높은 지르코니아 블럭을 사용하고 그 내부에 화이트나 화이트 오팩을 도포하는 방법이 있다. 덴틴은 내면의 불투명도를 높여서 비슷하게 표현하고, 빛 투과성이 높은 지르코니아는 에나멜이나 body 포세린으로서의 역할을 한다. 특히 강한 투명감을 표현하고 싶은 경우에는 블루그레이 계열색을 컬러링한 후에 글레이즈의 층을 두껍게 함으로써 입체적 표현이 가능하다.

02 과학적인 색상, 채도, 명도의 고찰

색상, 채도, 명도의 기본

Full zirconia 크라운의 기본적인 색상, 채도, 명도의 개념은 포세린을 축성하는 PFZ와 동일하다(그림 1). 그러나 full zirconia 컬러링의 경우 색 표현의 자유도가 부족한 만큼 난이도가 높다고 할 수 있다. 단순하게 관점을 바꿔 생각한다면, 특별히 난이도가 높은 색이 아닌 경우에는 작업의 단순함과 CAD/CAM 사용에 따른 작업의 간편함 때문에 오히려 PFZ보다 제작이 편한 면도 있을 것이다. 어쨌든 PFZ와 동등하거나 그 이상으로 색상, 명도, 채도의 개념이 중요하므로 여기에서는 그 과학적 고찰법에 대해 설명한다.

1. 색상

색상(hue)이란 단순하게 그 치아가 가진 색이다. VITA classical shade로 대략적으로 표현하자면, A색은 오렌지색 계열, B색은 노란색 계열, C색은 초록색 계열, D색 중 D2, D3는 명도가 낮은 오렌지색 계열, D4는 명도가 낮은 노란색 계열로 필자는 파악하고 있다. 색에는 빛의 삼원색과 색의 삼원색이 있다. TV 등의 디스플레이에 사용되는 빛의 삼원색은 빨간색, 초록색, 파란색으로 구성되고 각각을 섞으면 흰색이 된다(가산혼합). 물감으로 대표되는 색의 삼원색은 빨강, 파랑, 노랑이지만, 파랑은 엄밀하게는 파란색과 초록색이 섞인 시안, 빨강은 빨간색과 파란색이 섞인 마젠타이다. 이것들은 혼합할수록 검정에 가까워지는 감산혼합의 특성을 갖고 있다. 치아를 만드는 작업은 후자인 색인 삼원색이 중요하며, 노랑, 시안, 마젠타의 3색과 흰색, 검정이 있으면 기본적으로 어떤 색도 만들어 낼 수 있다.

치아색의 제작에서는 기본적으로 노란색 계열(B계열 색)의 색을 중심으로 생각하면 좋다(그림 2). 노란색을 중심으로 파란색 계열의 색으로 변해가는 과정에서 생기는 색인지, 아니면 빨간색 계열의 색 방향으로 변해가는 색인지를 파악한다. 예를 들어, C계열 색의 어두운 초록색은 노란색을 어둡게 한(파란색을 섞은) 것으로 생각된다. 반대로 노란색에 붉은 계열색을 섞으면 오렌지 계열색이 되고 A계열 색상에 가까워진다. 또한 신경치료에 의해 갈색화되거나 투명도가 높은 어두운 에나멜이 표면에 닿음으로써 색상은 파란색(노란색 → 초록색)으로 옮겨간다. 거꾸로 치수나 치은은 빨간색 쪽으로 색상에 영향을 주어 노란색에서 오렌지색으로 이동한다. 파란색을 더할 것인지, 분홍색을 더할 것인지, 그 비율을 고려함으로써 그 치아나 shade 가이드 또는 지르코니아의 베이스가 되는 색상을 찾을 수 있을 것이다. Post-sinter stain으로서 표면 스테인으로 색을 조정할 때도 동일하게 생각하여 우선 먼저 색상을 맞출 필요가 있다.

a) 보색

앞에서 이야기한 색의 삼원색인 노랑, 마젠타, 시안으로부터 2색을 선택하여 반반으로 섞은 색을 중간에 두고, 또 그 옆에 있는 색을 다시 반반으로 섞어 중간에 두는 작업을 반복하는 것으로 색의 변화를 나타낸 원형의 색상표를 만들 수 있다. 이렇게 만들어진 색상의 원형 표를 24색의 색상환이라고 하며, 이 색상환 내에서 대치하는 색을 보색이라고 부른다.

보색끼리 나란히 배열하면 서로의 색이 돋보인

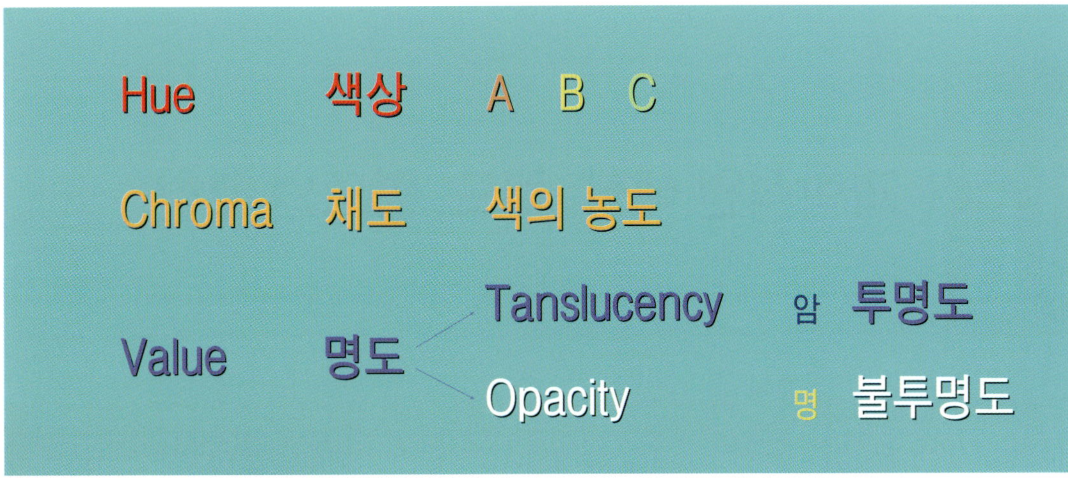

그림 1. 치아의 색 표현에 중요한 3요소.

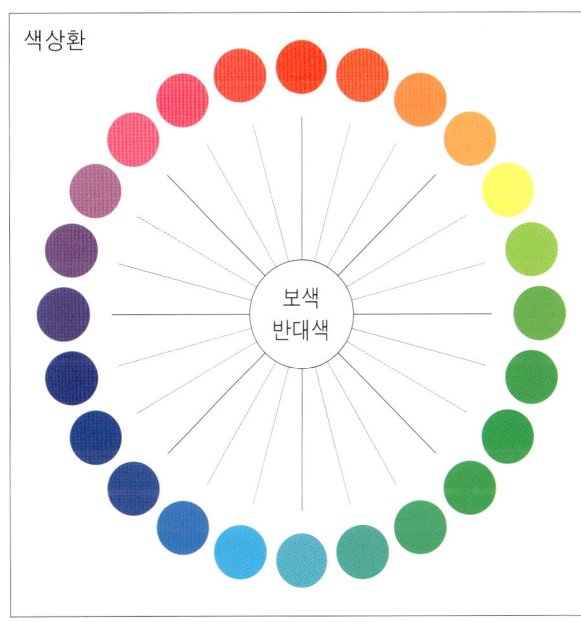

그림 2. 색상환 차트. 색상은 무한하게 있으며 그 혼합 상태에 따라 변화해 간다. 색이 변화해 가는 방향을 생각하고 색을 더해 나감으로써 모든 색을 만들 수 있다. 치관색의 경우 노란색을 중심으로 하여 붉은색 쪽으로 색을 변화시킬 것인지, 아니면 푸른색으로 변화시킬 것인지를 생각하면 좋다.

다. 전치부에서 근원심의 푸르스름한 순측면 융선이 뚜렷하게 보이는 것은, 치관부의 색인 노란색과 오렌지색이 이 파란색에 보색이기 때문이라고 생각한다. 반대로 말하면 이러한 치관색(노란색, 오렌지색) 안의 파란색 그리고 에나멜색(파란색) 안의 절단면과 mamelon, 접촉면 등의 오렌지색 스테인이 강조되어 보임으로써 전체적인 입체감을 표현한다고 생각한다.

따라서 큰 케이스를 제작한다고 해서 단지 치관색만 사용하면 전체적으로 밋밋한 인상을 주게 될지 모른다. 일부러 보색을 이용한 색 특징을 만들어 내는 것으로 구강내 입체감을 표현할 수 있다. 또한 보색을 섞으면 회색이 되어 버린다는 특징도 있다. 앞에서 설명한 바와 같이 심미 수복에 사용하는 색은 섞으면 섞을수록 어두워지는 성질이 있으며 대치하는 보색을 섞으면 두 가지 색이라도 회색이 되어 버린다. Pre-sinter든 post-sinter든 착색 시에는 색을 너무 섞지 않도록 주의해야 한다. 게다가 색을 더해 감으로써 명도는 낮아진다는 점을 고려해야 한다.

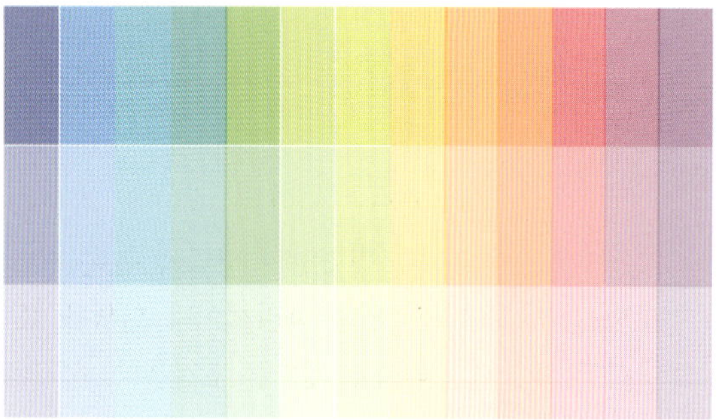

그림 3. 명도와 채도의 차트. 채도와 명도의 높고 낮음에는 반드시 상관관계가 있는 것은 아니다. Shade taking을 실시할 때에는 항상 그것을 고려할 필요가 있다. 예를 들어, '채도가 A4이고 명도는 C4'와 같이 명도와 채도를 나누어 생각한다. 또 덴틴과 에나멜 각각의 명도·색을 고려할 필요도 있으며, 채도를 구성하는 것이 덴틴 중심인지, 에나멜도 색을 가지고 있는지, 명도의 높고 낮음에 대하여 에나멜의 빛 투과성이나 표면의 white spot·line은 어느 정도 관계가 있는지 등을 생각한다.

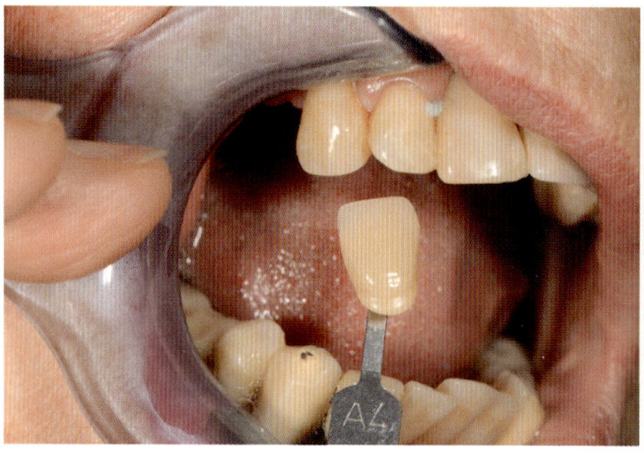

그림 4. 구강내에서 A4보다 채도와 명도 모두 높은 색의 치아. 이 경우 A4의 shade 탭에 크라운색을 맞추어 제작하고 스테인으로 채도를 조정하면 명도가 낮은 크라운이 만들어진다. 이럴 때는 희끗희끗한 에나멜을 고려하여 A4보다도 명도를 높게 설정하고 나아가 A4의 색에 오렌지색과 분홍색을 더해 채도를 조정할 필요가 있다.

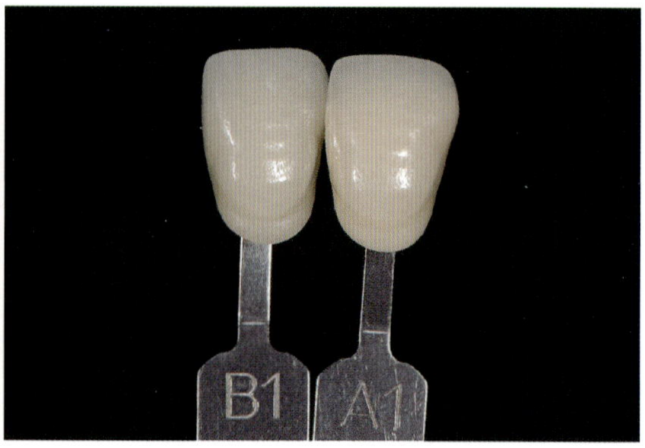

그림 5. VITA classical shade의 B1은 일반적으로 A1보다 밝다고 생각되기 쉽지만, 실제 명도는 A1보다 낮다. 채도가 A1보다도 낮기 때문에 밝아 보이지만 실제는 그렇지 않다는 것을, 명도와 채도를 나누어 생각한다는 관점에서 이해해 둘 필요가 있다.

2. 채도

채도(chroma)란 색상(색)의 강약을 나타내는 것이다. VITA classical shade의 경우 숫자가 커지는 동시에 그 채도도 올라간다. 일반적으로 채도가 강한 것을 '어둡다'라고 표현하기 쉽지만, 기본적으로 밝기는 명도이므로 별도로 생각해야 한다(그림 3). 임상에서 흔히 볼 수 있는 사례로 구강내 채도가 높은 치아의 shade taking 시, 한정된 shade 가이드 안에서는 단순히 A4 등이 선택되기 쉽다. 다만 앞에서 이야기한 바와 같이 밝은 오렌지색을 띤 A4보다 채도가 높은 치아라도 실제로는 A4보다 밝은 경우가 많이 있다(그림 4). 채도와 명도를 나누어 생각하지 않으면 '채도는 맞는데 어두운' 크라운이 만들어지기 때문에 주의해야 한다.

3. 명도

그리고 가장 중요한 것이 명도이다. 밝기를 가리키는 명도의 높고 낮음은 빛의 반사량에서 비롯된다. 치아의 명도에 큰 영향을 주는 것은 덴틴의 불투명성(opacity)이고 덴틴에 반사되어 에나멜을 투과하는 빛도 영향을 준다. VITA classical shade에서 일반적으로 B1은 A1보다 밝다고 생각되는 경향이 있는데, 이는 B1이 A1보다 채도가 낮기 때문이다. B1의 에나멜은 빛 투과성이 높고 실제 명도는 A1보다 낮다(그림 5).

치아의 최종적인 명도는 덴틴의 빛 반사량, 에나멜에 의한 반사광, 표면의 whitish한 특징들, 그리고 광원의 성질에 따라서 좌우된다. 따라서 shade taking 시 덴틴과 에나멜의 색을 각각 파악해 둘 필요가 있다.

Full zirconia 보철물에서의 명도 개념

1. 재료의 광학적 특성

Full zirconia 크라운 제작에서는 명도와 직결되는 덴틴(불투과성, 높은 반사성)에 해당하는 것이 지르코니아 재료 그 자체이다. 이트리아를 얼마나 포함하고 있는지에 따라 지르코니아의 물성이 달라지므로 그에 맞추어 빛 투과성도 변화한다. 또 블럭의 조성도 재료가 하나인지, 혹은 다른 빛 투과성을 가지는 다수의 층으로 되어 있는지, 블럭은 착색된(pre-colored) 것인지 흰색의 무착색인 것인지, 컬러링을 실시한다면 그 착색 범위(심도)는 어느 정도인지에 따라서도 당연히 완성되는 크라운의 명도는 달라진다(Chapter Ⅱ에서 설명). 따라서 붓으로 표면만을 착색할 것인지, 여러 차례의 도포나 디핑으로 내부까지 착색할 것인지, 착색된 블럭을 사용하여 신터링 후 스테인만으로 색을 조정할 것인지를 증례에 따라 적절히 선택할 필요가 있다(그림 6~10).

2. 내부 착색이 명도에 미치는 영향

예전에는 일반적으로 full zirconia 크라운에서의 심미 재현은 어렵다고 알려져 있었다. 그 이유는 지르코니아에는 '높은 반사율'이라는 특징이 있어 표현하고자 하는 자연치의 명도보다 더 밝아져 버리기 때문이다. 표면 스테인으로 명도를 조절한다고 해도 표면적인 효과일 뿐이어서 광원이 바뀌면 색이 쉽게 변할 가능성이 있다. 예를 들어, 밑바탕의 명도가 높은 크라운의 명도를 낮추기 위해 파란색이나 회색을 표면에 스테인 한 후 추가로 채도를 조정했다 하더라도 착색한 작업 환경보다 밝은 장소에서는 크라운의 명도가 올라갈 가능성이 높다. 이는 크라운 내부에 침투하는 빛이 먼저 얇은 표면 스테인층의 바로 아래에 있는 명도가 높은 밑바탕에 닿아 강하게 반사되기 때문이다(PFM에서의 오팩 영향과 비슷함). 따라서 3Y-TZP나 HT-3Y-TZP 계열의 희고 불투명한 지르코니아일수록 그 영향이 강해진다. 그 반대로, 조정한 작업 환경보다 광량이 적은 곳에서는 내부로부터의 빛의 반사가 감소하고, 표면의 스테인에서의 반사광도 줄어든다. 게다가 표면의 파란색이나 회색이 두드러져 목표로 한 색보다 어둡게 보인다.

***

현재는 재료의 발달과 다양화로 앞에서 서술한 문제는 완화되고 있지만, 반대로 에나멜의 빛 투과성에 맞추어 설계된 블럭 등은 내부에서 빛의 반사가 적어지기 때문에 명도가 떨어지는 경향이 있다는 점도 유의해야 한다. 어느 쪽이든 불투명도가 높은 덴틴이 빛 투과성이 높은 에나멜을 통과하여 치아 전체 색에 영향을 미치듯이, 중복되어 있는 것들은 항상 서로에게 영향을 미치므로 이를 고려하여 최종 색을 만들어 낼 수 있도록 해야 한다.

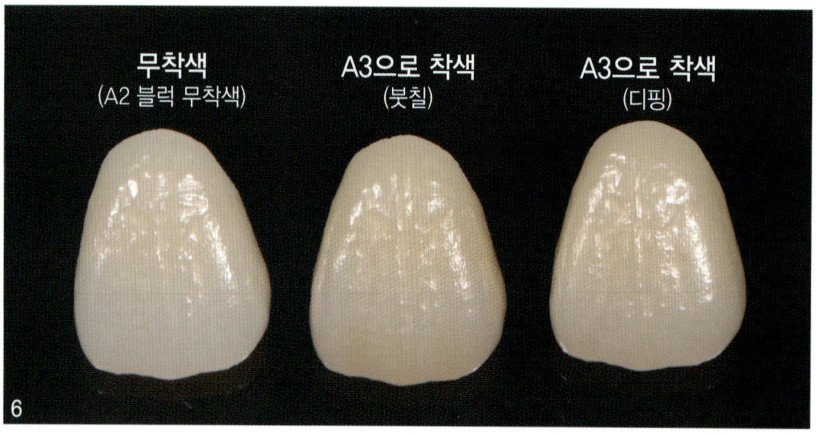

그림 6. 크라운 표면층에 스테인 등으로 색 조정이 된 경우 크라운 내부에 빛이 들어와 반사되었을 때 그 표면층의 색은 내부의 색에 영향을 받는 경우가 있다. 사진은 'Tanaka Enamel ZR Multi 5'의 A2 블럭에서 가공한 단색의 크라운을 각각 다른 방법으로 A3으로 착색, 표면 연마한 것이다.

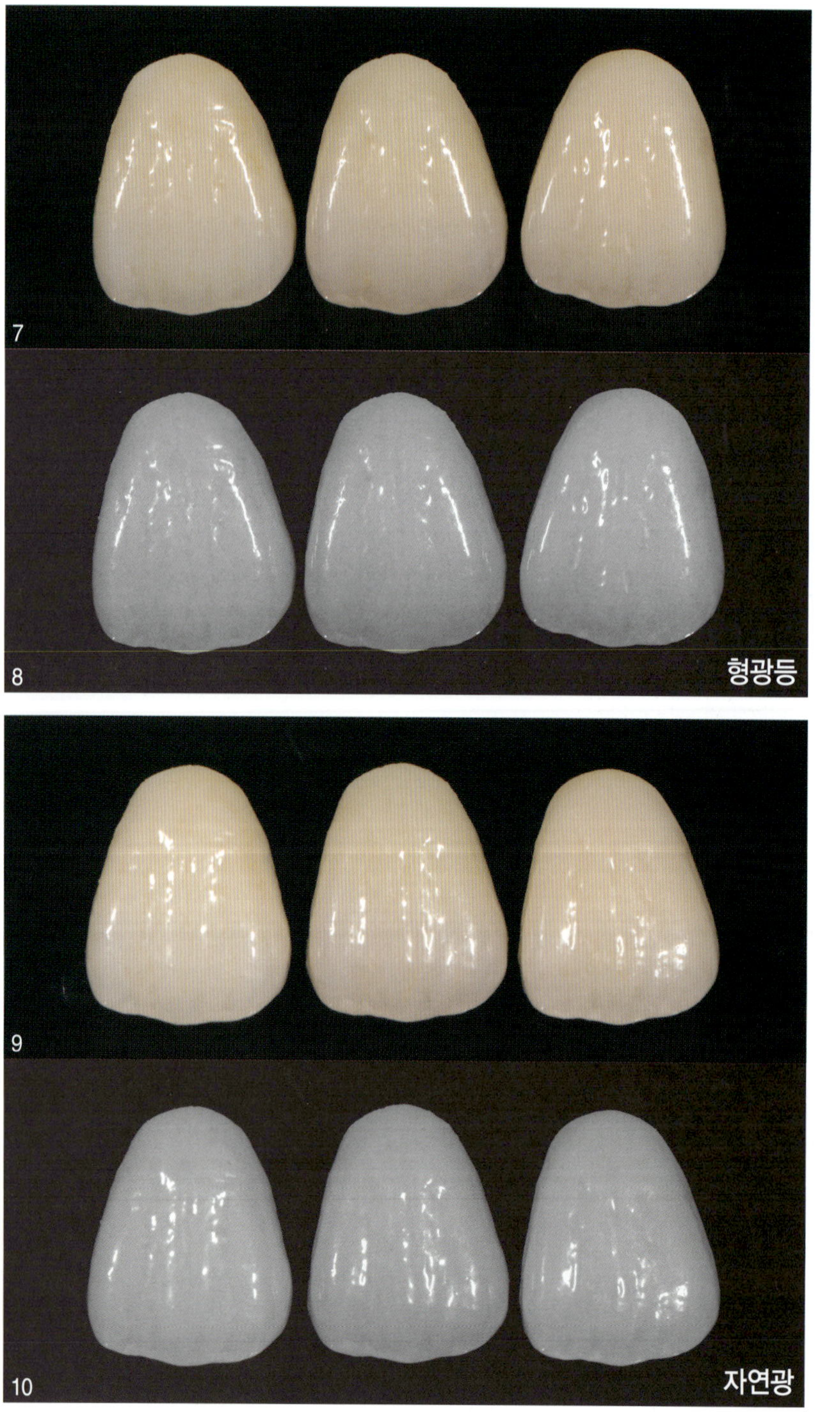

그림 7~10. **그림 6**의 크라운을 실내 형광등(**그림 7, 8**)과 자연광이 드는 밝은 장소(**그림 9, 10**)에서 촬영한 것. **그림 7, 8**에서는 색과 명도 모두 3개가 비슷하나 **그림 9, 10**에서는 내면이 착색되지 않은 왼쪽 크라운의 안쪽에서 빛의 반사가 약간 증가하여 명도가 올라간 것을 확인할 수 있다. 이 경우 3개의 크라운 재료 자체는 빛 투과성이 같기 때문에 명도는 A2와 A3이라는 약간의 채도 차이가 원인이다. 그러므로 그렇게 큰 차이는 나지 않지만, 3개 모두 다른 재료일 경우 예를 들어, HT-3Y-TZP와 5Y-TCZP가 혼재되어 제작되었을 경우 외관은 같은 A3이라도 그 빛 투과성의 차이에서 발생하는 명도 차이가 더욱 두드러지게 나타난다. 이처럼 최종적인 색을 재현할 때는 외관뿐만 아니라 내부적인 색도 고려할 필요가 있다. 지르코니아는 일반적으로 반사가 강한 재료라고 생각하기 쉬우나 컬러링 등으로 지르코니아 내부를 착색한 경우 반사율이 낮아져 구강내에서 명도가 낮아지기도 한다. 따라서 지르코니아 내부 전체를 착색하는 것이 아니라 내부에 착색하지 않는 부분을 남기는 것도 명도 조절의 중요한 관건이 될 것이다. 이것은 크라운이나 코핑의 두께, 액의 침투성, 도포 횟수 등과 밀접하게 관련되므로 자신이 사용하는 재료를 숙지하여 임기응변으로 대응하는 것이 중요하다.

VITA classical shade에서 벗어난 색의 대응 방법

많은 제조업체가 VITA classical shade의 기준에 맞추어 재료들을 제작하고 있다. 그렇기 때문에 표현하고자 하는 제품의 색상이 VITA classical shade와 비슷한 색이라면 색 표현은 비교적 쉽지만, 임상에서는 거기에서 크게 벗어나는 색상을 표현해야 하는 경우가 종종 있다. 이런 경우에 중요한 것은 앞에서 설명한 색의 과학적 채득 방법이다. 그 방법들 중에서 VITA classical shade 외의 색 표현을 구상하는 방법으로 레드 시프트 색 VITA 3D Master의 4R1.5(치관부)와 4R2.5(치경부)를 목표로 하는 증례를 소개하여 레시피의 고찰 방법에 대하여 설명한다(그림 11, 12).

레시피 검토: Shade 탭에 착색

Pre-sinter stain의 레시피 검토에 있어서는 우선 4R1.5와 4R2.5의 shade를, VITA classical shade를 기본으로 하는 블럭이나 coloring liquid로 어떻게 이끌어 낼 것인지를 검토한다. 기본 순서는 VITA classical shade 탭에 스테인으로 색 변화를 주고, 목표로 하는 VITA 3D Master의 색(이번에는 4R1.5와 4R2.5)에 맞추는 단계가 된다. 이때 베이스가 되는 VITA classical shade에 대해서 채도, 명도의 과부족 혹은 색상이 어떻게 시프트하고 있는지 살펴볼 필요가 있다. 치아의 색에 있어서 색상, 채도, 명도를 각각 개별로 생각함으로써 미묘한 색의 차이도 파악할 수 있다. 사전에 스테인을 사용하여 기본색인 shade 탭의 색을 테스트해 보면 바로 색의 변화를 확인 할 수 있으므로 색을 도출하기가 비교적 쉬워진다. 4R1.5는 색상적으로 붉은색 쪽이 가까워 오렌지의 A계열색으로 생각할 수 있다. 그러므로 우선 4R1.5와 채도가 가장 비슷한 탭을 VITA classical shade A계열 안에서 선택한다. 색을 비교할 때는 강한 빛이 있으면 표면상에서의 반사가 늘어나 내부에서 색이 나오지 못하고 날아가 버리기 때문에 외부의 태양빛 등, 강한 광원 아래에서 확인해서는 안 된다. 나중에 색을 더하면서 색 조정을 다시 하기 때문에, 이때에는 약간 채도가 낮은 것을 선택한다.

4R1.5는 명도가 낮은 에나멜과 비슷한 색으로 오렌지색 A계열과는 다른 색상으로 보인다. 그러나 이 단계에서는 색상에 신경쓰지 말고 색의 농도에만 초점을 맞추어 보자. 4R1.5에 가장 적합한 채도는 A3이라고 생각하므로 이 shade 탭 표면에 색의 삼원색을 고려하여 노란색(이번에는 붉은색이 강하므로 오렌지색), 파란색, 분홍색의 스테인을 도포하여 색상, 채도, 명도를 조정하였다(그림 13~25).

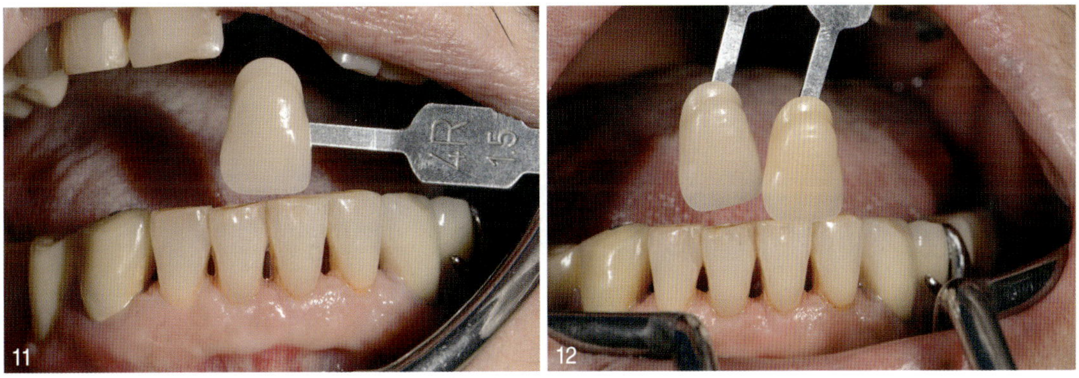

그림 11, 12. Shade taking 사진. 전체적으로 붉은색이 강하고 대합치인 하악 전치부의 색은 VITA 3D Master의 4R1.5와 비슷하다고 판단하였다. 상악 치아의 채도가 하악 치아보다 약간 높고 프렙 전 치아의 색을 남기는 의미에서 치경부의 목표 shade는 4R2.5를 선택하였다. 사진 속의 shade 탭은 왼쪽이 4R1.5, 오른쪽이 4R2.5이다(원칙적으로는 shade 사진 안에 탭의 숫자를 알 수 있도록 기록해야만 한다). '4R2.5'의 R은 red에서 유래하였고 redish한 shade임을 의미하고 있으며, 숫자 4는 그 색상의 농도인 채도를 나타내고 있다. 전체 5단계 중 4단계로 비교적 채도가 높은 색임을 알 수 있다.

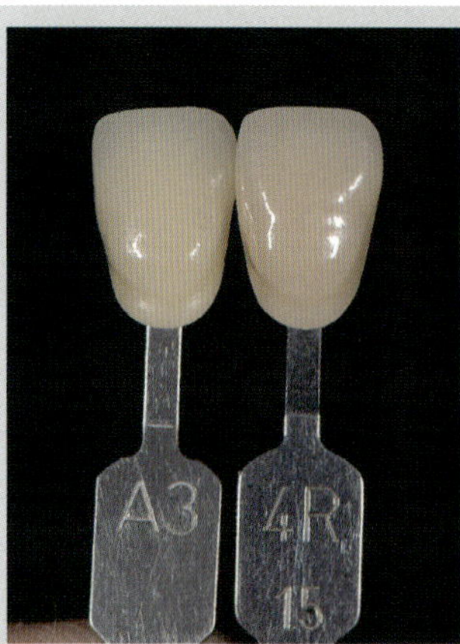

그림 13. A3과 4R1.5의 shade 탭의 비교 사진. 4R1.5는 붉은색이 강한 색으로 A shade에서 채도가 비슷한 A3을 선택한다.

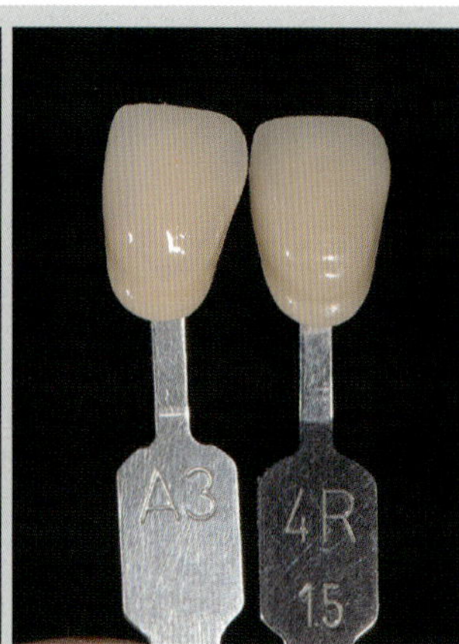

그림 14. A3에 분홍색을 도포하여 색상을 비슷하게 만들었다. 이때에 에나멜색은 아직 고려하지 않았으므로 덴틴에서 오는 색을 그대로 표현한다.

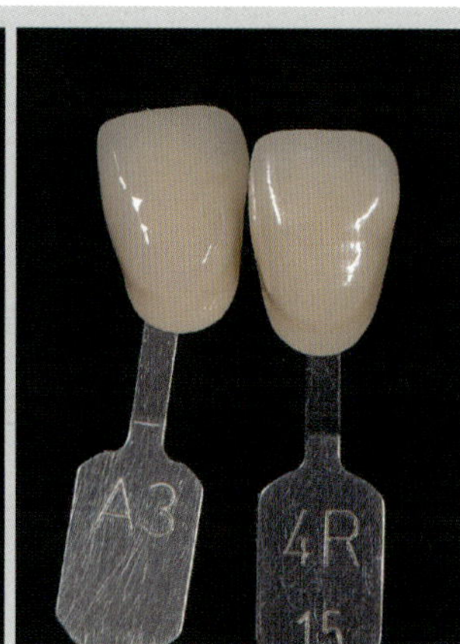

그림 15. A3 표면에 파란색을 도포하여 명도를 낮춘다. 결과적으로 색상까지 좀더 비슷해진다.

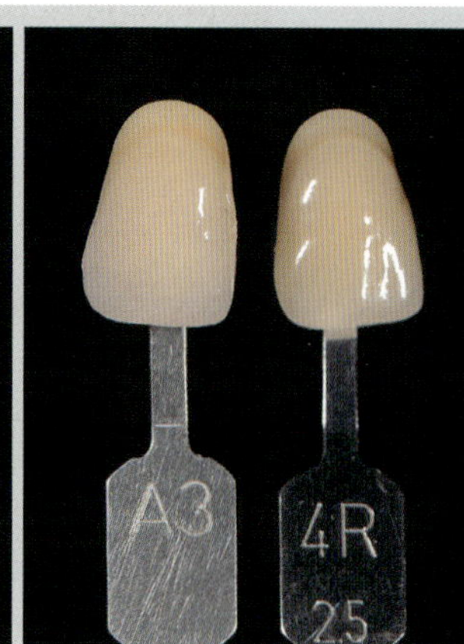

그림 16. 치경부에 오렌지색을 도포하여 4R2.5와 비슷하게 만든다.

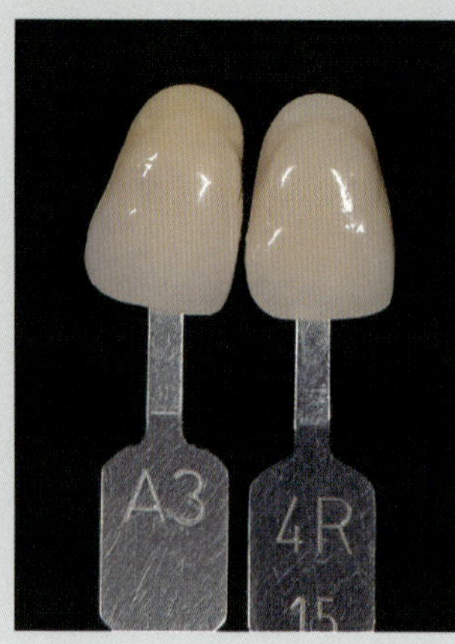

그림 17. 그림 13~16에서 4R1.5와 4R2.5의 색을 컬러링으로 제작할 경우, A3의 기본색에 붉은색을 더하여 레드 시프트시킨 다음 어두운 에나멜색을 도포하여 전체의 명도를 떨어뜨린다. 치경부에는 오렌지 계열의 색을 더한다…라는 레시피를 작성할 수 있다.

그림 13~17. VITA A3의 shade 탭을 VITA 3D Master 4R1.5와 4R2.5의 색으로 스테인을 사용하여 색을 변화시킨다.

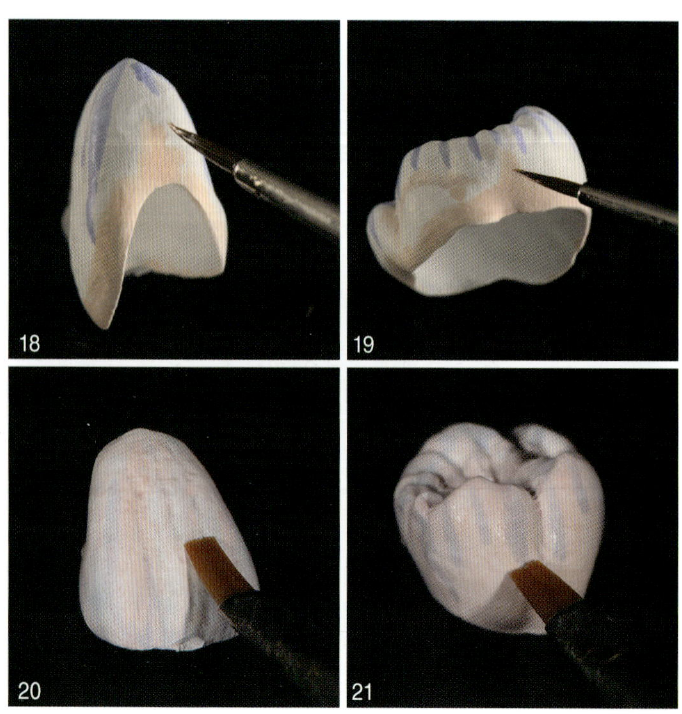

그림 18~21. 치경부의 오렌지색 표현은 A4색에 분홍색을 섞은 것을 준비하여 전체적으로 분홍색을 큼직한 붓으로 1회 칠하고 색상을 붉은색 쪽에 가까워지게 하였다. 일반적인 순서를 기본으로 하여 '이 색을 어떻게 표현하면 좋을지' 생각하는 과정이 퀄리티를 좌우한다.

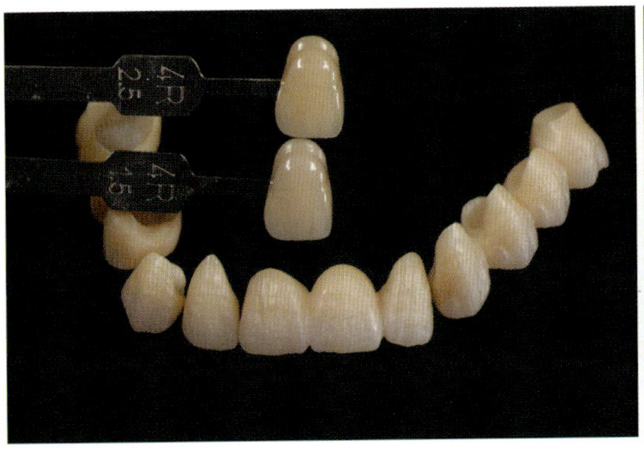

그림 22. 신터링 후 크라운과 브릿지. 신터링 직후는 아직 표면에 흰색층이 남아 있으므로 본래의 색은 확인할 수 없다.

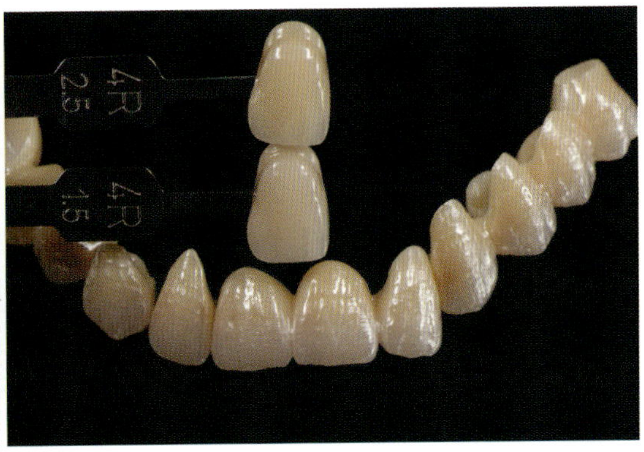

그림 23. 연마 후 크라운과 브릿지. 연마 후에 본래의 색이 나타나지만, 지르코니아 특유의 빛도 남아 있어 목표로 하는 색으로 되지 않는 경우가 많다. 이제부터 표면 스테인과 글레이징으로 최종 색을 조정한다.

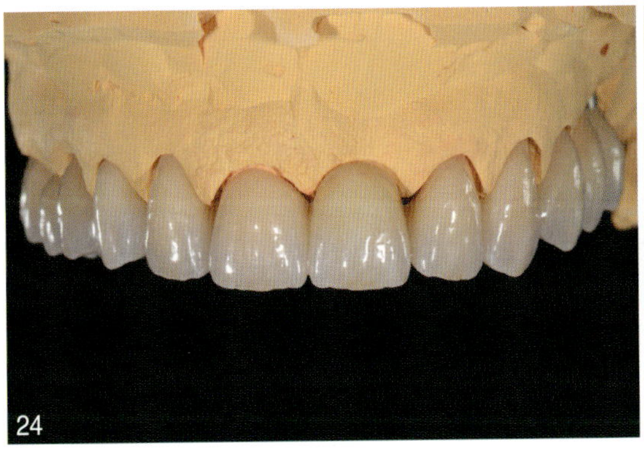
24

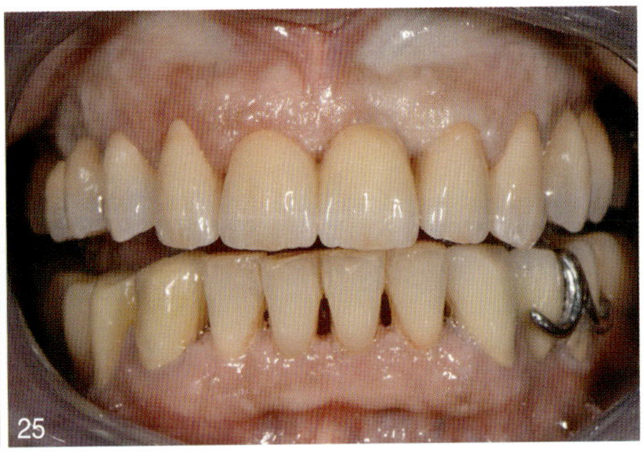
25

그림 24, 25. 치아 모형의 완성과 구강내 장착 시 사진. 색조로는 거의 계획대로 완성시킬 수 있었다.

2. 착색 블럭 특성을 기반으로 하는 컬러링

Full zirconia 크라운을 제작할 때 기본이 되는 재료의 색은 VITA classical shade에 있는 블럭의 색으로 정한다. 그러나 지르코니아 블럭을 신터링 한 상태로는 VITA classical shade에서 결정한 블럭과 같아지는 경우는 거의 없다. 대부분의 제품은 채도가 약간 낮고 명도가 높은 경향이 있으며, 특히 incisal에서는 그 경향을 뚜렷하게 볼 수 있다. 색상에 관해서도 붉은색이 적고 초록색에 가까운 것이나, 반대로 붉은색이 강한 것도 있다. 그러한 제품마다의 오차를 고려하여 shade 탭에서 찾아낸 색상, 채도, 명도에 사용한 색을 재현할 필요가 있다. 그리고 표면에 나타나는 색상이 덴틴에서 나온 것인지 에나멜에서 나온 것인지도 고려하여, 컬러링으로 블럭에 색을 더해 간다. 이렇게 하여 full zirconia 보철물에도 VITA classical shade와 다른 색을 재현할 수 있다.

3. 표면 스테인을 사용한 최종 조정

어디까지나 컬러링은 베이스가 되는 색을 만들어 내는 작업이기에 목표 색에 도달하기 위해서 표면 스테인은 반드시 필요하다. 반대로 컬러링을 하지 않고, 최종적인 색 조정을 표면 스테인만으로 할 경우는 내부(베이스)의 색을 바꿀 수 없는 만큼 그 작업은 어려워질 것이다. 색의 조절 방법은 표면 스테인에서도 컬러링과 동일하다. 또한 복잡한 색의 중절치 single case 등에서는 스테인에 시간을 들이는 것보다 순측에 포세린을 축성하는 PFZ를 선택하는 것이 더욱 효율적이고 심미적인 전치부 크라운을 제작하게 하는 경우도 있다. 또는 스테인과 포세린의 중간 성질을 가진 소재(MIYO; JENSEN 등)를 사용하면 복잡한 색까지 포세린 표면에 한 층을 축성하는 것보다 얇고 빠르며 간단히 만들 수 있을 것이다.

White coloring liquid에 의한 불투명도 조정

멀티레이어 블럭이나 그러데이션 블럭은 기본적으로 'body 포세린'을 바탕으로 치관의 색이 만들어져 있다(Chapter I-1 참조). 그래서 덴틴과 에나멜이라는 이중 구조에 의한 색 변화, 특히 빛 투과성이나 불투명도의 차이를 표현하기가 어렵다. 구치부 제작에서는 그렇게 큰 문제가 없지만, 전치부에서 특히 중절치 single case를 제작할 때는 빛에 의한 색상 변화를 에나멜과 덴틴이라는 치아의 구조적 특징에 따른 것으로 인식하고 대응하지 않으면 심미적으로도 충분한 보철물을 제작할 수 없다. 이러한 것들이 이전까지의 full zirconia 크라운의 한계로 여겨졌다. 그러나 최근 white coloring liquid의 등장으로 이러한 문제점들이 해소되고 full zirconia 보철물의 응용 범위가 넓어졌다(그림 26~29). 여기서는 필자가 주로 사용하는 'Luxen Coloring Liquid'의 White Opaque와 White의 활용법을 소개한다(그림 30, 31).

White Opaque를 사용한 내부 불투명도 표현

Opaque White는 까맣게 변색된 지대치에 마스킹을 하기 위해 불투명도가 높은 액이다. 기본적으로 새하얗지만 다른 색과 혼합하여 만든 불투명도가 높은 색을 크라운의 내면에 도포함으로써 비슷하게 모방한 덴틴 혹은 Opacious 덴틴으로 표면에 이용할 수 있다고 필자는 생각한다(그림 32~34).

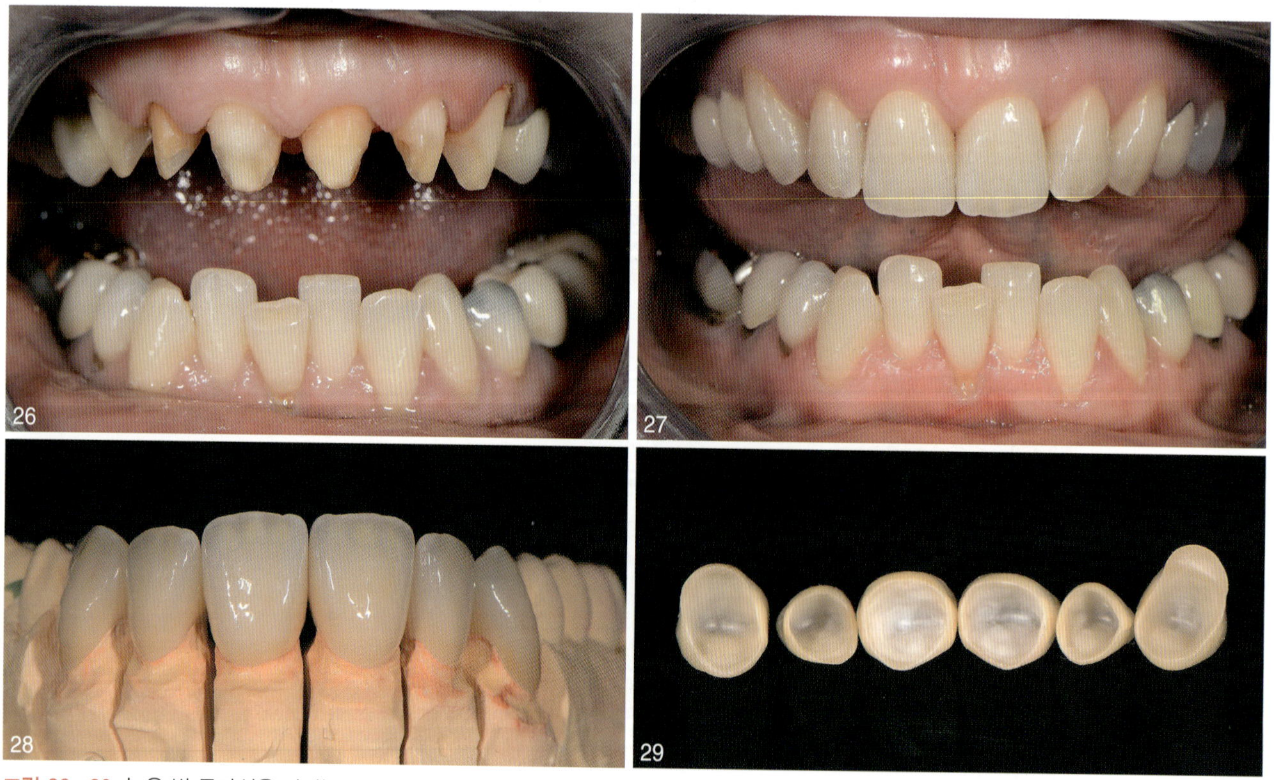

그림 26~29. 높은 빛 투과성을 가지는 5Y-TCZP 크라운이라도 흰색 계열의 리퀴드를 사용하는 것으로 지대치의 마스킹이 가능하다. 동시에 내부에 흰색의 불투명한 층을 만드는 것으로, 덴틴과 비슷한 구조도 재현할 수 있다(자세한 내용은 Chapter Ⅳ-4 참조).

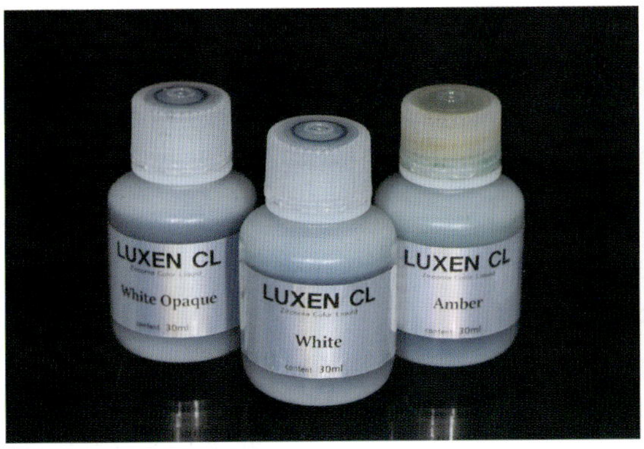

그림 30. 'Luxen Coloring Liquid'(GeoMedi)의 'White Opaque', 'White', 'Amber'. White Opaque는 불투명도가 높은 흰색을 표현할 수 있게 해 주며, 컬러링 시에 크라운 내면에 2회 정도 도포하는 것으로 까맣게 변색된 지대치가 크라운에 영향을 미치는 것을 차단할 수 있다.

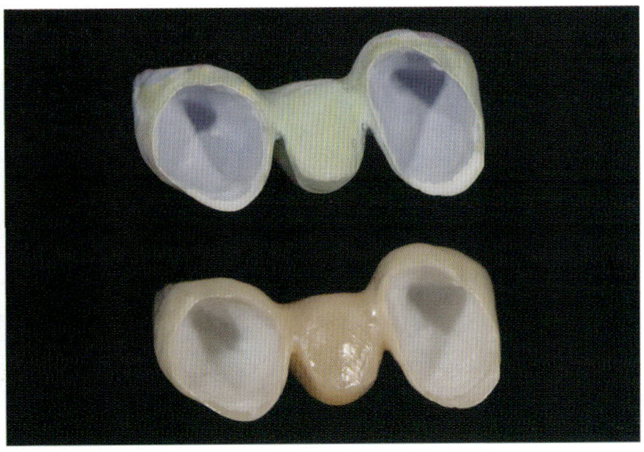

그림 31. 컬러링으로 착색된 지르코니아 브릿지 내면에는 White Opaque가 2회 정도 도포되어 있다. 소성 후에 내면이 하얗게 변색되었음을 확인할 수 있다. 내면의 불투명도를 올리고 싶은 경우에는 액의 도포 횟수를 늘리면 보다 불투명하게 할 수 있다.

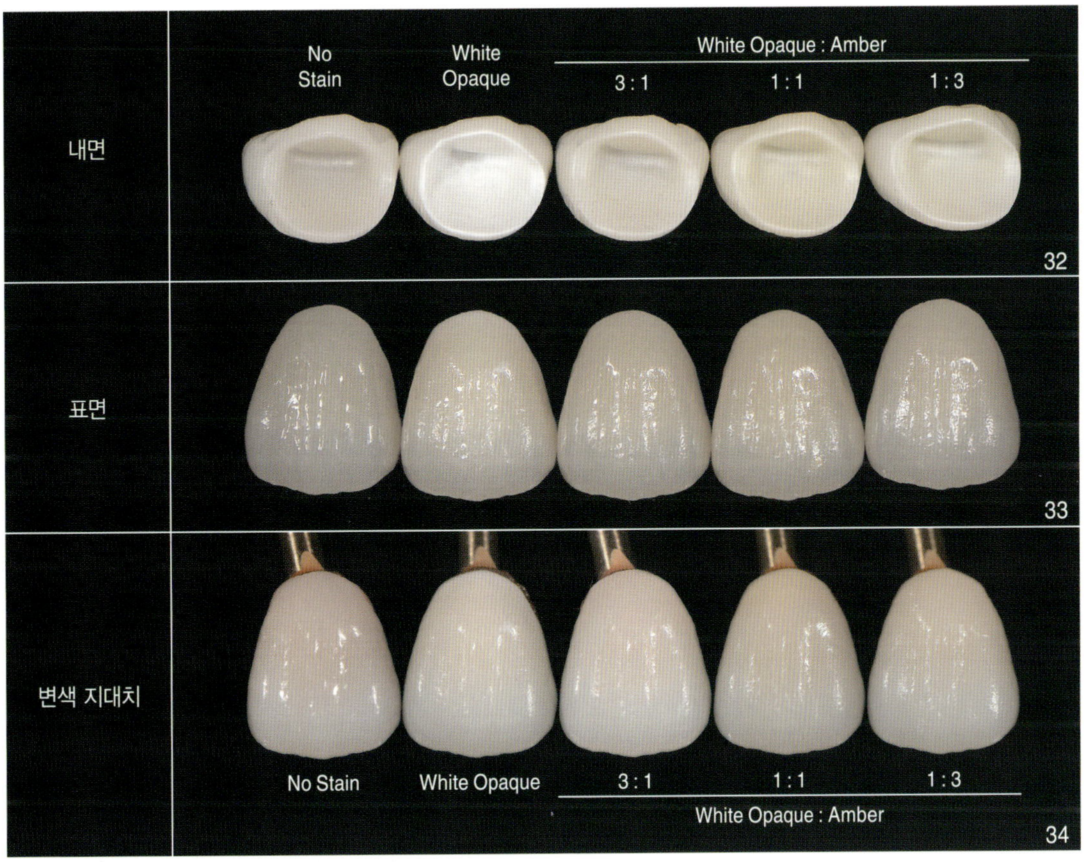

그림 32. White Opaque와 Amber를 서로 다른 비율로 혼합하여 내면에 도포했을 때의 영향[5Y-TCZP인 '쇼후(松風) 블럭 Lucent FA'에 대해 2회 도포]. White Opaque만 칠한 경우 내면이 상당히 하얗게 된다. 거기에 Amber를 더하면 불투명도는 약간 내려가지만 덴틴의 색 표현은 가능하다.

그림 33. 그림 32와 동일. 크라운 표면에 미치는 영향을 보면 White Opaque만 도포한 것은 다른 곳에 비해 크라운의 명도가 올라갔다. White Opaque에 Amber의 양을 늘리면 명도가 약간 내려가면서 채도가 올라가는 것을 알 수 있다. 맨 오른쪽 크라운의 경우 Amber의 양이 늘어나 채도가 올라가야 하지만 White Opaque가 적고 불투명도(명도)가 내려갔기 때문에 색이 강하게 발색되지 않은 것처럼 보인다.

그림 34. 그림 32와 동일. 변색된 지대치에 의한 영향. 특히 5Y-TCZP는 빛 투과성이 강하기 때문에 지대치색의 영향을 받기 쉽다. 그림의 크라운은 지대치 절단면에서 1.8mm, 치관 중앙부에서 1.3mm, 치경부에서 0.9mm로 비교적 두께가 있어 지대치색의 영향이 적은 것으로 생각된다. 그러나 내면에 White Opaque를 도포하지 않은 것은 지대지색의 영향을 받아 약간의 색이 변한 것을 확인할 수 있다. 특히 전치부 보철의 경우 이 색과 명도 저하가 결과물에 큰 영향을 미친다. Amber의 양이 White Opaque의 양과 동일하거나 그 이상이 되면 Amber의 색이 크라운 표면에 영향을 미치는 비율이 높아져 명도가 내려가는 경향이 있다.

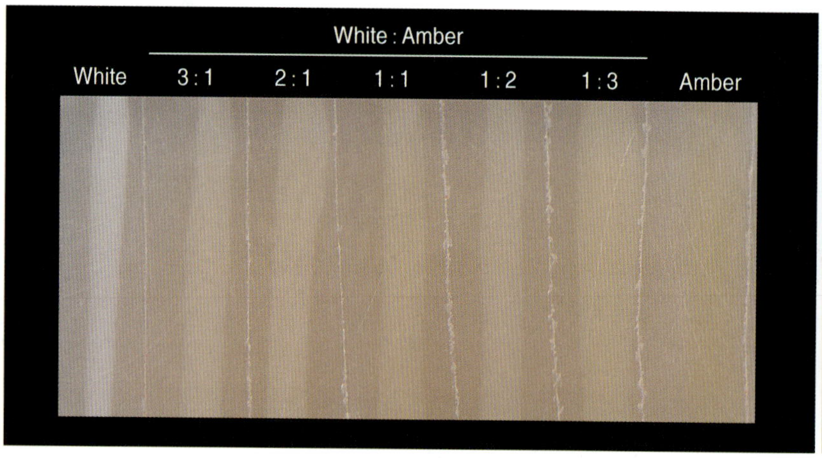

그림 35. White와 Amber를 다른 비율로 혼합한 액이 5Y-TCZP에 미치는 색의 차이 ('쇼후 블럭 Lucent FA'의 판에 가는 붓으로 2회씩 바름). Amber를 추가하는 것으로 색 조정이 가능하다. 오른쪽 끝은 Amber만을 칠했지만 지르코니아색과 명도가 크게 다르지 않아 그다지 뚜렷한 색이 나타나지는 않는다. 필자는 incisal halo나 크랙 라인을 표현할 때 주로 White:Amber=3:1 비율로 색을 사용하고, Mamelon 등은 White:Amber=1:3 비율로 사용한다. 명확하게 표현하고 싶지 않은 경우는 Amber의 양을 늘려 불투명도를 낮추는 것이 좋다.

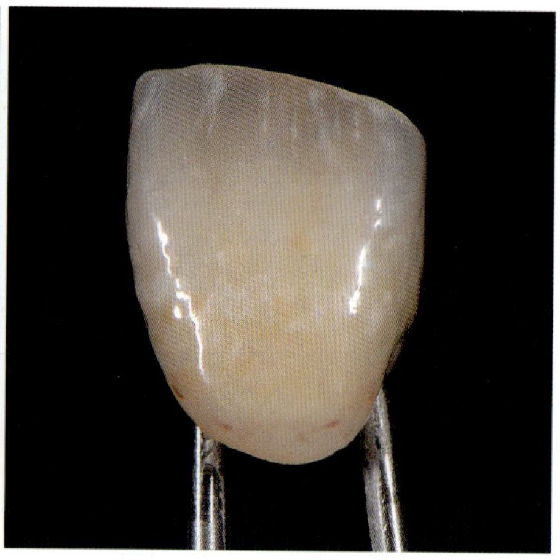

그림 36. 컬러링으로 크랙 라인, incisal halo, white spot 등을 표현한 full zirconia 크라운(Luxen Multi Premium의 A3 사용). 이렇게 서로 다른 색을 사용하여 mamelon, incisal halo, white spot, white line 등을 표현할 수 있다. 색의 진한 정도는 지르코니아의 재료와 밀도에 따라 달라지므로 사용할 때에는 각각의 지르코니아 블럭에 맞춘 비율로 사용할 필요가 있다.

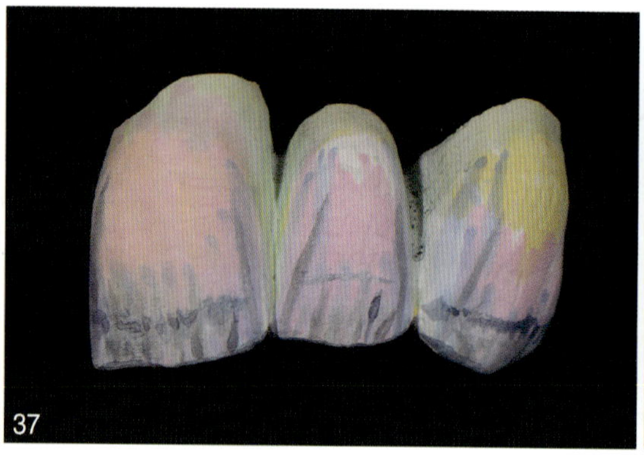
37

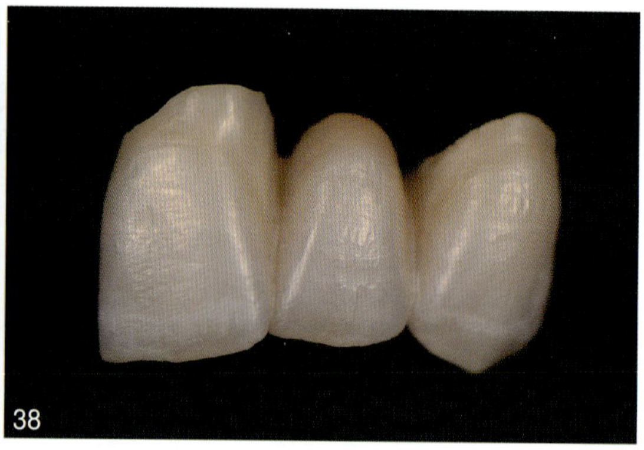
38

그림 37, 38. White를 사용함으로써 크라운 표면에 white band, white spot, incisal halo, crack line의 표현이 가능해진다. 필요에 따라 Amber와 적당히 혼합함으로써 색이 들어간 흰색이나 불투명한 오렌지색도 만들 수도 있다.

2. White에 의한 White band 등의 표현

절단면의 투명함을 돋보이게 하는 마멜런(mamelon)은 원래 절단면의 덴틴과 2차 덴틴 같은 불투명도가 높은 부분에 의해 반사된 빛의 프리즘 효과로 오렌지색뿐만 아니라 분홍색 등의 다양한 색을 포함하여 나타난다. 이 mamelon 캐릭터를 컬러링으로 여러 번 도포하여 표현해 보려고 했지만 덴틴에 해당하는 부분과 에나멜에 해당하는 부분의 명도 차이가 없기 때문에 자연치처럼 뚜렷한 표현이 불가능했다. 게다가 절단면이 5Y-TCZP 등의 빛 투과성이 높은 재료일 경우 컬러링의 색이 강하게 나타나기 어려워 더욱 불명확하게 되어 버린다. 그러나 이 White를 크라운 표면에 사용하게 되면서 치아의 특징인 white line, white spot, incisal halo 등의 표현 등을 재현할 수 있게 되었다(그림 35~38). 단독으로만 사용하면 채도가 너무 낮아 주변과 어울리지 않는 색상이 되기 때문에 사용 시에는 기본적으로는 Amber 등을 섞어 채도를 높여 사용한다. 또한 White Opaque와 마찬가지로 White도 마스킹 목적으로 사용할 수 있다.

CHAPTER II

지르코니아, Coloring Liquid의 재료학적 특성

01 Full Zirconia 보철물의 임상적 특성

지르코니아가 치과 임상에서 사용된 지 이 책이 출판되는 해를 기준으로 약 17년 이상 되었다. 치과 재료로 이용되기 시작했을 무렵 초기에는 강도는 있지만 희고 빛 투과성이 낮은 것이었으나, 나중에 빛 투과성이 높은 것도 개발되고, 블럭 자체에 색을 입힌 것이나, 그 색의 배분을 층에 따라 바꾼 그러데이션 블럭, 색뿐만 아니라 치아의 절단면·교두정~치경부까지 빛 투과성이 다른 지르코니아 파우더를 적층한 멀티레이어 블럭까지 판매되었다. 이러한 다양한 기술 개발을 거쳐 현재는 심미적으로 포세린을 축성한 크라운과 동등한 full zirconia 크라운을 제작할 수 있게 되었다(그림 1~4). 이것이 향후 치과계에 혁신적인 변화를 가져올 것으로 생각한다(그림 5~9).

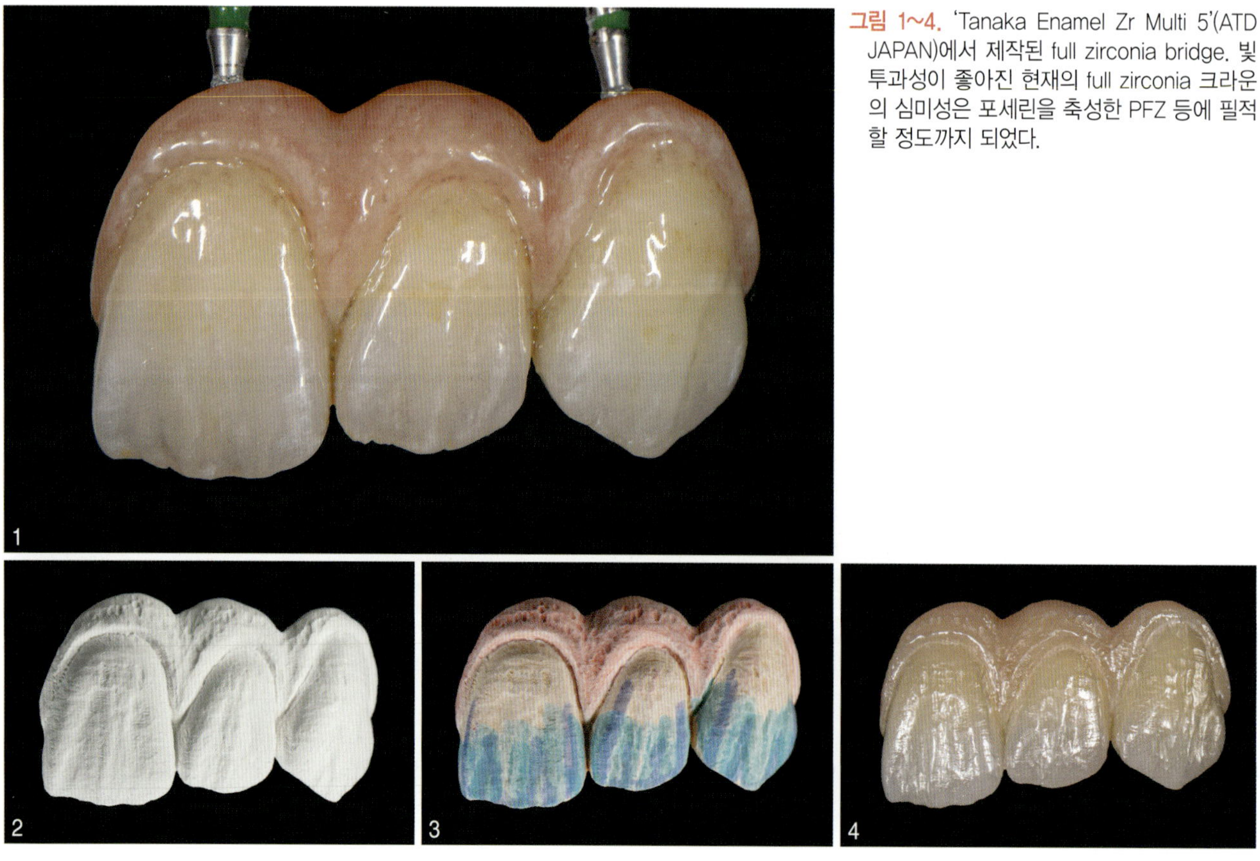

그림 1~4. 'Tanaka Enamel Zr Multi 5'(ATD JAPAN)에서 제작된 full zirconia bridge. 빛 투과성이 좋아진 현재의 full zirconia 크라운의 심미성은 포세린을 축성한 PFZ 등에 필적할 정도까지 되었다.

현재 전 세계적으로 수요가 늘어난 full zirconia 크라운이지만 일반적인 인식으로는 '심미성은 어느 정도 있고 강도는 충분하지만 CAD/CAM을 사용하여 빠르고 간편하게 제작하는 값싼 보철물'이라는 이미지가 아직은 강하다. 그러나 앞에서 말한 바와 같이 현재의 full zirconia 크라운은 포세린을 축성한 크라운에 필적할 정도의 심미 수준을 갖추고 있으며, 그 생체 친화성과 강도는 기존의 PFZ, PFM을 넘을 정도이다. 더 이상 단순하고 값싼 기공물로 자리매김하는 것이 아니라 PFZ, PFM과 동등하게 평가되어야 하는 보철물이라고 필자는 생각한다.

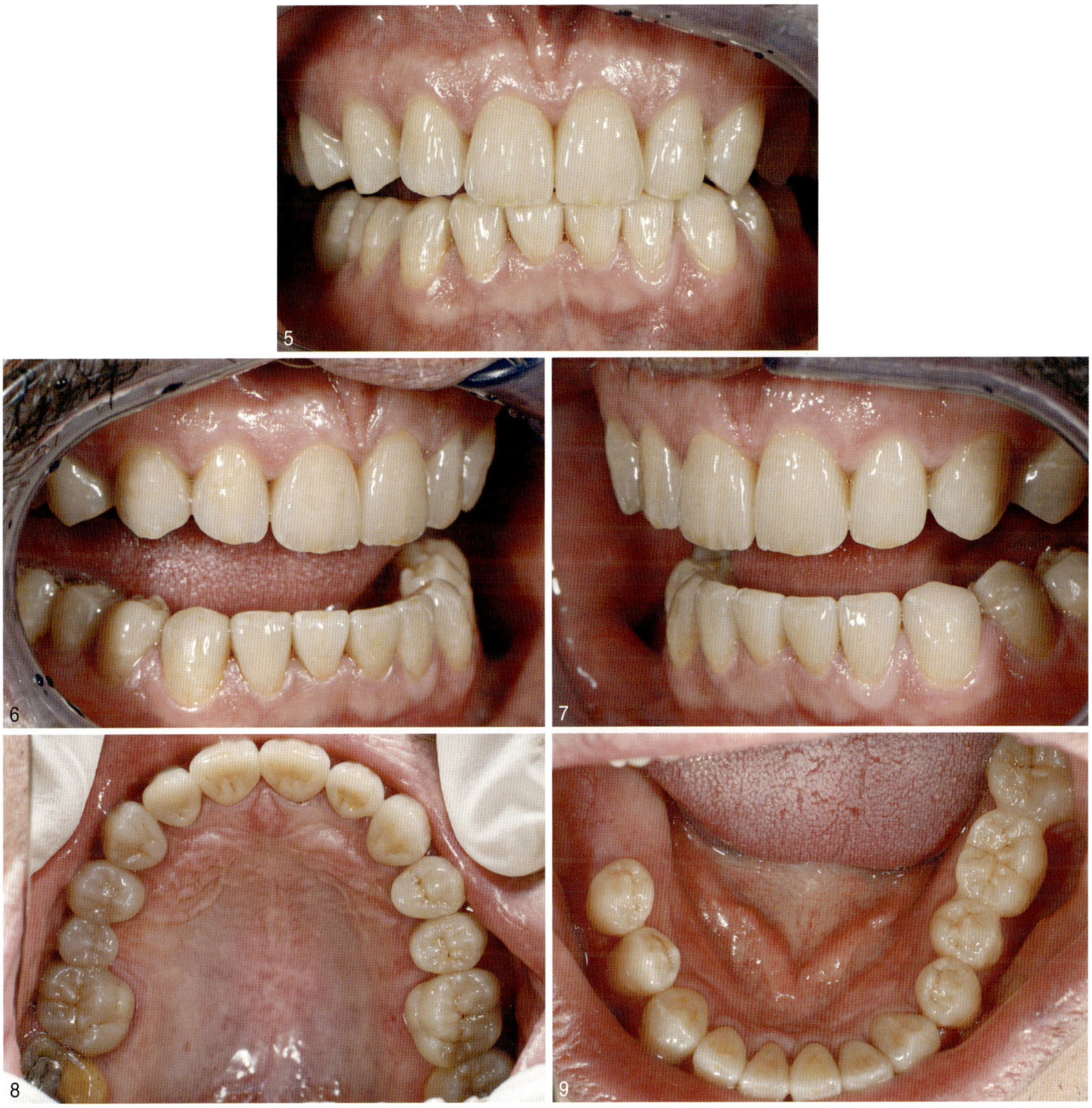

그림 5~9. Full zirconia 크라운과 브릿지에 의한 상·하악 보철 치료 케이스(사용 재료: Tanaka Enamel Zr Multi 5, 보철 구조: #13~#27, #34, #45이 크라운, #14~#16, #35~#37이 브릿지). 지르코니아의 가장 큰 특징인 강도와 생체 친화성의 우수성에 심미가 더해짐으로써 full zirconia 크라운의 응용 범위가 확실히 넓어졌다. 특히 이러한 강도와 정밀성을 필요로 하는 케이스에서는 일찍이 난이도가 높았던 포세린의 축성에 의한 교합 구축이 CAD/CAM으로 대체되어 간단해졌으며, 제2대구치의 파손 절단 등으로 대표되는 올세라믹 크라운의 약점을 보완하는 것이 가능하다.

Full zirconia 보철물의 장점

강도

치과용 지르코니아의 등장으로 최초로 그 재료 단독으로 심미와 강도를 겸비한 보철물을 제작할 수 있게 되었다. 그리고 full zirconia 크라운은 뛰어난 강도라는 특징뿐 아니라 전치부의 중절치 single case 같은 난이도가 높은 것을 제외하고는 임상에서 충분히 수용 가능한 심미성을 갖추는 등의 많은 우위적 특징을 가지고 있다. 다른 올세라믹 크라운의 약점을 극복한 full zirconia 크라운의 강도는 가장 강조되어야 할 점이다. 3Y-TZP, 4Y-TCZP를 베이스로 제작한 지르코니아 블럭이라면 long span bridge에도 대응 가능한 강도를 갖기 때문에 그 임상 응용 범위는 상당

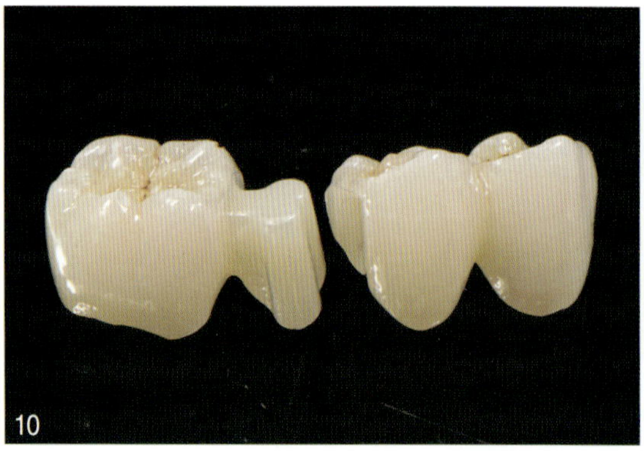
10

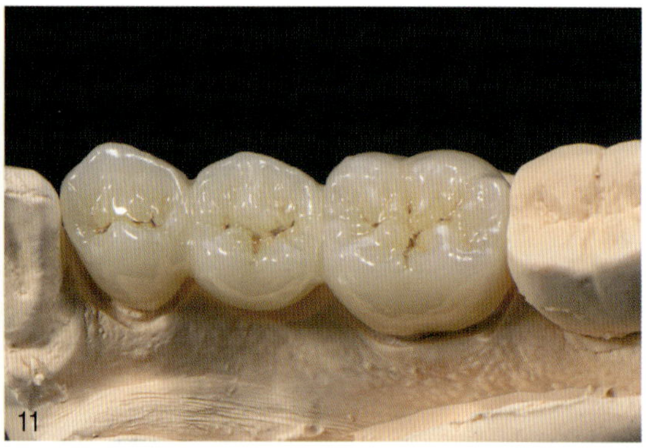
11

그림 10, 11. Full zirconia 보철물의 가장 큰 특징은 강도이다. 지르코니아가 강도를 유지하며 심미성이 추가됨으로써 어태치먼트의 부여도 가능해졌다. 게다가 종래의 서베이어(surveyor) 등을 사용한 난이도가 높은 기술을 이용하지 않아도 CAD 소프트웨어상에서 매우 간단하게 제작이 가능하며, 신터링 후의 적합도 매우 양호하다.

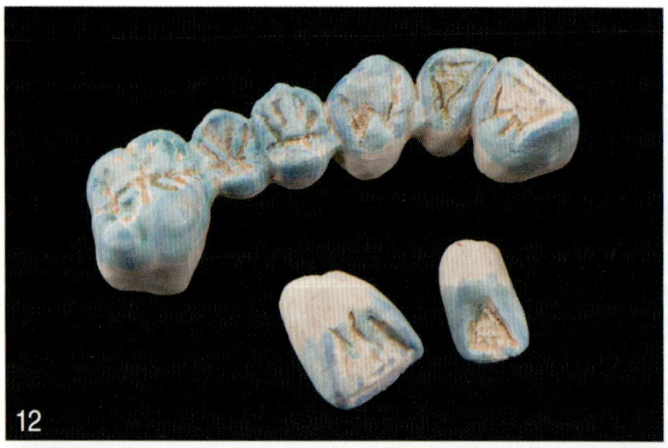
12

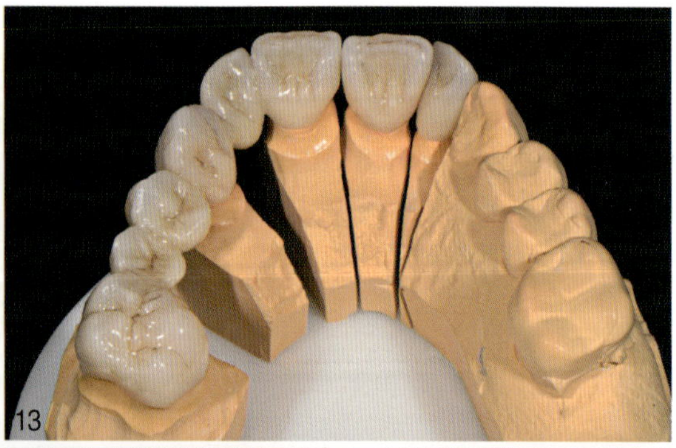
13

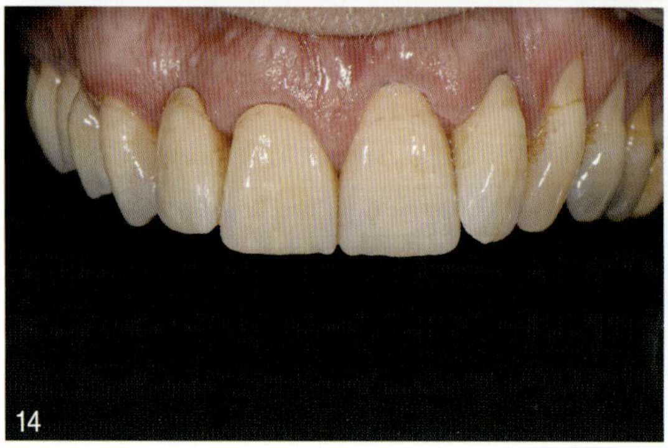
14

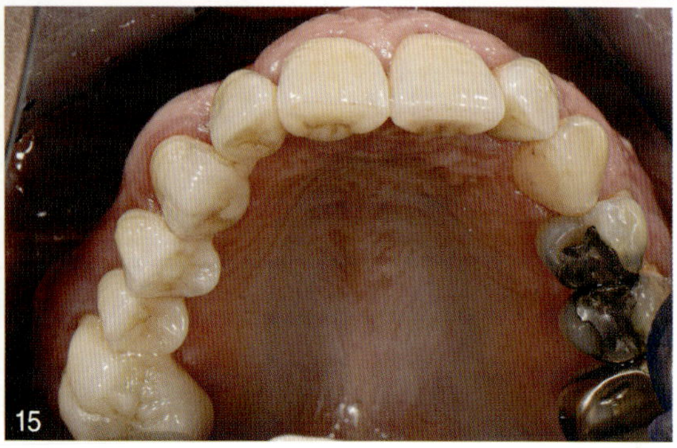
15

그림 12~15. Full zirconia long span bridge도 증례에 따라서는 가능하다. 단 치관의 높이와 커넥터부의 폭을 충분히 확보해야 하고 적절한 재료 선택이 중요하다.

히 넓어진다(그림 10~15).

포세린을 열융착시키는 PFZ나 PFM 등의 보철물과 비교할 경우, full zirconia는 포세린에서 일어나는 치핑이나 파손과 같은 특히 구치부(제2대구치)에서 문제가 되는 위험은 확실히 적다(그림 16). PFZ와 비교하면 포세린의 축성 공간만큼 지르코니아의 두께가 늘어나기 때문에 당연히 강도가 커지게 된다(그림 17, 18). 특히 브릿지의 커넥터부는 더 큰 공간을 확보할 수 있어 PFZ에 비해 보다 강도가 좋아진다.

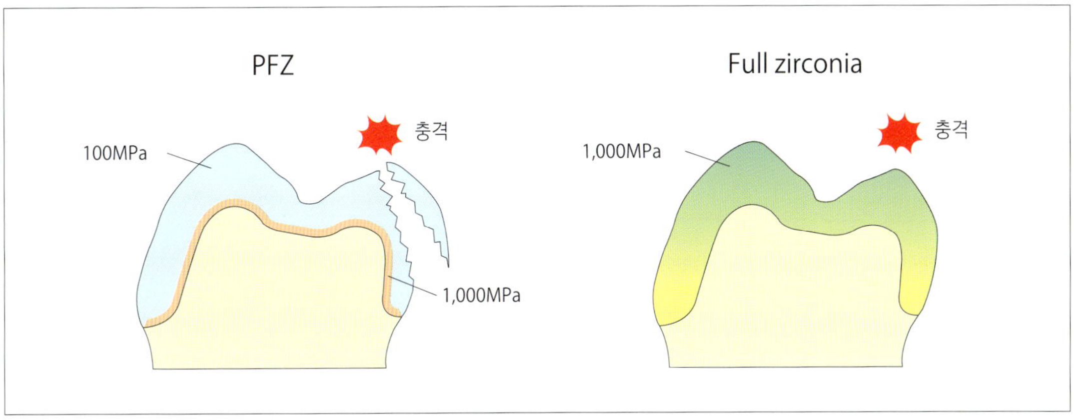

그림 16. PFZ와 full zirconia의 구조 차이. 일반적으로 강도가 약한 부분에서 파손이 쉽게 일어난다. PFZ나 PFM 같은 구조에서 프레임 강도 비교를 하면 도재의 강도가 현저히 약하고(100MPa 이하로 프레임 재료의 1/10 정도), 특히 힘을 많이 받는 구치부(제2대구치)의 치핑 리스크가 높다(특히 접촉면에서 자주 발생). 한편 전체 구조를 지르코니아로 만드는 모놀리식 지르코니아 크라운은 힘에 의한 트러블에 대해 매우 높은 저항성을 보인다.

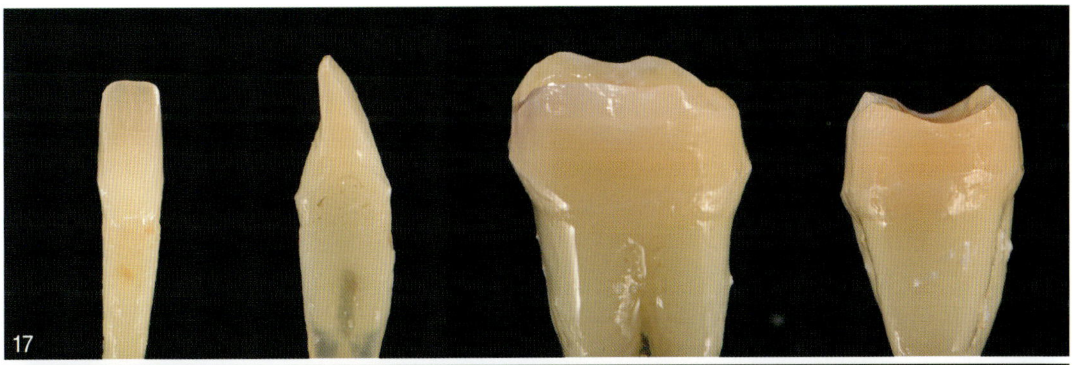

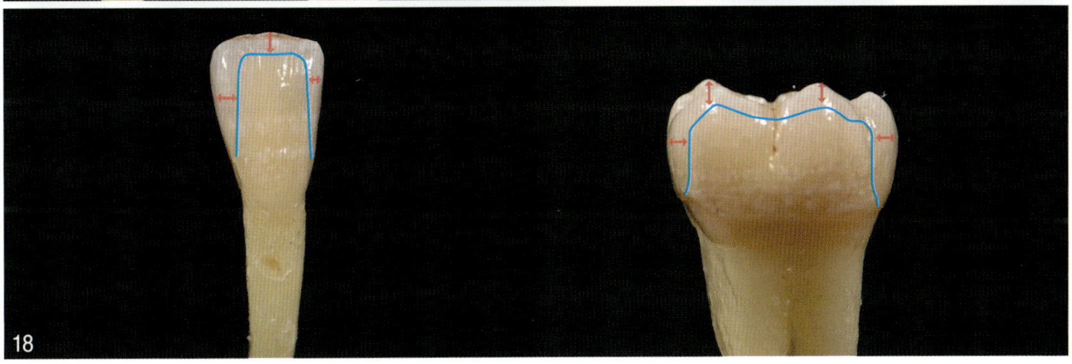

그림 17, 18. 정방정계를 기반으로 하는 지르코니아는 기본 강도가 1,000MPa 이상이므로 크라운의 두께를 얇게 할 수 있다. 일반 포세린의 축성을 필요로 하는 보철물과 비교하더라도, 포세린이 축성되는 공간도 강도가 있는 지르코니아로 구성되기에 추가적인 강도의 확보가 가능해진다. 마진에서도 종래의 딥 챔퍼나 숄더의 형성이 아닌 라이트 챔퍼나 나이프 에지로 충분하다고 생각한다. 이러한 마진 형성은 언더컷을 고려하여 행해지는데, 이때에 지르코니아 크라운의 강도를 유지하기 위한 충분한 두께는 자연적으로 확보될 것이다. 치아 삭제량을 줄임으로써 보다 많은 에나멜을 남기는 것이 가능해지고 접착 강도도 높일 수 있다.

2. 지대치 삭제량의 감소

또한 지르코니아는 그 자체로 충분한 강도가 있으므로 PFZ, PFM에 비해서 보철물 전체의 두께를 얇게 하는 것이 가능하다. 이는 지대치의 삭제량을 줄이는 것으로 이어져 다른 보철물에 비하여 큰 장점이라 할 수 있다(그림 19). 일반적으로 충치 등으로부터 치아를 보호하고 있는 것은 자연치 표면의 에나멜이다. 보철 치료를 위한 지대치 형성은 에나멜의 대부분 또는 전부가 없어져 버리기 때문에, 새로운 '갑옷'이 되는 크라운의 적합 여부에 따라서 외부 박테리아에게 아주 쉽게 침식당하게 된다. 에나멜이 충분히 치아에 남아 있으면 2차 충치가 될 수 있는 위험성을 크게 줄일 수 있다(그림 20).

3. Supragingival margin 설정

지르코니아는 메탈에 비하여 빛 투과성이 좋으므로 구치부 등 심미적 문제가 적은 곳에서는 마진의 설정을 supragingival margin(치은 연상)으로 할 수 있다(그림 21, 22). 남아 있는 치아의 색과 크라운의 최종 색이 크게 다르지 않는 한 충분한 심미성을 재현할 수 있다. 전치부에서도 심미를 고려하여 치은 연하로 깊게 설정할 필요는 없다고 할 수 있다. 이는 잉여 시멘트를 쉽게 제거할 수 있고, 평상시에 칫솔질을 통해 청소를 쉽게 할 수 있으며, 플러그의 침착을 억제하고 치은 건강을 보호할 수 있다. 최근의 디지털화에 의해 인트라 오럴 스캐너의 사용도 증가하고 있지만, 광학 인상에 있어서 치은 연하 마진이나 타액이나 혈액 등이 마진부에 남아 있는 것은 인상 정밀도에 대한 우려로 이어진다. 그러나 마진의 설정을 치은 연상으로 하면 이러한 문제의 해결책 중 하나가 될 수 있다고 생각한다.

4. 색 표현·적합 조정의 용이성

제작 과정에서도 디지털로 가공되는 full zirconia 크라운은 이전까지는 숙련된 기술이 필요했던 것을 쉽게 만들어 작업의 효율화를 도모할 수 있게 하였다. 가령 복잡한 포세린 축성을 필요로 하는 색에서도 코핑에 full zirconia와 같은 심미성(색·빛 투과성)을 부여함으로써 포세린의 축성량을 최소한으로 할 수 있다. 이것으로 작업 시간이 크게 단축된다(그림 23~25).

적합에 있어서도 통상적인 열융착 포세린(PFM, PFZ 등)인 경우 접촉면, 교합면 부분의 콘택트 조정에 상당한 시간이 걸리지만, 디지털로 가공된 full zirconia 크라운의 경우는 거의 작업이 필요 없게 되는 장점도 있다. 포세린의 소성 후 형태 수정에 관해서도 마찬가지이다.

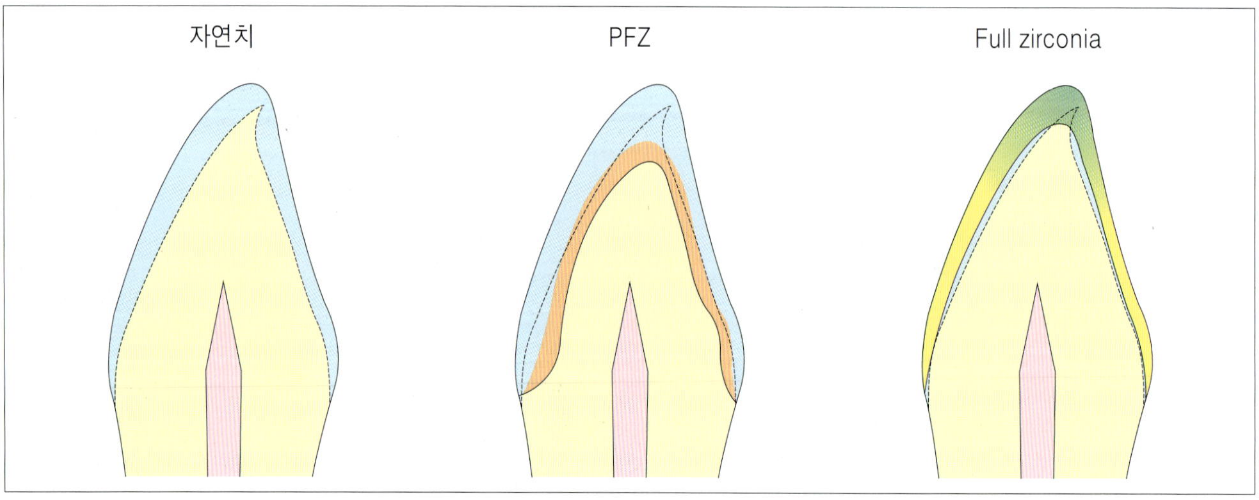

그림 19. 두께를 얇게 할 수 있다는 것은 보철물 제작에 필요한 클리어런스를 줄일 수 있다는 것이다. Full zirconia 크라운(싱글 크라운)에 필요한 클리어런스는 전치부에서 0.8mm, 구치부에서 1.0mm 정도인 것이 대부분이다. 이것은 종래의 PFM, PFZ의 1/2~2/3 정도의 두께로 최대한 에나멜을 남길 수 있는 지대치 형성이 가능한 범위의 것이다.

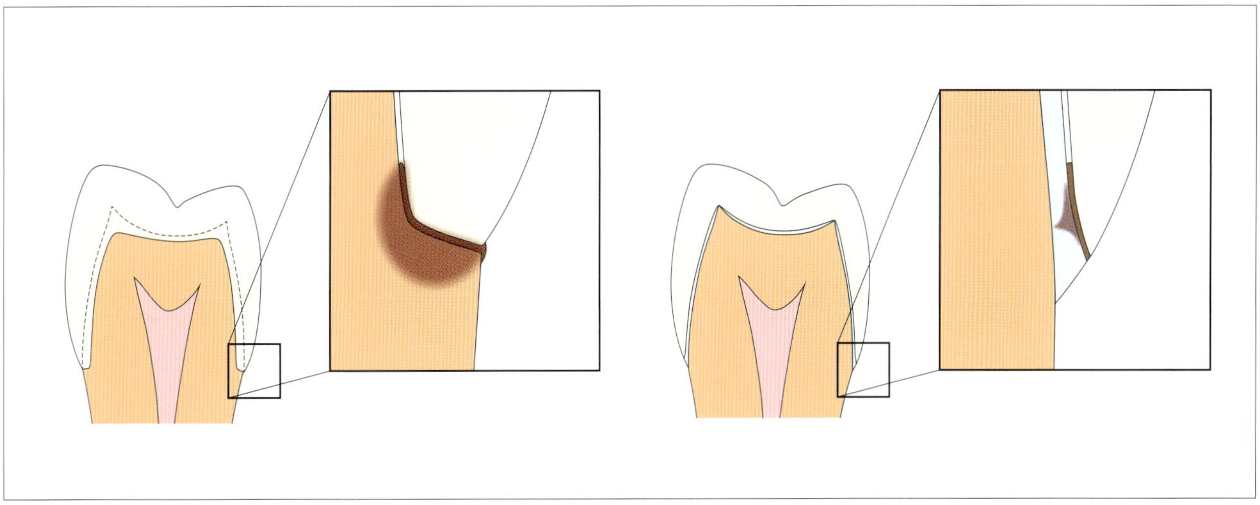

그림 20. 에나멜은 2~3mm의 두께가 있는 단단한 무기질층으로, 충치를 비롯한 여러 가지 외적 요인으로부터 치아를 보호하고 있다. 크라운 등의 보철물은 2차 충치의 위험에 항상 노출되지만 에나멜을 남길 수 있다면 그 위험을 대폭 줄일 수 있다.

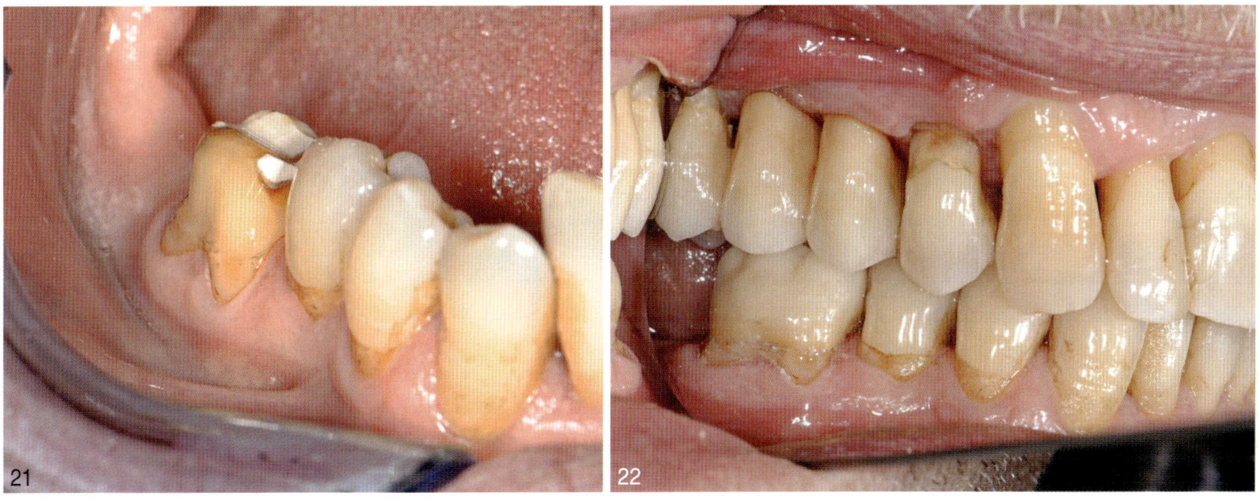

그림 21, 22. 현재의 지르코니아는 높은 빛 투과성을 가지고 있어서 마진 설정 시에 특별하게 지대치의 착색이 없는 경우 심미적인 문제는 적다. 따라서 구치부 등에서는 치은 연상 마진 설정으로 치아를 갈아내는 삭제량이나 잉여 시멘트가 남아 있어서 치은에 미치는 영향을 줄이고, 마진부에 플라그의 침착을 막을 수 있게 되어, 보철로 인한 치은에 미치는 악영향을 최대한 억제하는 것이 가능하다고 생각한다. 더욱이 요즈음 인트라 오럴 스캐너의 보급이 활발해지고 있으나 치은 연하 마진 등을 스캐닝하는 것은 곤란하므로 광학 인상채득도 쉽게 할 것으로 생각한다.

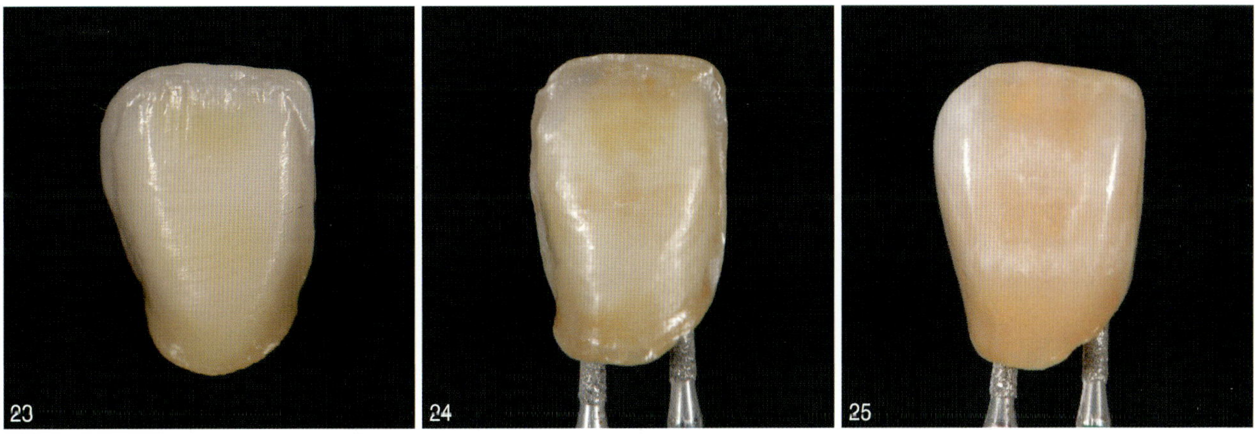

그림 23~25. PFZ 프레임에 pre-sinter stain을 실시하였다. 왼쪽: 신터링 직후, 가운데: 내부 스테인에 의한 캐릭터라이즈, 오른쪽: 반투명 도재의 축성과 표면 스테인을 실시한 상태. pre-sinter stain을 행함으로써 최소한의 내부 스테인, 에나멜 포세린 축성으로 복잡한 캐릭터를 표현할 수 있다.

Full zirconia 보철물의 단점

1. 섬세한 색 표현의 어려움

앞과 같은 장점을 고려할 때 필자는 full zirconia 크라운의 수요가 향후 더욱 증가하여 치과 보철의 주축을 담당하게 될 것이라고 확신한다. 필자의 임상 경험상 full zirconia의 신터링 전·후의 스테인 테크닉에 의해 대부분의 임상 케이스에 대응하는 것은 이미 가능하다(그림 26). 그러나 포세린이 앞으로 필요 없을 것이라고는 생각하지 않는데, 왜냐하면 full zirconia로 자연치의 구조를 완전하게 표현하기가 현재로서는 어렵기 때문이다. 자연치는 에나멜과 덴틴이라는 서로 다른 재료로 구성되어 있는데, 각각의 특이성이 있다. 그 때문에 단일 재료로 만들어지는 full zirconia는 그 표현이 불리하다(그림 27~30)(이러한 이중 구조의 표현에 대해서는 최근 재료의 진보로 불리함을 극복해 나가고 있다). 에나멜이 가지는 오팔 효과나 내부에서 빛나는 mamelon 등도 그 중 하나로, 스테인만으로는 포세린의 축성과 같이 필요한 부분에 필요한 만큼 각부에서 다른 색을 세세하게 내부에 넣는다는 것이 매우 어렵다. 아주 비슷하게 만들어졌다고 하더라도 제약이 많고 작업 과정이 많이 복잡해진다. 그래서 베이스의 대부분을 지르코니아로 구성하고 나머지 복잡한 색 표현을 소량의 포세린으로 대응하는 것이 작업하기 용이하며 시간적으로도 효율이 좋다. 복잡한 색이나 전치부 싱글 크라운 보철 등은 앞으로도 포세린의 축성이 필요하다고 생각한다.

2. 표면 스테인만으로 하는 착색의 어려움

신터링 후 표면 스테인의 경우 다량의 스테인재로 색상의 얼룩이 생기거나, 스테인 자체가 크라운 내부에서 빛의 반사를 억제하여 명도를 낮추는 요인이 될 가능성이 있다. 스테인을 두껍게 칠할 경우 얼룩이 생기지 않도록 여러 번 나누어 소성해야 하지만, 소성 횟수가 늘어나는 것은 당연히 시간 낭비로 이어진다. 게다가 스테인을 너무 많이 사용하거나 소성 횟수를 늘리면 소성 중에 기포가 발생할 수 있다. 크라운을 완성한 후 연마를 하면 표면에 불룩불룩한 검은 점이 나타나게 될 수도 있으므로 주의가 필요하다(그림 31). 앞과 같은 이유로 full zirconia 크라운의 표면 스테인은 기존의 PFZ나 PFM의 제작과 마찬가지로 컬러링으로 크라운의 기본적인 색을 마무리한 후에 최소한으로 최종 색 조정을 하기 위해 사용하는 것이 이상적이라고 생각한다.

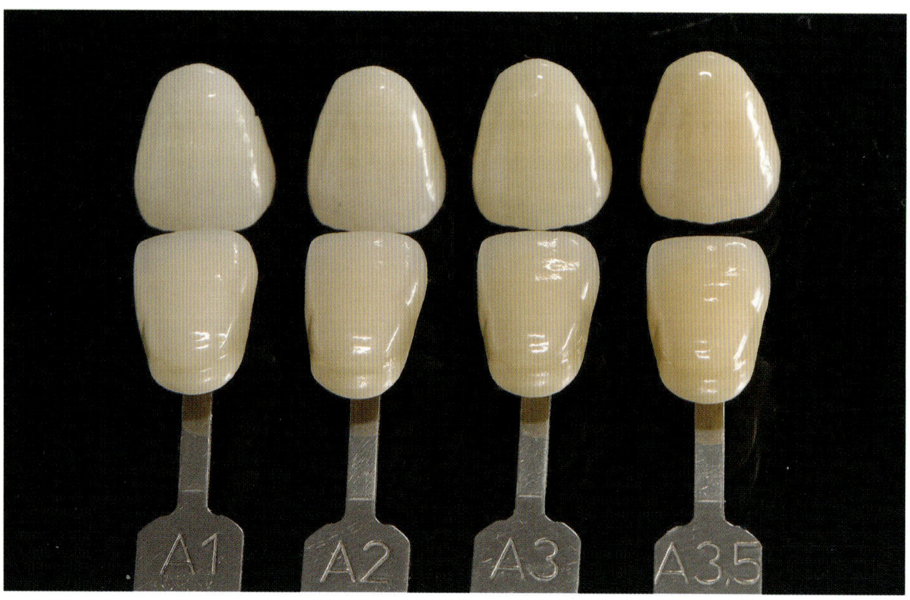

그림 26. 지르코니아 블럭에서 깎아낸 블랭크를 신터링, 글레이징 한 크라운(컬러링은 실시하지 않음). 재료의 발전에 의하여 shade guide와 같은 단순한 색이라면 블럭 본래의 색만으로 이렇게까지 shade guide색과 비슷하게 할 수 있다.

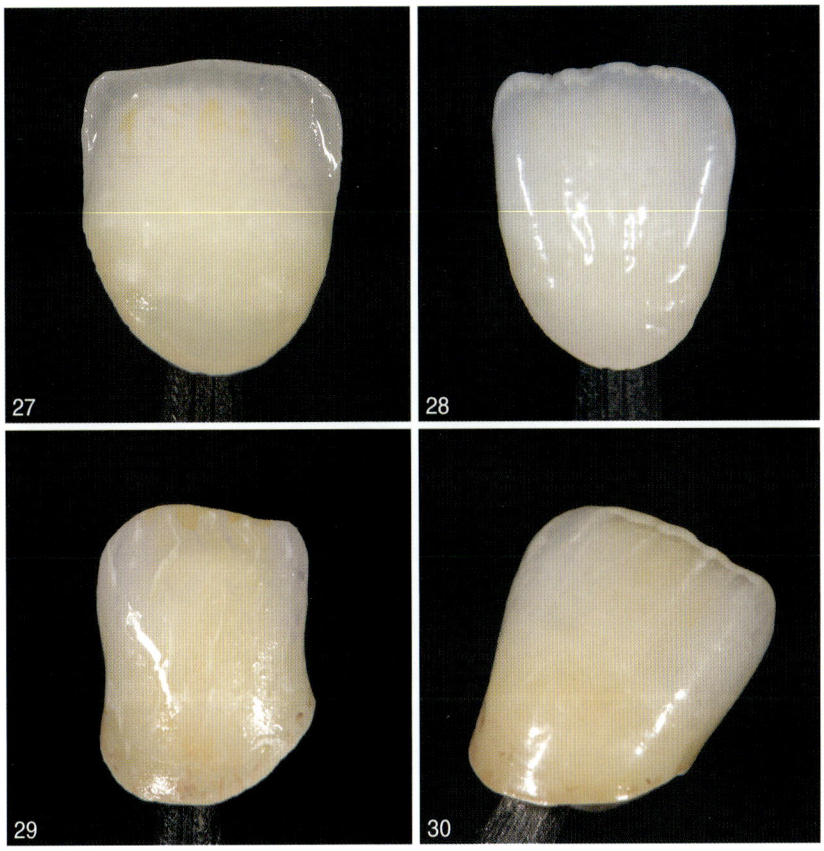

그림 27~30. 자연치의 에나멜과 덴틴이라는 두 가지의 서로 다른 재료층 구조를 단일 재료인 full zirconia 크라운으로 표현하는 것은 아직 어렵다. 더욱이 오팔 효과 등 에나멜이 갖는 독특한 특징은, 오팔 효과를 가진 포세린과 같은 대체 재료가 없기 때문에 지르코니아 자체에 재현할 방법이 현재로서는 없다. 이러한 점에서 인접 치아와 완전히 동일하게 그 치아의 특징을 표현하는 방법으로서는 포세린을 사용한 보철물에 비해 품질이 떨어지는 것은 틀림없다. 그러나 컬러링으로 지르코니아를 착색하여 베이스의 색을 만들어내고, 신터링 후 스테이닝으로 색의 캐릭터라이즈를 부여함으로써 포세린의 두께를 최대한 얇게 하는 것은 가능하다. 이것으로 복잡한 포세린 축성 작업을 단축할 수 있다. 또한 지르코니아 프레임을 보다 크게 제작함으로써 좀 더 크라운의 강도를 높일 수 있다. Full zirconia에서의 색의 표현 능력이 좋아진 현재, 이전과 같이 '포세린의 두께를 두껍게 쌓아올려 포세린으로 색을 표현한다'는 생각은 바꿀 수 있을 것이다.

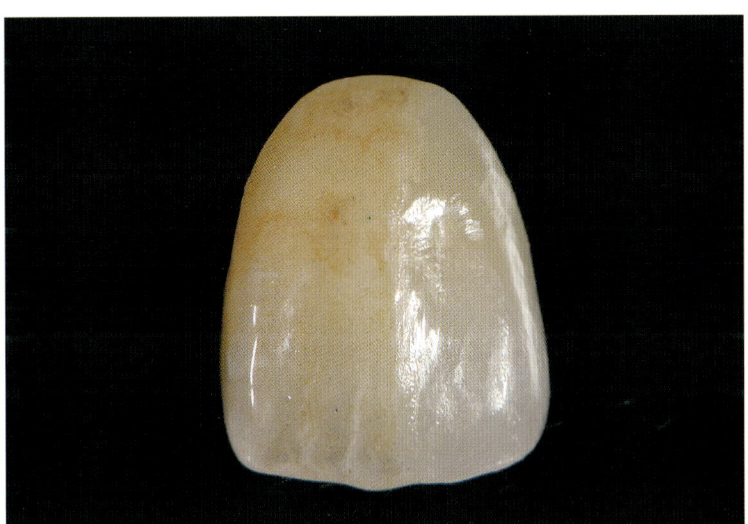

그림 31. 스테인을 너무 많이 사용하면, 스테인 컬러 피그먼트가 확인되어 색으로도 얼룩덜룩해질 수 있다. 더욱이 소성 횟수를 늘림으로써 소성 중 기포 발생 가능성이 높아진다. 크라운을 마무리한 후 연마를 하면 표면에 좁쌀 같은 검은 점들이 나타날 수 있으므로 주의가 필요하다.

02 지르코니아 재료의 분류

지르코니아 파우더는 제1세대의 희고 빛 투과성이 낮은 지르코니아에서 시작되어 제2세대의 빛 고투과성 지르코니아, 제3세대의 정방정계와 등축정계가 함께 존재하는 전치부에도 사용 가능한 빛 초투과성 지르코니아, 그리고 제2세대와 제3세대 중간의 빛 투과성과 강도를 겸비한 제4세대의 개발에 이르고 있다. 이 기술 혁신에 따라 지르코니아의 심미적 성질이 좋아져서, 그 높은 강도와 생체 친화성과 더불어 지르코니아 보철물의 임상 응용이 세계적인 흐름으로 확산되었다고 생각한다.

현재 전 세계에서 판매되고 있는 지르코니아 블럭의 대부분은 일본 도소사(東ソー社)의 가루를 원료로 하며, 원료 파우더를 블럭 제조사가 성형 가공함으로써 생산되고 있다. 이 성형 과정에서 사용하는 원료 파우더의 차이, 적층·성형 방법, 착색의 유·무 등에 따라 각각 다른 성질을 나타내며, 컬러링에서의 coloring liquid의 선택이나 도포 횟수 등에도 영향을 준다. 따라서 각 세대 지르코니아의 특징을 이해하는 것이 지르코니아 보철 장비를 다루는 데 있어서 매우 중요하다. 덧붙여 지르코니아의 호칭에 대해 학회에서 정한 정식 분류 방법은 아직 없으며, 각 제조사의 호칭이나 지르코니아 블럭의 상품명에 따라 불리는 경우도 많은 듯하다(빛 투과성 지르코니아, 고반투명 지르코니아, 큐빅 지르코니아 등). 이 책에서는 이트리아(Y_2O_3) 함유량과 결정 구조를 나타내는 '3Y-TZP'라는 표기 방법을 기본으로 하여 표와 같이 각 세대의 지르코니아 파우더를 호칭하기로 한다. 이 '●Y-T(C)ZP'라는 표기는 언뜻 보면 복잡해 보이지만, 한눈에 해당 지르코니아의 빛 투과성과 강도를 알 수 있도록 되어 있다.

표. 이 책의 각종 지르코니아 파우더 호칭(문헌 1~3을 참고로 작성)

		제1세대	제2세대	제3세대	제4세대
책 내 호칭		3Y-TZP	HT-3Y-TZP	5Y-TCZP	4Y-TCZP
도소사 대응 제품		TZ-3YSB-E	Zpex	Zpex Smile	Zpex 4
특징	이트리아양	3mol%	3mol%	5.5mol%	4mol%
	알루미나양	0.25wt%	0.05wt%	0.05wt%	0.05wt%
	결정구조	정방정계 (tetragonal)	정방정계 (tetragonal)	정방/등축정계 (tetragonal/cubic)	정방/등축정계 (tetragonal/cubic)
	굽힘강도	1,200MPa~	1,100MPa~	600MPa~	1,100MPa~
	빛 투과율	35%	41%	49%	45%
주용도		PFZ 프레임	PFZ 프레임 구치부 모놀리식 보철물	전치부 모놀리식 보철물	모놀리식 크라운~ long span bridge

※ TZP: Tetragonal Zirconia Polycrystal
※ TCZP: Tetragonal/Cubic Zirconia Polycrystal

제1세대: 3Y-TZP

일반적으로 단독의 지르코니아(산화지르코늄)는 온도의 변화에 따라 부피 변화를 수반하면서 그 결정 구조를 변화시켜 나간다(그림 1). 그러므로 온도의 변화가 반복될 때마다 결정의 팽창, 수축이 이루어지며 마침내 결정의 파괴까지도 이어진다. 이를 방지하고 보다 안정된 치과용 지르코니아 재료를 제작하기 위해 지르코니아에 이트리아를 추가한 것이 제1세대의 정방정계 지르코니아(3Y-TZP)이다(그림 2). 3Y-TZP란 '3mol%의 이트리아(Y_2O_3)를 첨가하여 정방정계(tetragonal)로 안정화시킨 산화 지르코늄 다결정체(zirconia polycrystal)'라는 의미이다. 굴곡 강도가 1,200MPa 이상이며, 보철 재료로는 더할 나위 없는 강도를 가지고 있다.

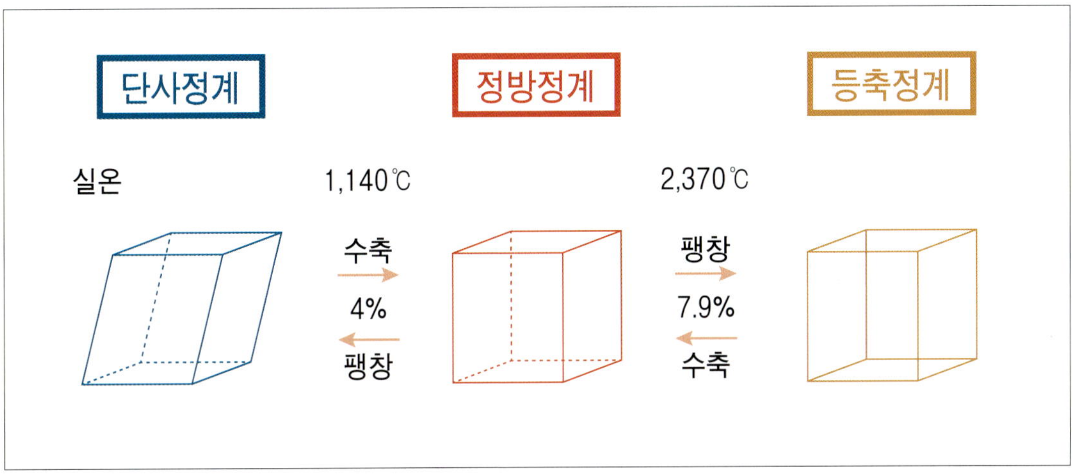

그림 1. 지르코니아(산화지르코늄)는 온도에 따라 그 결정을 상전이시킨다. 보통 상온에서는 단사정계로 안정되어 있으나 가열됨으로써 단사정계에서 정방정계 그리고 등축정계로 그 결정의 상이 변화(상전이)한다. 온도가 실온까지 내려가면 다시 단사정계까지 되돌아온다. 상전이 시에 수축 팽창을 반복하므로 결국에는 파괴를 수반하게 된다.

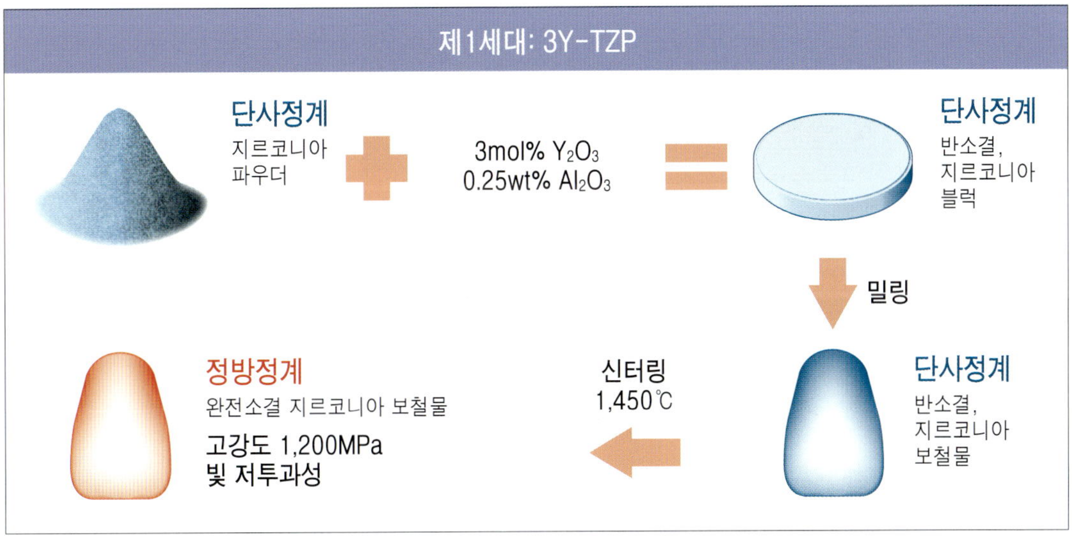

그림 2. 지르코니아의 구조를 안정화시키기 위해 단사정계 분말에 3mol%의 이트리아를 첨가하여 저온열화를 억제하기 위해 0.25wt%의 산화알루미늄을 더하여 가압 프레스로 성형하고 반소결시킨 것이 정방정계 지르코니아(TZP)이다. 이트리아를 첨가함으로써 상온까지 온도가 내려가더라도 단사정계로 돌아가지 않고 정방정계로 남아 있다.

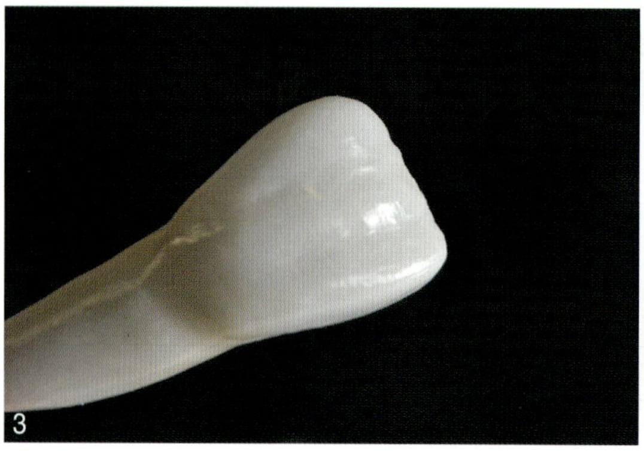

3

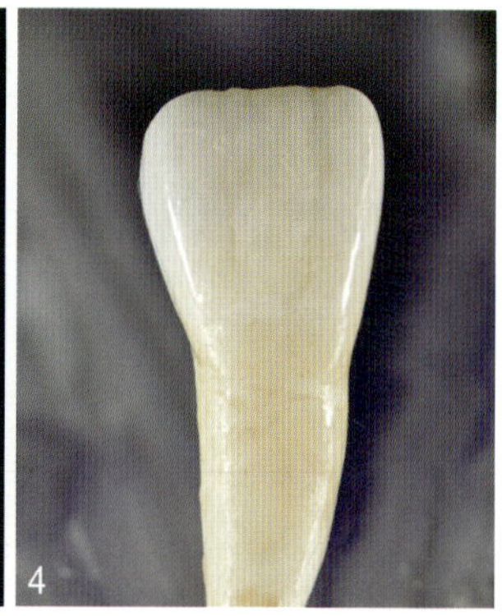

4

그림 3, 4. 이른바 고반투명 지르코니아(HT-3Y-TZP)가 시장에 나오기 전에 제작한 full zirconia의 샘플(치근 포함). 3Y-TZP에 컬러링을 실시한 후, 글레이징과 스테이닝을 실시하여 완성하였다. 제1세대는 투광도가 낮고 색도 흰색이라 컬러링으로 착색하기가 쉽지 않았다. 특히 절단면의 투명감을 내기가 어려웠고 두께에 따라 색의 농도가 크게 좌우되기에 세밀하게 색을 나누기가 어려웠다. 3Y-TZP는 1,200MPa 이상의 충분한 강도는 있지만, 그 성질상 full zirconia 크라운으로서는 심미적으로 충분하지 못했다. PFZ의 프레임 재료로서 까맣게 변색된 지지대 등의 영향을 차단하는 데는 효과적이지만, 명도가 높아지므로 포세린을 두껍게 축성해야 할 필요가 있다.

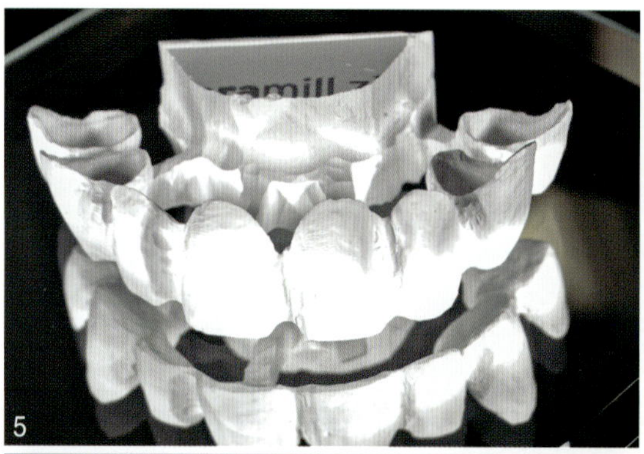

5

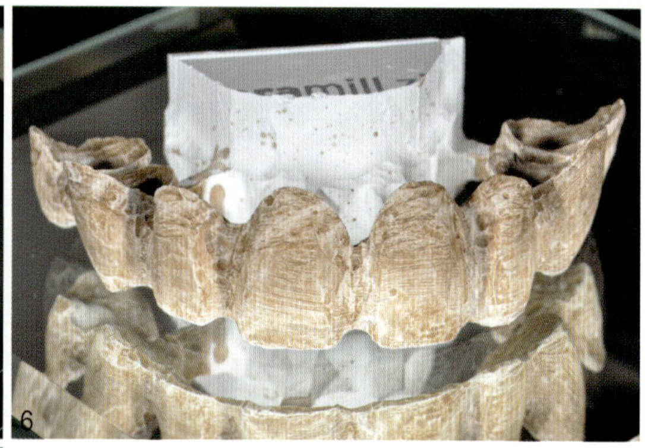

6

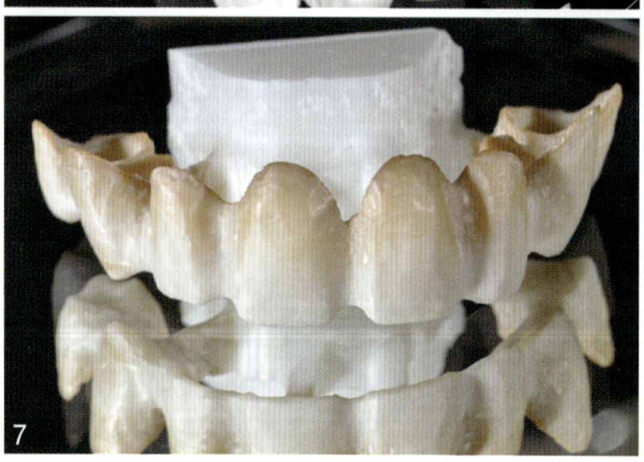

7

그림 5~7. 판토그래프 방식(MAD/MAM)으로 핸드 밀링한 3Y-TZP 코핑에 컬러링을 실시한 전치부 브릿지. 빛 투과성이 낮고 흰 3Y-TZP도 컬러링을 실시하면 색상, 채도, 명도를 어느 정도 컨트롤하는 것이 가능하다. 특히 마진부에서 에나멜의 박리로 하얗게 보이는 문제를 해결할 수 있다는 것이 컬러링 실시의 큰 이점이라고 생각한다.

Y-TZP는 빛 투과성이 낮고 색상도 희기 때문에 심미성을 생각하면 full zirconia 크라운의 제작에는 적합하지 않으며 포세린의 축성이 반드시 필요하다(그림 3, 4). 빛 투과성이 낮음에도 지대치의 변색(discoloration)을 커버하기는 좋은 재료라고도 할 수 있으나, 포세린을 축성한 경우에도 빛의 반사가 강하고 내부에서 빛의 산란이 일어나는 특성 때문에 축성 두께에 따라서 크라운의 명도가 올라갈 수 있다. 메탈을 사용했을 경우 치은 경계부에서 검게 보이는 문제가 발생할 수 있는데, 3Y-TZP 프레임을 사용했을 경우에는 에나멜의 박리로 하얗게 보이는 정반대의 문제가 발생하여 처음에는 숄더 포세린에 의한 대응이 이루어진 적도 있었다(그림 5~13). 그 때문에 빛 투과성이 한층 더 높은 지르코니아 재료의 개발이 더욱 요구되었다.

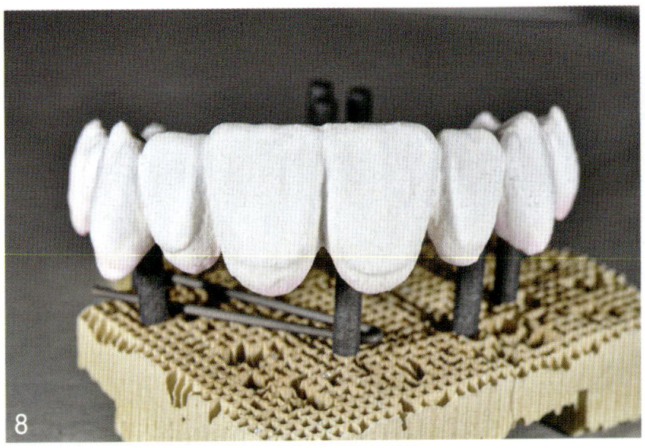

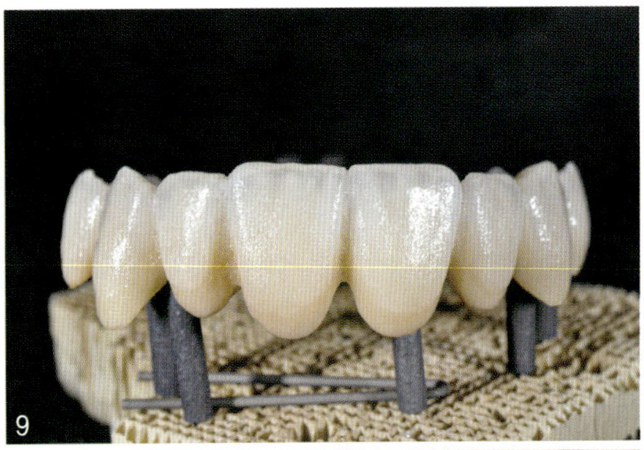

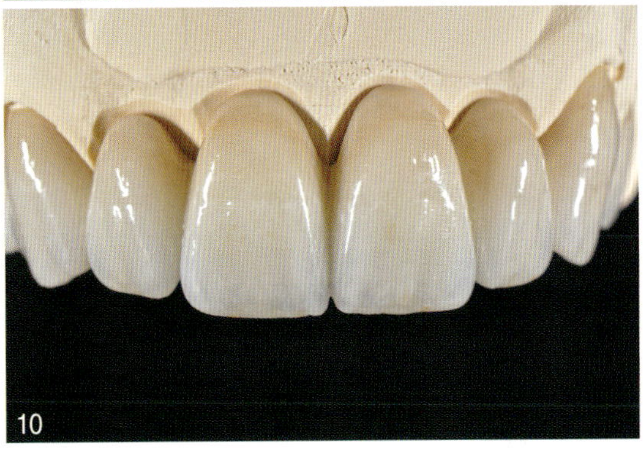

그림 8~10. Tanaka 원베이크 테크닉에 의해 포세린을 축성한 PFZ 브릿지. 이와 같이 pontic이 큰 경우에는 서냉(slow cooling)이 중요해진다. 포세린의 소성 횟수를 줄임으로써 보철물의 물성을 유지함과 동시에 작업 시간의 효율화도 도모해야 한다.

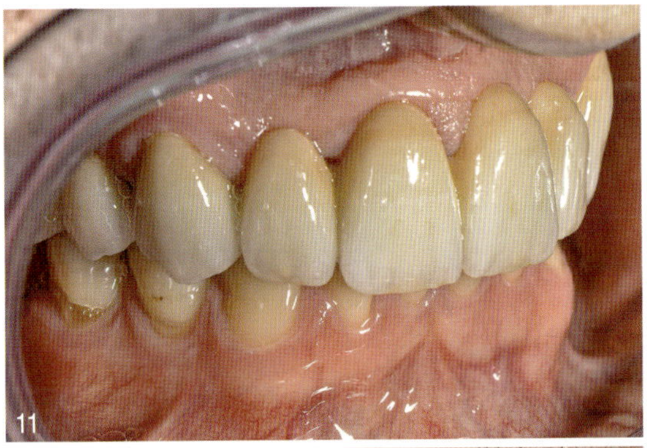

그림 11~13. 컬러링 효과로 마진부의 반사는 억제되고 에나멜의 박리로 하얗게 보이는 문제는 해결되고 있다. 베이스의 불투명한 흰색은 최종 보철물의 색에 영향을 미친다. 강한 빛이 정면에서 크라운에 들어오면 내부에서 빛이 산란되어 명도가 올라가 버리기 때문에 컬러링으로 그 반사를 될 수 있는 한 베이스에서 억제할 필요가 있다.

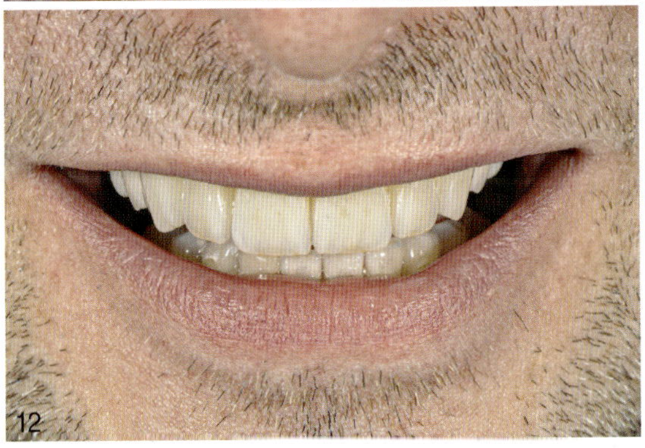

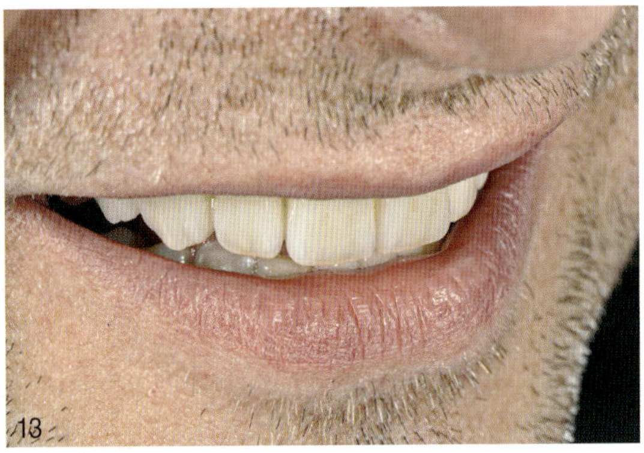

제2세대: HT-3Y-TZP

제1세대 3Y-TZP가 불투명하고 명도가 높아지는 이유 중 하나는 지르코니아 파우더에 함유되어 있는 알루미나(산화알루미늄)이다. 알루미나는 지르코니아의 저온 열화를 방지하기 위해 사용되는데 지르코니아 입자보다 빛의 굴절률이 낮아 내부에 빛이 들어왔을 때 내부에서 빛의 산란을 일으킨다. 그 때문에 지르코니아 전체가 하얗게 보이고 빛 투과성이 떨어졌다.

그래서 지르코니아 파우더에 혼합시키는 알루미나의 양을 줄임으로써 빛의 산란을 억제하고 빛 투과성을 제1세대(3Y-TZP)의 35%에서 41%로 올리는 데 성공했다(도소사의 실험으로 저온열화에 악영향이 미치지 않는 범위 내에서 삭감되었다). 이것이 빛 고투과성 정방정계 지르코니아(HT-3Y-TZP)가 되는 제2세대의 'Zpex'이며, 투명도가 높아지고 1,100MPa 정도의 강도를 가진다(그림 14). 이 HT-3Y-TZP의 출현으로 full zirconia의 임상 응용 가능성이 단번에 높아졌다. 임상에서 심미적 만족을 얻고, 또한 강도적으로도 롱브릿지에 대응할 수 있는 full zirconia 보철물의 제작이 처음으로 가능해진 것이다(그림 15~25). 그러나 41%의 투과율이 전치부 심미 표현에는 결코 충분하지 않았고, 한층 더 높은 빛 투과성을 가지는 지르코니아 블럭 개발이 요구되었다.

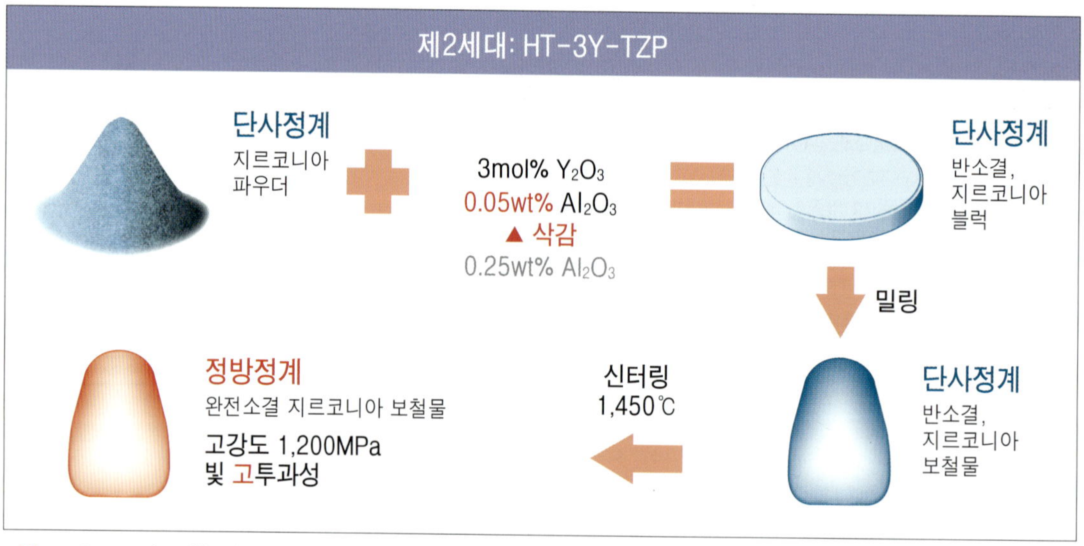

그림 14. 3Y-TZP는 낮은 빛 투과성과 흰색이 심미보철에 방해가 되었다. 지르코니아를 희고 불투명하게 하는 원인 중 하나인 알루미나의 함유량을 0.25wt%에서 0.05wt%까지 낮춘 것이 HT-3Y-TZP이다. 빛 투과율이 35%에서 41%로 올라갔다. 이 시점부터 full zirconia 보철물의 임상 응용도 시작되었다고 할 수 있다.

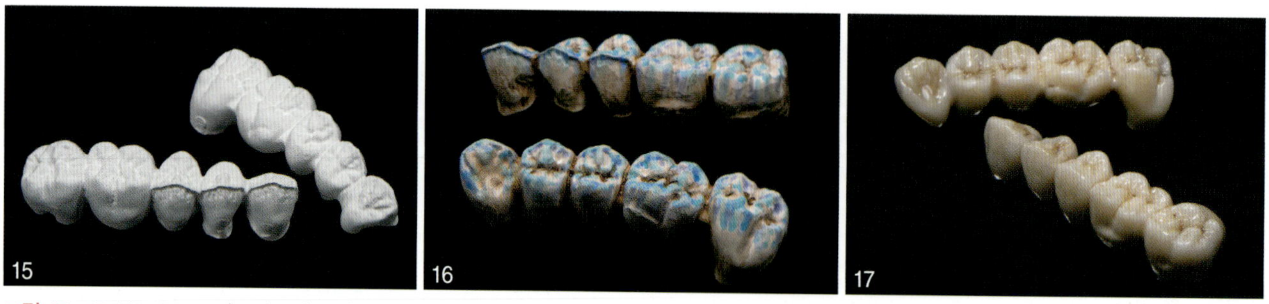

그림 15~17. HT-3Y-TZP는 강도적으로는 롱브릿지도 대응 가능한 강도를 가지지만 심미적으로는 약간 투명도가 떨어지기 때문에 전치부 혹은 소구치부에는 얇게 포세린을 축성하는 것이 효과적이다. 소구치부 협측면에는 에나멜 포세린이 축성되어 있다.

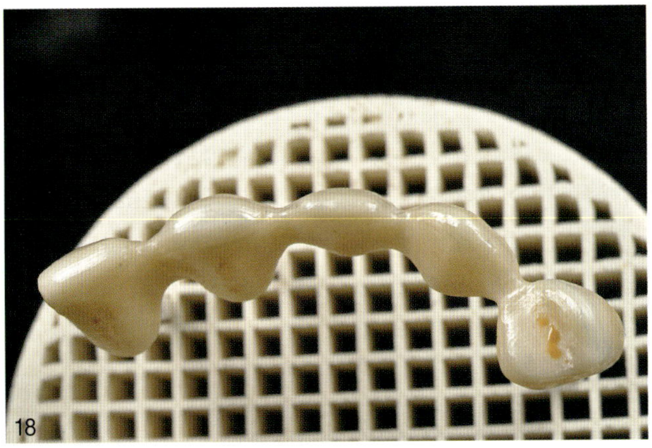
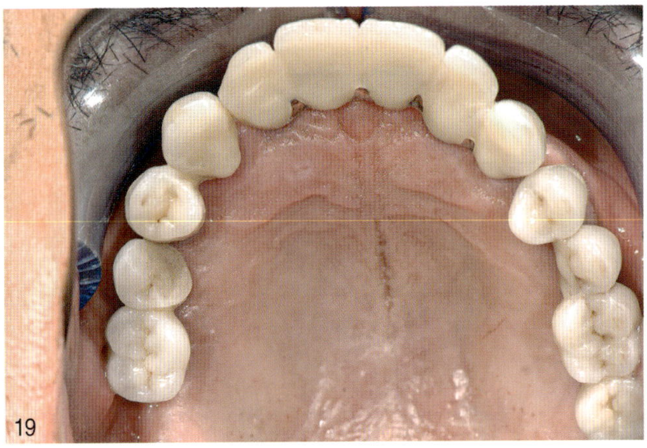

그림 18, 19. 다른 dental lab에서 제작된 HT-3Y-TZP 프레임 및 구강내에서 포세린이 파절된 PFZ 브릿지. HT-3Y-TZP 사용 시 41%로 비교적 높은 빛 투과성을 가지고 있어 포세린의 축성량이 그렇게 많이 필요하지는 않다. 그러나 '지르코니아=빛 투과성이 충분하지 않다'는 선입견으로 포세린의 축성량을 두껍게 잡아 버리기 쉬운데다가 '지르코니아=고강도'라는 관념으로 인해 프레임을 작게 만들어 버리기 쉽다. 그림과 같이 얇고 작은 프레임은 강도적으로 불충분하여 아무리 1,100MPa의 굴곡 강도라고 하더라도 커넥터부는 연결 면적을 충분히 확보하여 견고하게 만들도록 주의를 기울여야 한다. 지르코니아에 축성하는 포세린은 비교적 강도가 낮으므로 절단면, 접촉면, 교합면부에 가해지는 힘에 저항할 수 있는 서포트 형태를 가진 프레임 구조가 바람직하다.

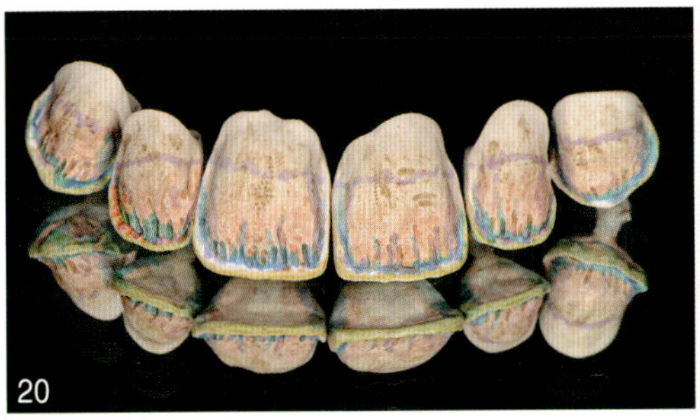
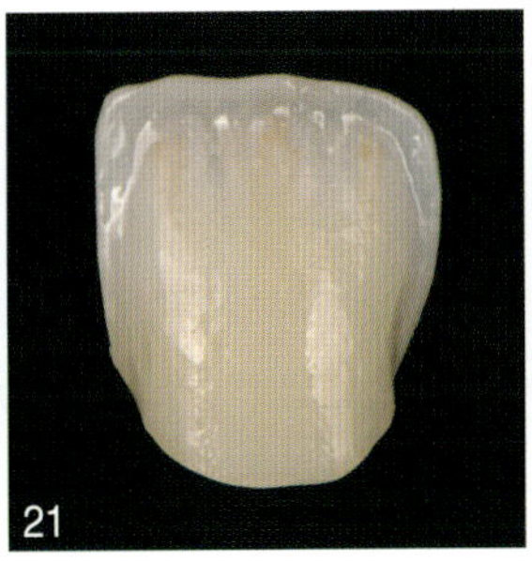
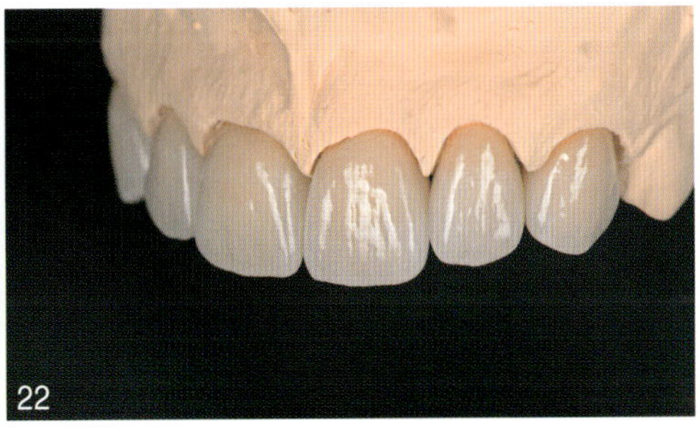

그림 20~22. HT-3Y-TZP를 사용하여 제작된 전치부 PFZ 크라운. HT-3Y-TZP의 빛 투과성과 강도를 살려 순측면에만 얇게 포세린이 축성되었다. 또한 절단면 포세린의 치핑을 고려하여 지르코니아 프레임 디자인은 절단면을 커버하고 있다. 컬러링으로 지르코니아 프레임에 더욱 개성적인 표현을 부여할 수도 있어 포세린의 축성량을 줄이는 것이 가능해진다.

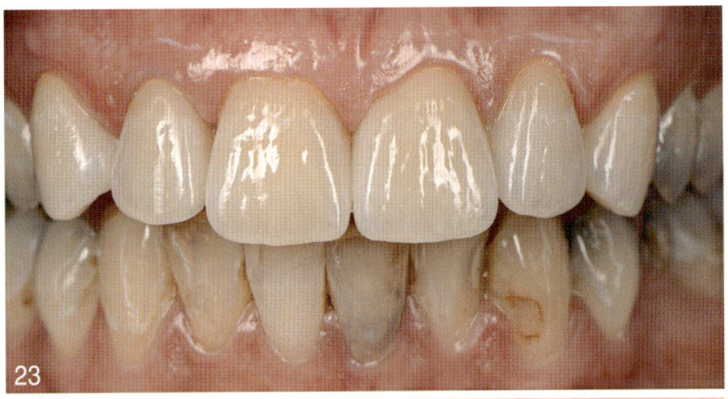
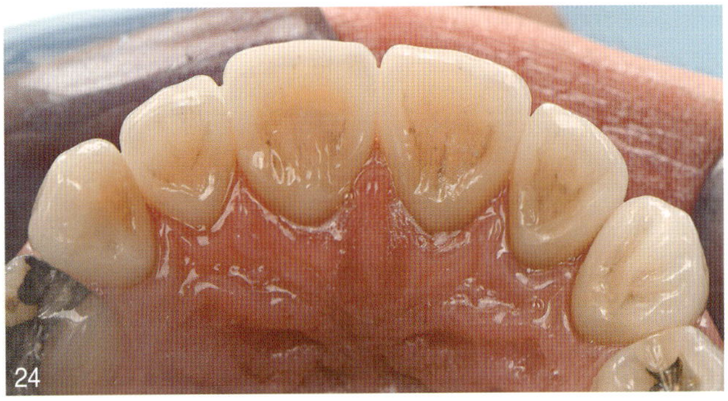
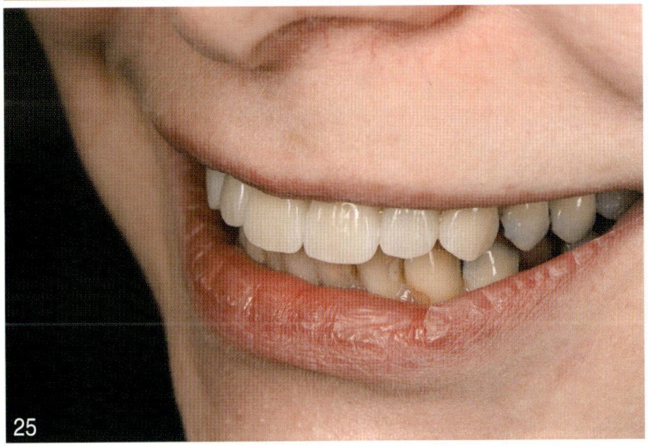

그림 23~25. 구강내 장착 후. 설측면은 full zirconia로 되어 있고, 절단면까지 지르코니아로 커버되어 있다. 설측면을 full zirconia로 함으로써 대합치의 마모를 억제할 수 있게 된다. 이처럼 지르코니아에서 프레임 디자인을 크게 함으로써 포세린의 치핑이나 파손과 같은 문제를 피할 수 있다. 그러나 보철물의 파괴가 일어나지 않기 때문에 더욱더 적합한 교합을 고려해야 한다.

제3세대: 5Y-TCZP

지르코니아 물성의 특징으로는 첨가하는 이트리아의 비율을 높임으로써 정방정계에서 등축정계로 전이하기가 좀더 쉽다는 점이 있다. 이걸 이용하여 순수한 지르코니아에서 상변태에 필요한 온도 2,370℃에 도달하지 않고도 기존의 신터링 온도에 가까운 1,450℃에서 결정을 등축정계로 전이시키는 것이 가능해진다.

또한 등축정계는 그 결정 구조에서 빛이 편광되지 않고 투과하기 때문에 정방정계에 비해 빛 투과성이 올라간다는 특성이 있다. 이 특성을 살려 이트리아의 비율을 3mol%에서 5.5mol%로 늘린 제품이 제3세대의 정방정계/등축정계의 혼합형(5Y-TCZP) 지르코니아 'Zpex Smile'이다(그림 26). 그러나 빛 투과성이 높아질수록 강도는 반비례하여 낮아진다. 이것은 정방정계 지르코니아가 갖는 응력 유기 상전이(응력을 받았을 때에 부피가 큰 단사정계로 상전이 함으로써 균열의 전파를 억제하는 특성)라는 성질을 등축정계가 갖지 않은 것에 기인한다. 즉, 안정화된 등축정계의 비율이 증가함으로써 응력 유기 상전이가 일어나지 않게 되어 강도가 떨어진다.

그래서 도소사는 3개의 브릿지에 대응할 수 있는 강도(600MPa)를 목표로 'Zpex Smile'을 개발했다. 이 재료는 일반적으로 큐빅(등축정계) 지르코니아라고 불리는 경우도 많은데 치과용 재료로는 등축정계와 정방정계의 혼합 상태이다('Zpex Smile' 전체의 등축정계의 비율은 50% 정도이다). 이 재료의 출현으로 자연치에 가까운 빛 투과성을 갖는 full zirconia 보철물을 실현할 수 있게 되었고, PFZ와 같은 심미성을 갖는 모놀리식 지르코니아 크라운 제작이 가능해졌다(그림 27~32).

그러나 강도적으로는 600~800MPa 정도로(블럭 성형 시 프레스 관계에 따라 각 업체별로 강도 차이가 생긴다) 약하고 3 유닛 브릿지까지 대응이 된다(업체 중에는 전치부만 적용하도록 한정하고 있는 곳도 있다). 롱브릿지 케이스에 대응할 수 없다는 것은 임상에서 적응 가능한 적응증의 폭이 좁아진다는 것이기도 하다. 심미·강도 두 가지 모두가 요구되는 보철물을 제작하는 경우 케이스에 따라서는 종래의 PFZ, PFM에 의존해야 한다는 것을 인식해야 한다.

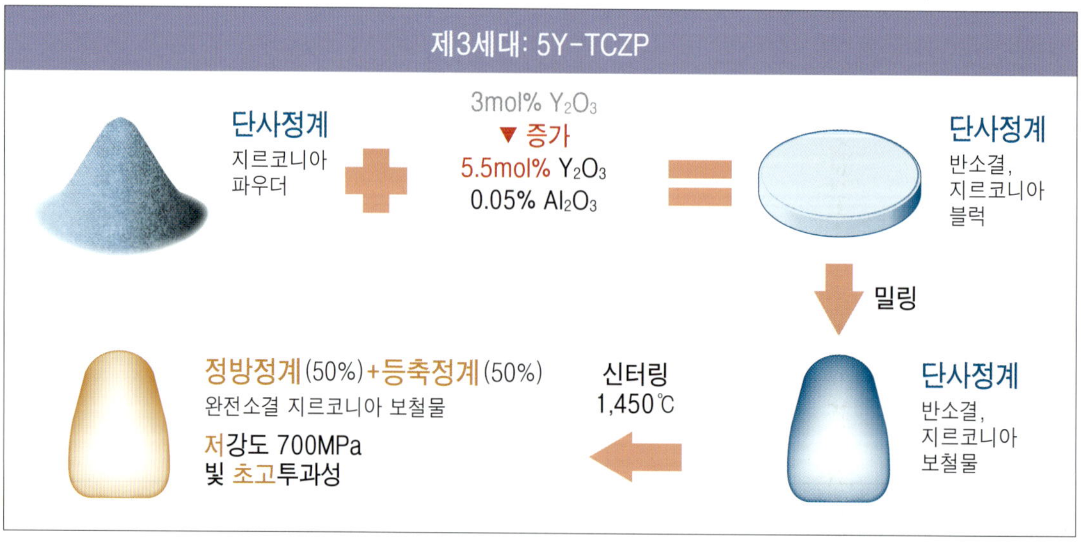

그림 26. 지르코니아는 결정이 정방정계에서 등축정계로 전이될 경우에는 2,370℃ 고온으로 올릴 필요가 있는데, 이트리아의 함유량을 늘림으로써 1,450℃ 저온에서도 등축정계로 전이되어 안정되는 성질이 있다. 그 성질을 이용하여 개발된 것이 5Y-TCZP이다. 5Y-TCZP의 출현으로 full zirconia 보철물에서도 에나멜에 가까운 빛 투과성을 가지고 도재를 축성한 크라운과 거의 동일한 심미성을 얻을 수 있게 되어 전치부 대응도 가능해졌다. 하지만 빛 투과성을 얻기 위하여 강도는 약해졌다. 정방정계 지르코니아의 약 절반 정도의 굴곡 강도(600~700MPa)이다.

또 높은 빛 투과성은 절단면에서는 장점을 발휘하지만, 자연치의 치관 중앙~치경부는 절단면만큼의 빛 투과성을 가지지 않는다. 그 때문에 5Y-TCZP층의 두께가 증가하면 명도가 내려가 회색빛이 되거나, A계열의 블럭을 사용해도 D계열이나 C계열에 가까운 색이 되거나 하기 때문에 주의가 필요하다.

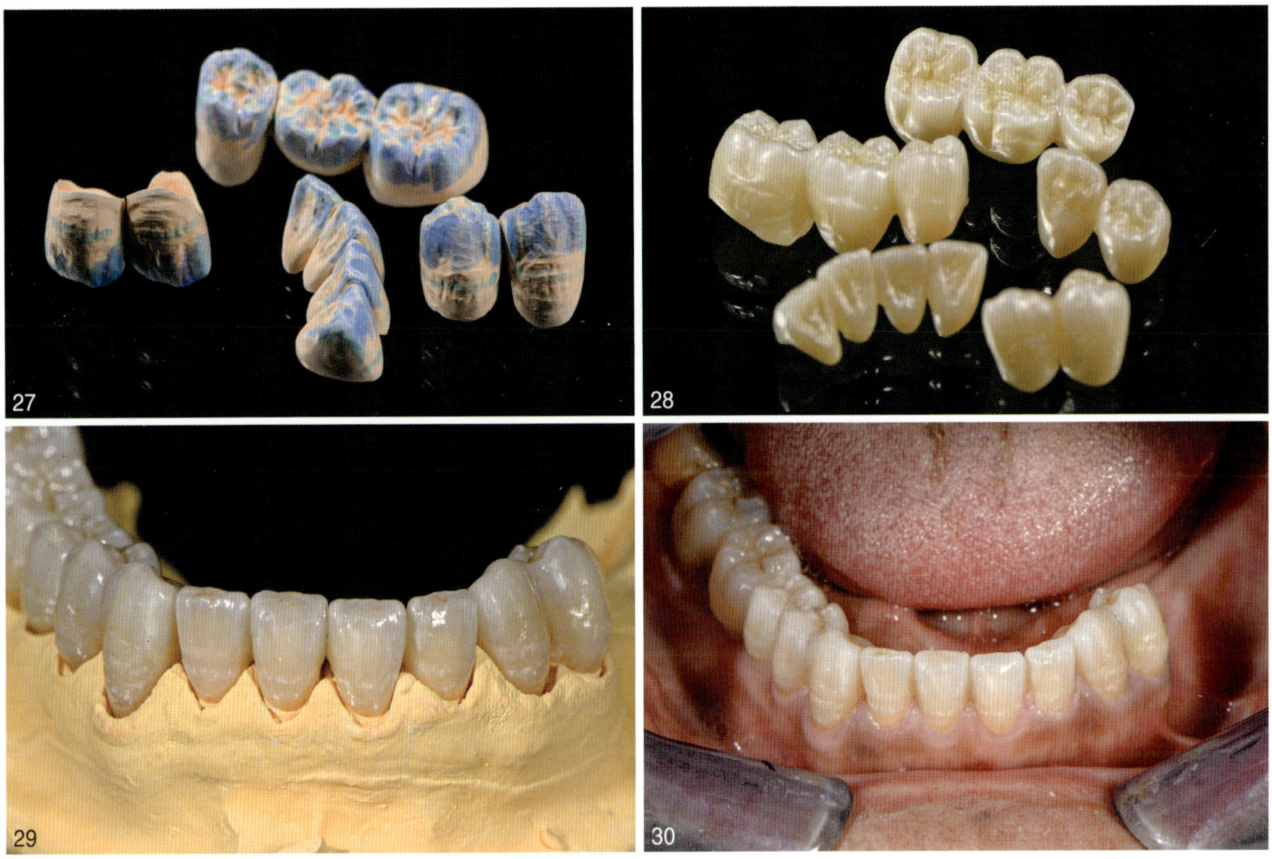

27 28 29 30

그림 27~30. 제3세대인 5Y-TCZP(Tanaka Enamel ZR Supreme)로 제작된 하악 full zirconia 크라운과 브릿지. 이트리아를 3mol%에서 5.5mol%로 증가시켜 49%의 빛 투과율을 얻을 수 있게 되었다. 그래서 full zirconia 크라운에서도 더욱 심미성이 높아져 포세린을 build up한 PFZ와 유사한 심미적 표현이 가능해졌다. 한편 강도가 600~800MPa(각 제조사가 블럭 성형 시 프레스에 의해 강도 차이가 있다)까지 내려갔기 때문에 제조사 중에는 적응증을 전치부만으로 한정하는 곳도 있다. 필자는 구치부에서 커넥터부, 교합면부의 두께에서 충분한 강도를 확보할 수 있을 경우에는 3 유닛 브릿지도 적응 가능한 케이스로 취급했다(이 책 발행 시점에는 강도의 관점에서 제4세대인 4Y-TCZP를 베이스로 한 블럭을 주로 사용하고 있다).

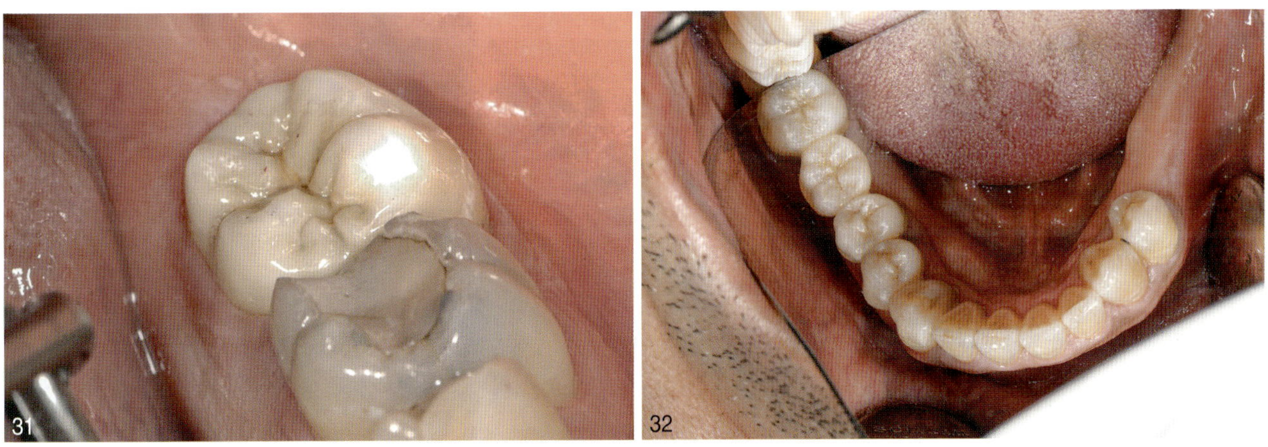

31 32

그림 31, 32. HT-3Y-TZP에 의해 제작된 full zirconia 크라운(**그림 31**)은 컬러링을 해도 그 coloring liquid의 실제 침투 깊이는 표면에서 0.5~0.7mm 정도로 신터링 후에 교합 조정 등으로 크라운의 교합면이 삭제되면 착색되지 않은 흰색층이 노출될 가능성이 있다. 제3세대인 5Y-TCZP에서는 그 재료 자체가 빛 투과성을 가지므로 신터링 후의 삭제량이 많더라도 흰 반점 같이 되지는 않는다(**그림 32**). 이것은 5Y-TCZP 사용의 장점이라고 할 수 있다.

제4세대: 4Y-TCZP

앞서 서술한 5Y-TCZP의 낮은 강도와, 너무 높은 빛 투과성에 의한 명도 저하를 고려하여 개발된 것이 제4세대의 'Zpex4'이다. 'Zpex4'는 4mol%의 이트리아(4Y-TCZP)로 제작되었기 때문에 5mol%였던 'Zpex Smile'(5Y-TCZP)에 비해 빛 투과율은 45%로 낮아졌지만 강도는 1,100MPa라는 높은 수치를 유지하고 있다(그림 33). 그래서 심미적인 롱브릿지 케이스도 모놀리식 구조로 대응할 수 있게 되었다.

제조사에 따라서는 이 'Zpex4'를 사용한 블럭을 아직도 구치부 3 유닛 브릿지 혹은 전치부용 고강도 소재로 여기는 곳이 있다. 그러나 필자의 경험상 이 'Zpex4'를 사용하고 있는 지르코니아 블럭을 롱브릿지 케이스에 이용하더라도 강도상의 문제없이 대응 가능했다(그림 40~48). 'Zpex4'(4Y-TCZP)의 경우 'Zpex'(HT-3Y-TZP)와 'Zpex Smile'(5Y-TCZP)의 중간 성질을 갖는다. 'Zpex4'는 등축정계 지르코니아를 30% 포함하고 있어 등축정계 지르코니아를 50% 정도 포함하고 있는 'Zpex Smile'과 마찬가지로 부분 안정화 지르코니아(partially stabilized zirconia; PSZ)로 분류되기도 한다.

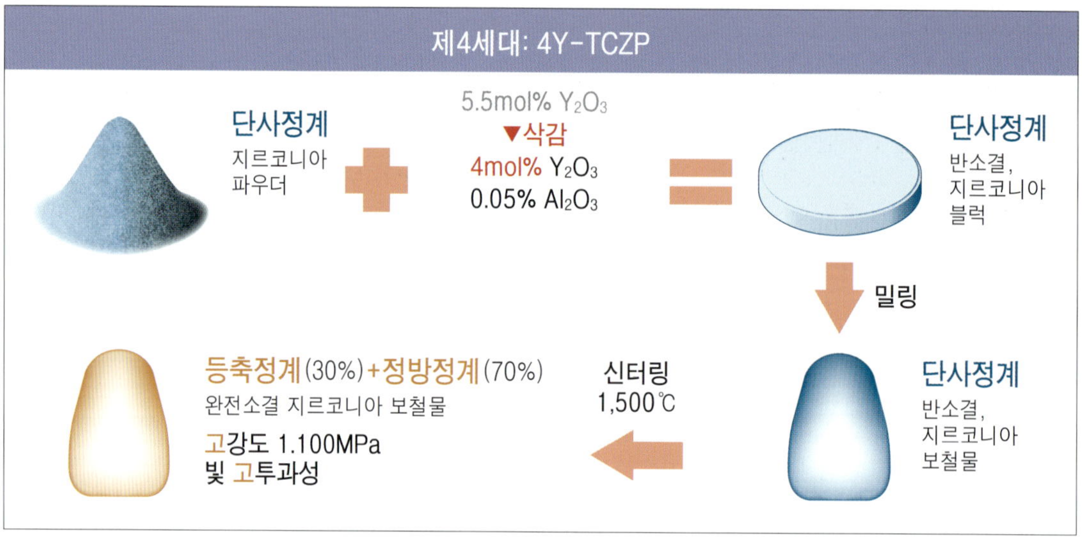

그림 33. 4Y-TCZP는 제3세대와 마찬가지로 파우더 중의 이트리아 함유량을 조정함으로써 정방정계 안에 등축정계를 혼재시키고 있다. 5.5mol%에서 4mol%로 이트리아의 양을 줄임으로써 투광도를 낮춘 만큼 강도를 1,100MPa 정도로 제2세대의 HT-3Y-TZP에 가까운 수치까지 끌어올렸다. 이 때문에 롱브릿지 등의 케이스도 적용 가능한 범위가 되었다.

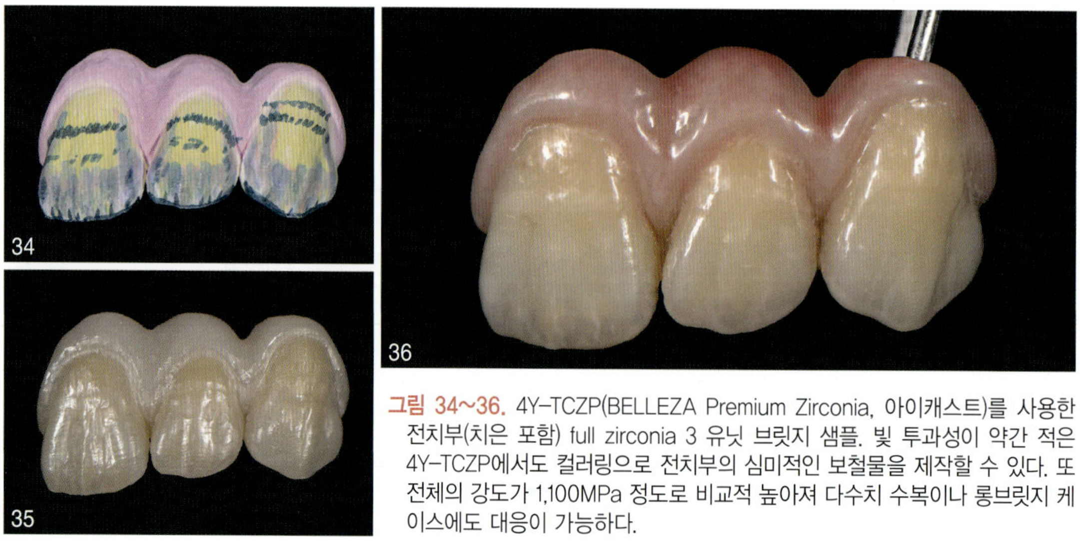

그림 34~36. 4Y-TCZP(BELLEZA Premium Zirconia, 아이캐스트)를 사용한 전치부(치은 포함) full zirconia 3 유닛 브릿지 샘플. 빛 투과성이 약간 적은 4Y-TCZP에서도 컬러링으로 전치부의 심미적인 보철물을 제작할 수 있다. 또 전체의 강도가 1,100MPa 정도로 비교적 높아져 다수치 수복이나 롱브릿지 케이스에도 대응이 가능하다.

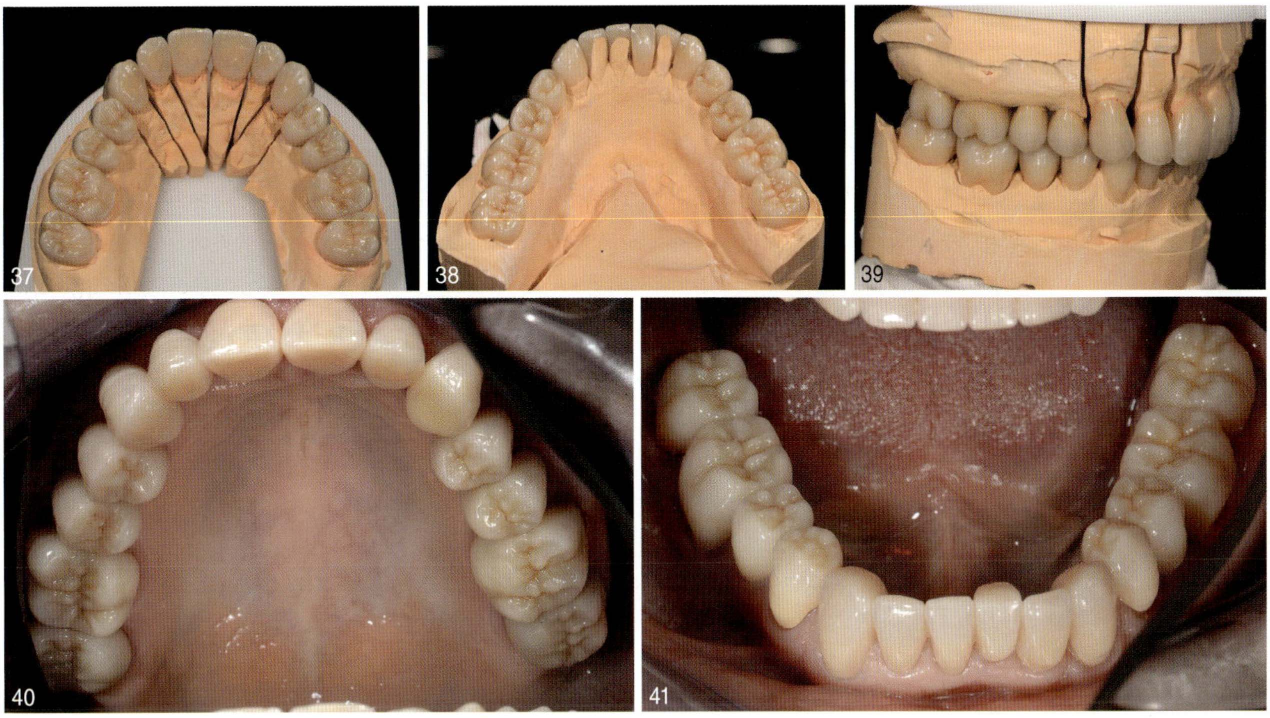

그림 37~41. 풀마우스 증례에서 전치부에 4Y-TCZP의 full zirconia 크라운을 사용했다(사용 재료는 Luxen Enamel, 지오메디). 교합되는 상·하악 치아를 동시에 보철하는 때는 양쪽 모두 full zirconia 크라운인 경우 서로가 높은 강도를 가지고 있어 보다 강한 교합압이 지대치에 가해지는 것을 임상에서 느끼고 있다. 그러므로 상·하악이 모두 보철인 경우에는 가능한 한 강도가 높은 지르코니아를 사용하도록 하고 있다. 강도만을 고려하여 HT-3Y-TZP를 사용하면 빛 투과성이 부족하여 심미적으로 만족할 만한 것을 제작하기 어렵고, 포세린을 축성한 PFZ는 치핑 등의 강도적 리스크를 수반한다. 그러나 1,100MPa 정도의 강도를 가진 4Y-TCZP라고 하면 심미적으로나 강도적으로 충분한 full zirconia 크라운을 제작할 수 있을 것이다. 심미적으로는 5Y-TCZP에 비해 빛 투과성이 약간 떨어지기 때문에 특히 구치부 교합면과 같이 두께가 필요한 부분에서는 불투명성이 나타나는 경향이 있다고 필자는 느끼고 있다. 샘플 케이스에는 전치부에 5Y-TCZP와 4Y-TCZP 혼합 멀티레이어 블럭을 사용하고 있는데, 전치부와 구치부를 비교하면 구치부의 교합면부에서 약간 불투명도가 높은 것을 확인할 수 있다.

***

이 책에서는 각 지르코니아에 '세대'라는 호칭을 사용하고 있는데, 이것은 필자의 임상 경험에 따른 것으로, 여기에 '새로운 것일수록 좋다'는 우열을 가리려는 의도는 전혀 없다. 예를 들어, 이트리아양을 늘려 등축정계 지르코니아의 비율이 증가한 5Y-TCZP는 심미적이기는 하지만 강도가 낮아지고 있어 물성으로서는 취약함을 느끼고 있다. 3Y-TZP나 HT-3Y-TZP와 같은 1,000MPa를 넘는 강도를 가진 재료에서는 마진부 등의 얇은 부분을 수냉식 에어터빈 등으로 조정해도 치핑은 일어나지 않지만, 5Y-TCZP에서는 치핑이 일어나기 쉽다고 인식하고 있다. 현재 6mol%의 이트리아를 포함한 블럭도 있다고 들었는데, 5mol% 이상의 이트리아가 포함된 것은 빛 투과성이 높고 심미적으로 우수하지만, 단독으로 구치부 보철물에 사용하는 것을 생각하면 강도적으로 충분하지 못한 재료라고 생각한다. 이것들을 고려하여, 4Y-TCZP를 주축으로 5Y-TCZP를 일부 적층한, 성질이 다른 파우더로 구성된 멀티레이어 블럭도 등장하고 있다. 각 지르코니아 파우더에는 각각의 장·단점이 있다. 지르코니아에 착색을 할 경우에도 이러한 원료 파우더의 특징을 바탕으로 coloring liquid를 선택하여 효과적으로 사용해 나갈 필요가 있다.

참고문헌

1) Fujisaki Hiroyuki(藤崎浩之), Kawamura Kiyotaka(河村清隆), Imai Kohei(今井紘平): 치과 재료에 적합한 투광감 지르코니아 소결체용 분말 'Zpex'. 도소사(東ソー社) 연구·기술 보고, 56:57~61, 2012.
2) Fujisaki Hiroyuki(藤崎浩之), Kawamura Kiyotaka(河村清隆): 치과용 지르코니아 'Zpex®'의 착색 그레이드와 투광감을 높인 'Zpex®Smile'. 도소사(東ソー社) 연구·기술보고, 58:43~47, 2014.
3) Amano Akiko(天野晶子), Fujisaki Hiroyuki(藤崎浩之), Nagayama Hitoshi(永山仁士), Azechi Sho(畦地 翔): 치과용 지르코니아 분말 'Zpex®4'. 도소사(東ソー社) 연구·기술 보고, 63:61~65, 2019.
4) Ban Seiji(伴 清治) 편저: CAD/CAM 머티리얼 완전 가이드북. 의치약출판, 도쿄, 2017.

03 지르코니아 블럭의 분류와 선택

Chapter Ⅱ-2에서 설명한 바와 같이 현재는 여러 종류의 다른 물성을 가진 지르코니아 파우더가 존재하고 있다. 5Y-TCZP나 4Y-TCZP의 등장을 경계로 이 책이 발행되는 시점에서는 그러데이션 블럭이나 멀티레이어 블럭 등이 임상에서 주류를 이루고 있다. 그러나 각 제조회사의 블럭 성형 방식이나 사용하는 파우더 색상의 선택과 혼합 비율의 차이에 따라, 같은 원료 파우더를 사용했다 하더라도 각 블럭의 특성은 개별적으로 전부 다르다(그림 1). 여기에서는 사용 파우더의 혼합 비율, 사전 착색의 유·무 등을 블럭으로 구분해 봄과 동시에 컬러링에 영향을 주는 요소나 그것들을 토대로 한 블럭 선택에 대해 알아본다.

지르코니아 블럭 분류

1. 단색 블럭(단층)

사용하고 있는 지르코니아 파우더가 단일하고 또한 1색의 파우더만으로 블럭이 성형된 것이다. 종래의 프레임용 3Y-TZP 등은 이 방식으로서, 대부분은 차단성을 고려해서인지 무착색된 흰색이 많았다. Full zirconia 크라운에 적응할 수 있게 된 HT-3Y-TZP 무렵부터는 치관색을 착색한 pre-colored block도 등장하게 되었다. 이는 full zirconia 크라운에는 절단~치경부까지 색 변화를 주어야 하는데, 새하얀 바탕에서 컬러링이나 표면 스테인으로는 매우 번잡하기 때문이라고 생각된다. 단, 절단면과 치경부가 동일 색으로 칠해져 있기 때문에 섬세한 캐릭터의 표현이 필요하다.

2. 그러데이션 블럭(단층)

이러한 상황을 고려하여 최근에는 블럭 내에 색 그러데이션을 부여한 단층 블럭이 등장하고 있다. 이 블럭은 파우더가 단일하기 때문에 층의 경계가 나타나지 않는 특징이 있다. 반면 절단면과 치경부 모두 같은 빛 투과성을 가지고 있으므로 덴틴과 에나멜의 대비가 필요한 증례에서는 컬러링으로 그것들을 보정할 필요가 있다. 현재는 강도가 필요한 증례에는 제2세대의 HT-3Y-TZP의 단색 블럭이나 4Y-TCZP의 그러데이션 블럭이, 전치부의 심미적 증례 등에는 5Y-TCZP의 그러데이션 블럭이 주로 사용된다.

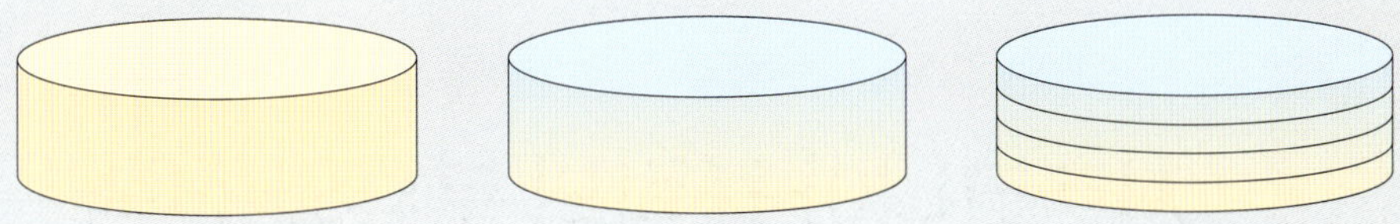

	단층 디스크	그러데이션 블럭	멀티레이어 블럭
사용 파우더	단일	단일	복수 혼합
빛 투과성·강도	전체가 일정	전체가 일정	그러데이션
색	단색(또는 무착색의 흰색)	그러데이션	그러데이션

그림 1. 지르코니아 블럭의 분류. 사용하는 파우더 수량과 전체 색 그러데이션의 유·무에 따라 주로 '단층 블럭', '그러데이션 블럭', '멀티레이어 블럭'의 세 가지로 분류할 수 있다. 또한 이들 분류가 같더라도 멀티레이어 블럭에서의 각 층의 구성 비율이나 블럭 성형 방법의 차이 등에 따라 거기에서 만들어지는 크라운의 특성도 달라진다. 이들 재료 특성을 파악하는 것은 적절한 착색을 하기 위해서도 중요하다.

3. 멀티레이어 블럭(다층)

여러 세대의 지르코니아 파우더를 혼합·적층한 블럭이다. 이 블럭은 pre-colored block으로서 이미 색이 들어간 것이 대부분이지만, 컬러링을 하기 위해 흰색 상태인 무착색 블럭으로 판매하는 시스템도 있다. 멀티레이어 블럭의 장점은 치경부에 해당하는 아래 부분에는 강도가 있는 재료를(3Y-TZP나 4Y-TCZP), 투명감이 필요한 위쪽의 절단면에는 5Y-TCZP를 사용하는 것으로 착색을 하지 않아도 재료 그 자체만으로도 자연스러운 그러데이션과 투명감을 낼 수 있게 되었다는 점이다. 표면적인 치경부와 절단면의 명도차를 스테인을 하지 않아도 표현할 수 있게 되었기 때문에 붓으로 기본색을 칠하는 것보다 디핑법을 사용하여 간단히 착색하는 것이 효율적이며 착색 상태도 좋다. 단, 앞서 서술한 바와 같이 각 층마다의 파우더 종류와 파우더의 혼합 비율은 회사마다 다르다. 예를 들어, 아래쪽 치경부에 해당하는 층에 3Y-TZP를 사용하는지, 4Y-TCZP를 사용하는지에 따라 강도나 빛 투과성에 차이가 생긴다. 따라서 사용하는 제품의 특성을 파악하는 것이 특히 멀티레이어 블럭에서는 중요하다.

블럭의 물성과 색에 미치는 영향

1. 블럭의 조성에 의한 영향

Full zirconia 크라운에 의한 자연치의 색 재현에 있어서 가장 어려운 부분은 절단면, 치관 중앙부, 치경부의 명도 차이 표현이며, 특히 절단면의 투명도를 높이는 것이다. 도재 축성을 수반할 경우 다양한 색, 명도, 채도를 가진 포세린이 있으므로 필요에 따라 필요한 곳에 필요한 포세린을 축성하면 된다. 그러나 지르코니아의 색상과 채도 표현은 이미 착색된 블럭의 사용이나 컬러링으로 색을 더하여 가능하지만, 명도는 컨트롤하기가 어렵다. 특히 단일 파우더로 만들어진 지르코니아 블럭의 경우 크라운 전체가 거의 같은 명도로 되어 있어 치아의 절단면, 중앙부, 치경부의 명도 차이를 착색만으로 표현해야 한다. 그 때문에 자연치의 에나멜보다도 빛 투과성이 낮은 3Y-TZP, HT-3Y-TZP 등에서는 한층 더 높은 착색 기술을 필요로 한다. 덧붙이자면 실제로는 없는 투명한 층을 컬러링만으로 재현해야 하므로, 광원의 차이에 의해서 표현한 명도와 다르게 보이는 경우도 종종 있다(Chapter Ⅰ-1 참조). 5Y-TCZP와 같은 높은 빛 투과성 파우더 블럭의 경우 빛 투과성이 에나멜과 비슷하기 때문에 절단면에서는 기본적인 투명도를 높이기 위한 착색이 그다지 필요하지 않다. 그러나 치관 중앙부나 치경부에서는 그 빛 투과성이 오히려 명도를 너무 낮추어 버리는 경우가 있다.

멀티레이어 블럭은 치경부(3Y-TZP/4Y-TCPZ) 만큼 강도가 세고 높은 명도를 가지며 절단면(4Y~5Y-TCZP)은 높은 빛 투과성을 표현할 수 있도록 되어 있다. 이것은 자연치의 명도 조절에 유리하지만, 에나멜과 덴틴의 깊이(표면과 내부의 명도 차이)를 표현하는 것은 아직 불가능하다. 그러므로 상부의 에나멜에 심층부의 덴틴색이 반영된 듯한 색의 표현을 컬러링, 포스트신터 컬러링, 글레이징의 테크닉 등을 조합하여 보완할 필요가 있다.

2. 블럭의 밀도에 의한 영향

제1장에서는 침투 coloring liquid에도 종류가 있으며 원료 파우더와의 궁합에 따라서도 착색 차이가 나타난다고 설명하였다. 최종적인 색의 결과는 이 coloring liquid뿐만 아니라 블럭의 밀도 차이에도 영향을 받는다. 대부분의 지르코니아 블럭은 일본 도소사의 파우더를 원료로 하여 제작된다고 하며, 원재료에 큰 차이가 없고 도포 횟수가 같은 데도 신터링 후의 착색 농도는 제품마다 차이를 보인다. 이는 각 회사에서 지르코니아를 프레스 가공할 때 서로 다른 압축 성형 방식을 사용하는 데 따른 밀도 차이와 그로 인한 액의 침투성과 관련되어 있다.

지르코니아 블럭을 깎아내는 밀링기의 밀링 능률을 고려하거나, 신터링 전에 사용하는 coloring liquid의 침투성을 고려하거나, 재료인 지르코니아 파우더 1장에 사용하는 양을 고려하는 등, 각 회사마다 프레스 콘셉트를 가지고 지르코니아 블럭을 제작하고 있는 것은 확실하다. 그 때문에 모든 블럭은 서로 다른 강도와 밀도를 가지고 있다.

예를 들어, 강하게 압박되어 밀도가 높은 블럭은 coloring liquid의 침투성이 떨어지는 경향이 있다. 반대로 약하게 압박되어 있는 블럭은 지르코니아 파우더의 밀도가 낮기 때문에 침투성이 좋아진다. 따라서 밀도가 높은 블럭일수록 같은 액을 같은 횟수로 발라도 소성 후의 색 결과가 희미하게 나오고, 반대로 밀도가 낮은 것은 색이 짙게 나타나는 경향이 있다. 밀도의 차이는 지르코니아 블럭의 수축률을 보면 하나의 기준이 된다. 수축률이 높을수록 지르코니아 블럭의 밀도가 낮고, 수축률이 낮을수록 밀도가 높다고 할 수 있다. Coloring liquid는 자사 제품의 전용액으로서 각 사의 지르코니아 블럭에 맞게 만들어진다. 그러므로 전용액이 없는 블럭에 coloring liquid를 사용하거나 타사의 coloring liquid를 사용하는 경우에는 일단 시험을 해 보고 그 결과를 확인 후 바르는 횟수를 조절해야 한다(그림 2).

그림 2. 4종류의 서로 다른 제조사의 지르코니아 블럭에 같은 조건으로 coloring liquid(Tanaka ZirColor)를 같은 횟수 도포한 후에 신터링을 실시한 실험. Coloring liquid는 자사 제품의 전용액으로서 각 사의 지르코니아 블럭에 맞게 만들어진다. 그러므로 전용액이 없는 블럭에 coloring liquid를 사용하거나 타사의 coloring liquid를 사용하는 경우에는 일단 시험을 해 보고 그 결과를 확인 후 바르는 횟수를 조절해야 한다.

4Y/5Y-TCZP 혼합 멀티레이어 블럭 장점

장점 ①: 심미와 기능의 양립

지르코니아는 이트리아의 함유량에 따라 그 성질이 크게 변한다. 빛 투과성이 높은 지르코니아는 이트리아의 함유량이 많아져 결과적으로 등축정계상의 비율이 늘어나 강도가 약해진다. 5Y-TCZP는 빛 투과성이 높지만, 롱브릿지 케이스에는 강도적으로 적합하지 않다. 게다가 중앙부에서 치경부까지는 자연치의 불투명도보다 낮고 빛 투과성이 증가하기 때문에 색으로도 케이스를 선택할 필요가 있다. 강도를 고려하면, 4Y-TCZP는 롱브릿지의 케이스에서도 충분한 강도를 가지며 전체적으로 투명감이 있고 색도 좋다. 하지만 절단면에서는 자연치보다 약간 투명감이 낮고 명도가 높다. 교합면 등의 두께가 있는 부분에서는 채도, 명도가 낮아져 쉽게 하얗게 된다고 필자는 생각한다. 멀티레이어 블럭이라면 절단면 및 교합면에 해당하는 윗면에 5Y-TCZP(또는 4Y-TCZP)를, 중앙부 부근에서 치경부까지는 4Y-TCZP(또는 3Y-TZP)를, 중간층에는 위 2종류를 혼합한 것을 사용함으로써 색과 강도의 양립을 도모할 수 있다. 필자는 임상에서도 4Y/5Y-TCZP 혼합 블럭을 주로 활용하고 있다(그림 3~8).

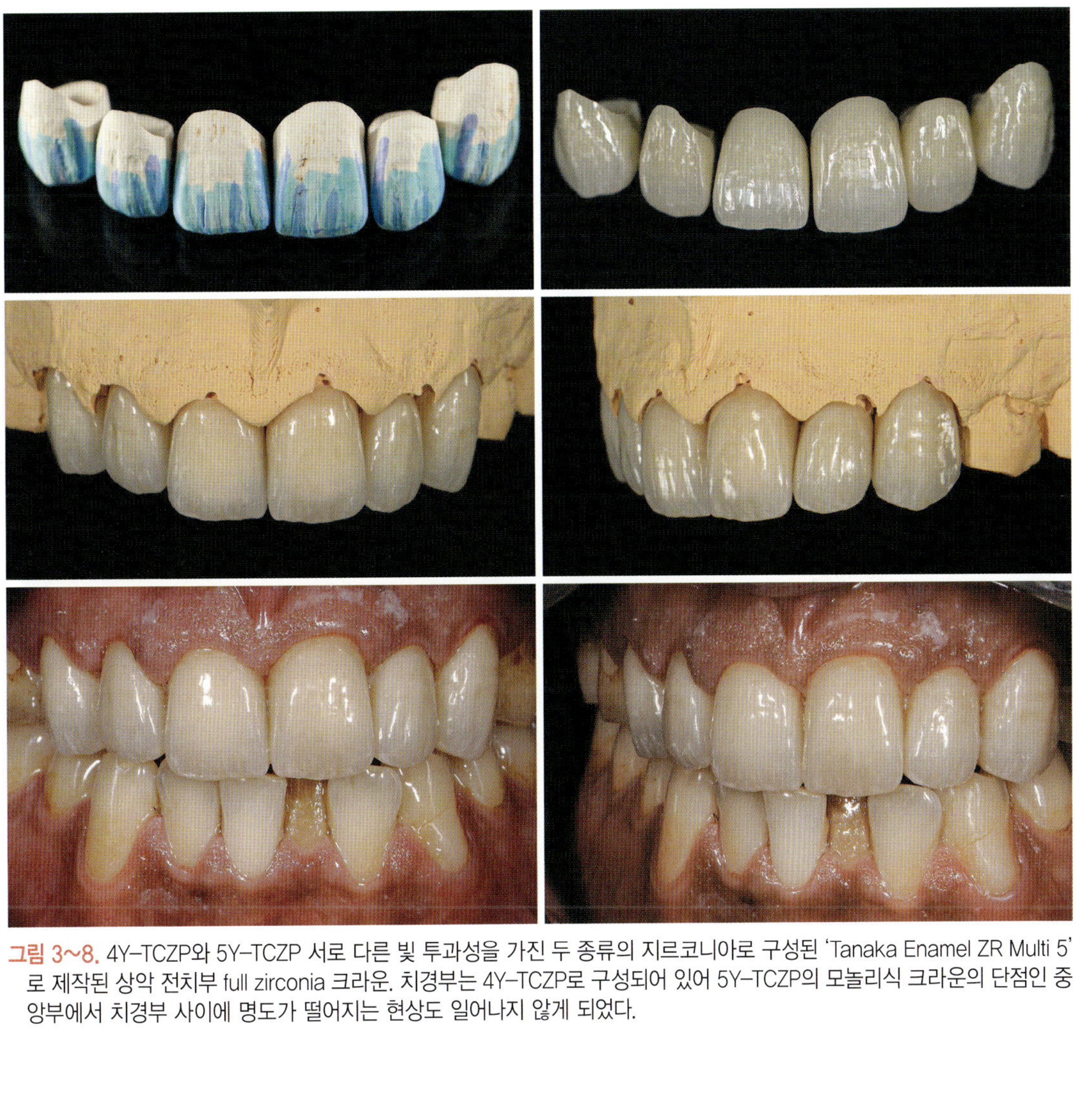

그림 3~8. 4Y-TCZP와 5Y-TCZP 서로 다른 빛 투과성을 가진 두 종류의 지르코니아로 구성된 'Tanaka Enamel ZR Multi 5'로 제작된 상악 전치부 full zirconia 크라운. 치경부는 4Y-TCZP로 구성되어 있어 5Y-TCZP의 모놀리식 크라운의 단점인 중앙부에서 치경부 사이에 명도가 떨어지는 현상도 일어나지 않게 되었다.

2. 장점 ②: 재고 관리의 용이성

보통 지르코니아 블럭은 VITA classical shade에 맞추어 최대 15가지 색상+탈색 계열 색상이 라인업되어 있으며, 각 색마다 두께가 다른 것이 여러 종류 준비되어 있는 경우가 많다. 이 블럭들을 모두 갖추어 놓는 것은 재고 관리 측면에서 매우 힘들다.

제조사에 따라 차이가 있지만 모든 블럭은 기본적으로 표시된 색보다 약간은 채도가 낮은 경향이 있으며 A3.5를 사용하면 딱 A3의 색에 맞는 경우가 많다고 느낀다. 또 네스팅 시에 크라운을 상부에 설정하는 것으로 하부에 설정하는 것보다 1 shade 정도 밝은 색을 얻을 수 있다.

이런 점을 감안하면 컬러링과 함께 사용함으로써 하나의 블럭에서 수많은 다른 색을 만들어 낼 수 있기 때문에 굳이 모든 재고를 안고 있을 필요는 없다고 생각한다. 필자의 경우는 A2와 A3.5의 블럭으로 거의 모든 증례에 대응하고 있다. 또한 일부 제조사에서는 pre-colored zirconia block의 바탕색을 바꾸는 디핑액도 존재한다.

3. 장점 ③: 밀링 작업의 효율화

여러 개의 다른 색 크라운을 밀링 할 필요가 있는 경우 일일이 대응하는 색상의 블럭에서 네스팅, 밀링 작업을 하는 것은 효율적이지 못하다. 일정한 색의 블럭에서 한꺼번에 가공을 한 후, 거기에 컬러링을 각각 실시해 색을 변화시키는 것이 시간적으로나 노동적으로나 효율적이다. 이런 점이 컬러링을 실시하는 하나의 좋은 점이라고 생각한다.

4. 혼합 멀티레이어 블럭의 주의점

멀티레이어 블럭은 층의 수나 중간층의 파우더 혼합 비율이 제조업체에 따라 제각각이다. 색에 관해서도 미리 색을 입힌 제품도 있고, 일부러 색을 입히지 않고 단지 불투명도의 변화만 주어져 착색 자유도가 높은 제품도 있다. 제조업체별로 강도나 색에 차이를 둔 오리지널리티를 가지고 있으므로 그것을 잘 파악해 사용할 필요가 있다(그림 9, 10).

지대치 삭제량과 클리어런스에 따른 전치부 full zirconia 보철물의 제작

1. 전치부에 사용하는 지르코니아 블럭의 선택과 검토 사항

a) 증례별 심미, 강도의 필요 요건

현재, 지르코니아 블럭이 다양하게 존재한다. 이것들을 구분하여 사용하기 위해서는 우선 심미적 조건과 강도를 생각해야 한다. 앞서 서술한 바와 같이 빛 투과성이 높아지면 절단면에서는 심미적인 표현성이 높아지지만 굴곡 강도는 낮아진다. 전치부의 single case나 3 unit bridge 정도라면 5Y-TC ZP와 4Y-TCZP를 혼합한 멀티레이어 블럭을 필자는 망설이지 않고 선택한다. 이 타입의 블럭은 강도가 필요한 치경부(블럭 하층)에 4Y-TCZP가, 투명감이 필요한 절단면(블럭 상층)에 5Y-TCZP가 각각 사용되어 심미와 강도의 밸런스를 이루고 있다. 싱글 크라운에서 브릿지까지 폭넓게 응용할 수 있는 블럭이라고 생각된다.

b) 블럭의 색

무착색된 흰색 블럭보다는 착색된 블럭이 색으로 더 안정된 결과를 얻기 쉽다. 무착색된 흰색 블럭으로 컬러링을 하면 두께에 따라 색이 달라질 수 있다. 또한 신터링 후에 교합 조정 등으로 표면이 많이 깎이면 표면 스테인이나 컬러링으로 부여한 색이 없어져 흰색 면이 노출될 우려도 있다. 이를 고려한다면 크라운의 재료로는 착색된 블럭을 사용하는 것이 바람직하다.

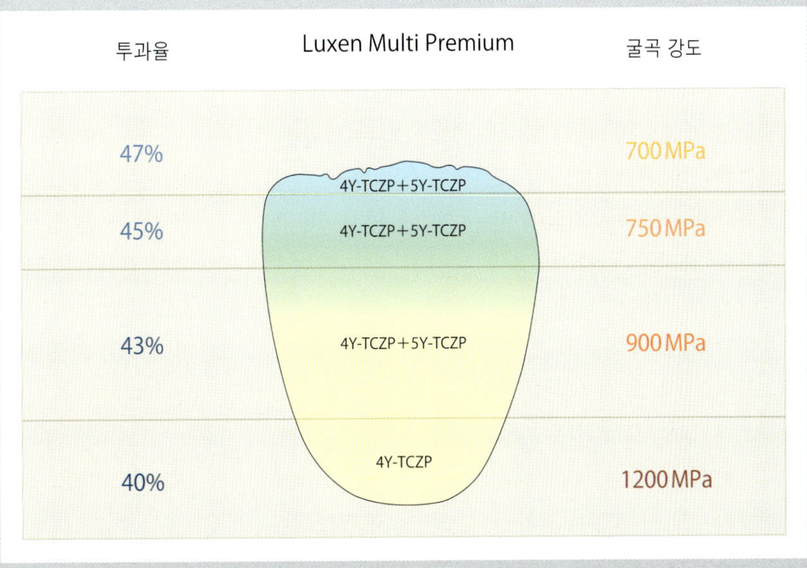

그림 9. 'Luxen Multi Premium'은 4층 구조로 되어 있으며, 가장 아래를 제외한 다른 곳은 모두 4Y-TCZP와 5Y-TCZP의 혼합 파우더를 적층하고 있다. 그 비율 차이에 따라 각 층의 강도와 빛 투과성을 바꾸고 있는데, 대부분의 층에서 4Y-TCZP와 5Y-TCZP가 혼합되어 있어서, 절단면에서 치경부까지 매우 매끄럽고 자연스러운 빛 투과성과 불투명도의 그러데이션을 가지고 있다. 그러나 4Y-TCZP로 이루어진 층이 맨 아래에만 있기 때문에 크라운 전체의 강도는 그리 강하지 않으며 3 유닛 브릿지까지 적용할 수 있다. 또 브릿지 제작 시에는 강도를 고려하여 네스팅 포지션을 바꿀 필요가 있다.

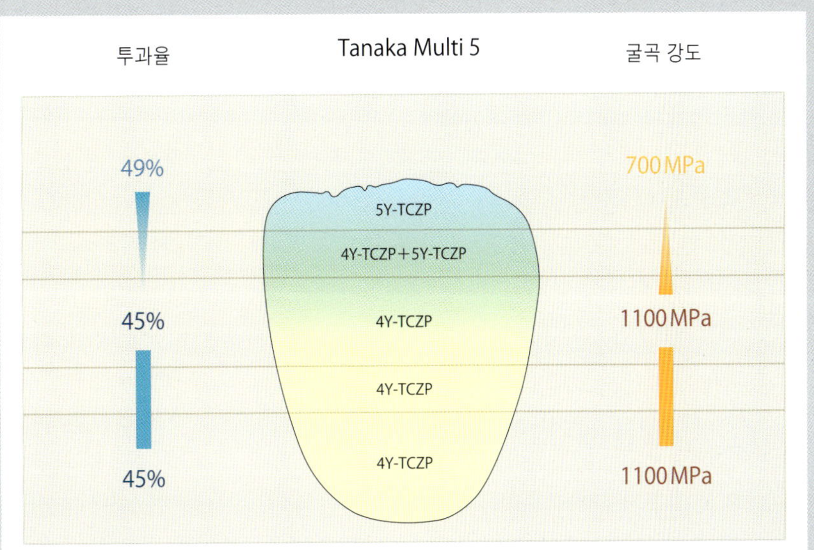

그림 10. 'Tanaka Multi 5'는 5층 구조로 되어 있으며, 최상층에 가장 빛 투과성이 높은 5Y-TCZP의 층과 치경부 쪽의 아래 3층이 4Y-TCZP로 구성되어 있어 전체 5층 중에 비교적 큰 비율을 차지하고 있다. 4Y-TCZP와 5Y-TCZP의 혼합층은 위에서 2번째 층이며, 2번째 층에서 3번째 층으로 이어지는 중간층의 비율은 그리 크지 않다. 그러므로 절단면을 5Y-TCZP의 층에 맞추어 네스팅 작업을 하게 되면 절단면의 투명감이 있는 부분은 전체적으로 약간 짧아지고 거기에서 약간 불투명도가 높은 4Y-TCZP인 body부로 이행함으로써 절단 1/3 정도의 투명감이 부족해질 수도 있다. 필자는 컬러링 시에 이행부의 body색으로 바뀐 부분에, 에나멜색을 발라 중앙부 부근까지 연장하여 보다 자연스러운 그러데이션이 되도록 하고 있다. 크라운의 4Y-TCZP가 차지하는 비율이 전체적으로 많기 때문에 강도에 관해서는 거의 4Y-TCZP를 사용한 강도라고 생각해도 좋을 것이다. 따라서 롱브릿지 등의 강도가 필요한 케이스에서도 대응이 가능해진다. 이것은 싱글 크라운과 3 유닛 브릿지를 넘는 롱브릿지의 혼합 케이스에서 모두 같은 블럭을 사용하여 제작할 수 있는 큰 장점이라고 필자는 생각한다.

그림 9, 10. 현재 몇몇 제조업체에서 4Y-TC ZP와 5Y-TC ZP의 지르코니아 파우더를 혼합·적층한 블럭이 판매되고 있다. 이들 대부분은 도소사의 지르코니아 파우더를 사용하는데, 블럭의 층수나 각 층의 4Y-TCZP와 5Y-TCZP의 파우더 혼합 비율에 차이가 있어 강도와 빛 투과성이 다르다. 각각의 특징을 잘 이해하고 상황에 따라 구분하여 사용할 필요가 있다고 할 수 있다. 이 그림에서는 'Luxen Multi Premium'과 'Tanaka Multi 5'를 비교하였다.

c) 블럭과 자연치의 불투명도

지르코니아 블럭(파우더)은 각기 다른 불투명도를 가진다. 멀티레이어 블럭과 그러데이션 블럭은 앞서 말한 바와 같이 포세린에서 말하는 body 시스템을 취하고 있다. 그 불투명도가 목표로 한 크라운의 색에 딱 맞는 경우는 좋지만, 빛의 조건에 따라 크라운 전체의 색이 달라지는 경우에는 그에 맞춰 어떤 재료를 선택해야 할지 생각해 볼 필요가 있다.

d) 지대치 삭제량(보철물의 두께)

지대치 삭제량이나 완성되는 보철물의 두께에 따라서도 사용하는 지르코니아의 빛 투과성(혹은 opacity)을 고려할 필요가 있다. Full zirconia 크라운은 재료 자체로 강도가 높기 때문에 PFM 등에 비해 크라운의 두께가 얇고 빛 투과성이 있어 지대치 삭제를 최소화해도 심미 재현이 가능하다.

단, TCZP계와 같이 빛 투과성이 높은 지르코니아에 두께를 가지게 하면 명도 저하를 초래할 수 있다. 따라서 인접 치아에 맞추어 순측으로 두꺼워지는 경우에도 주의가 필요하다.

***

이와 같이 블럭을 선택할 때에는 표현하고 싶은 색과 그에 필요한 강도를 고려한 후에 크라운의 두께와 빛 투과성, 명도의 관계를 고려하는 것이 바람직하다.

2. 에나멜을 남기는 최소 삭제의 경우

치아를 충치로부터 보호하기 위해서도, 접착 강도를 고려하는 데 있어서도, 지대치에 많은 에나멜이 남아 있는 것이 이상적이다. 자연치 보존의 관점에서도 보철 클리어런스를 작게 할 수 있는 full zirconia 보철물의 유용성은 크다.

a) 보철 클리어런스가 작은 경우

치아 형태를 크게 바꾸지 않는 케이스라면 보철물에 덴틴층을 만들 필요가 없기 때문에 명도가 높지 않고 투명도가 높은 5Y-TCZP의 재료를 사용한 그러데이션 블럭이 유리하다고 생각한다(그림 11a).

4Y/5Y-TCZP 혼합 멀티레이어 블럭에서도 같은 원리로 빛 투과성을 높이는 의미에서 블럭 위쪽에 네스팅 하여 크라운 전체에서 차지하는 5Y-TCZP의 범위를 늘리도록 한다. 또는 투명감을 높이기 위해 컬러링 시에 에나멜색을 도포하여 약간 명도를 낮추는 방법을 취하는 것도 좋은 방법이다.

b) 보철 클리어런스가 커지는 경우

치아가 rotation, crowding되어 있거나 절단길이 또는 순측 등으로 shifting이 많이 되는 경우 등 보철물의 두께가 두꺼워지는 경우도 많다. 단 이런 경우는 여러 번 언급했듯이 빛 투과성에 의한 명도 저하를 주의할 필요가 있다. 에나멜이 많이 남아 있더라도 5Y-TCZP 정도의 빛 투과성에서는 이러한 명도 저하를 피할 수 없으므로 클리어런스가 큰 증례에서는 적당한 불투명도를 갖는 4Y/5Y-TCZP 혼합 멀티레이어 블럭을 사용하는 것이 무난하다(그림 11b). 또한 에나멜의 빛 투과성이 높은 치아 등에서 덴틴과 에나멜의 콘트라스트를 표현해야 하는 경우 5Y-TCZP의 그러데이션 블럭을 사용하여 불투명도가 높은 액을 도포(White나 White Opaque를 단독 또는 Amber를 혼합하여 사용)함으로써 비슷한 2층 구조를 표현하는 것이 좋다(그림 11c).

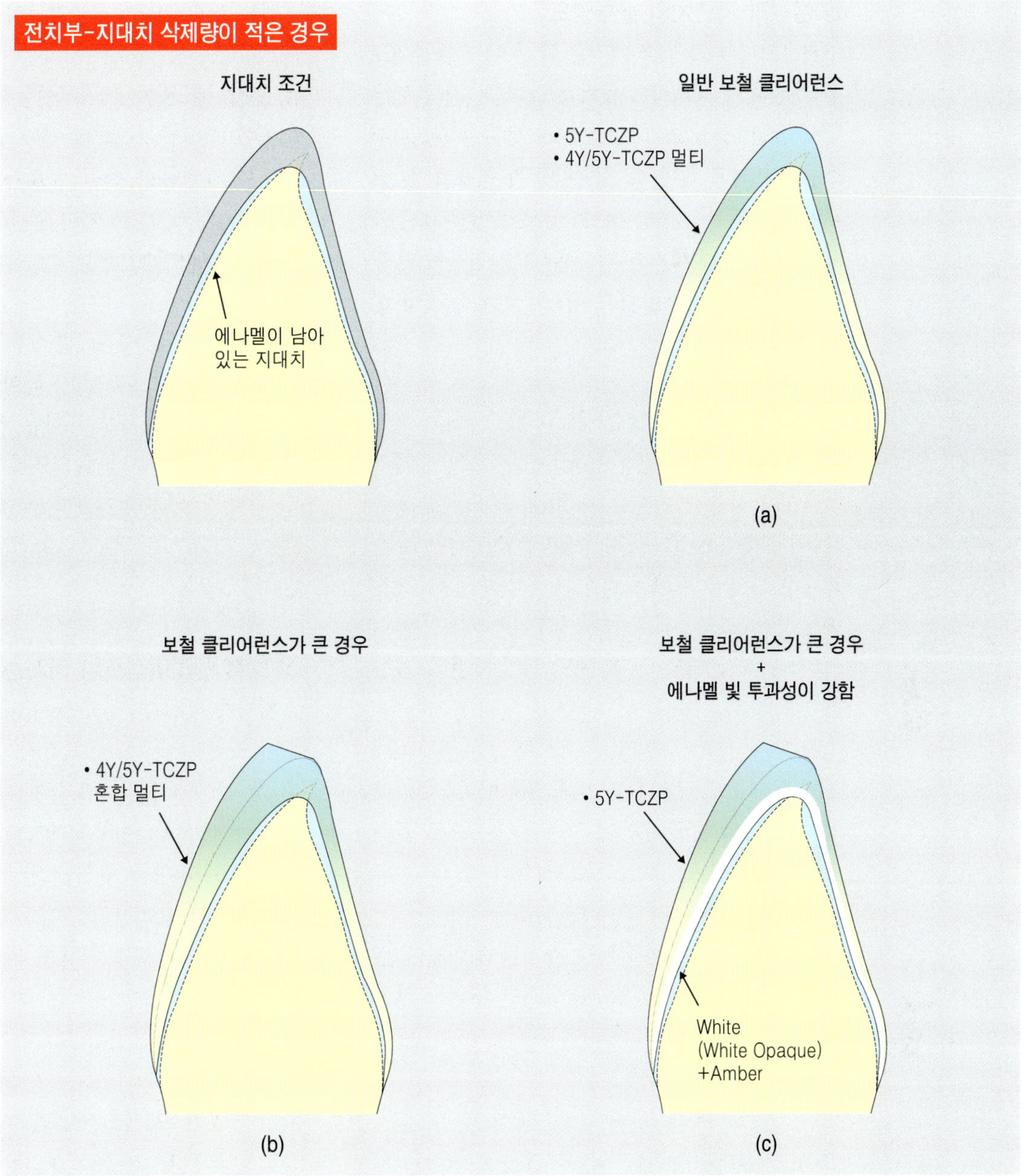

그림 11. 에나멜을 남길 정도로 지대치 삭제량을 적게 한 경우는 기본적으로 덴틴의 색을 에나멜 표면층에 표현할 필요가 없으므로 5Y-TCZP의 그러데이션 블럭을 선택하는 것이 좋다. 두께가 얇으면 4Y-TCZP로도 충분한 빛 투과성을 얻을 수 있으므로, 케이스에 따라서는 4Y/5Y-TCZP의 혼합 멀티레이어 블럭을, 명도를 컨트롤하면서 사용할 수도 있다(**a**). 보철물의 두께가 두꺼워지거나 절단면의 길이를 연장할 필요가 있는 케이스에서는 빛 투과성에 의한 명도 저하를 피하기 위해 5Y-TCZP가 아닌 4Y/5Y-TCZP 혼합 멀티레이어 블럭의 사용이 유리하다(**b**). 목표하는 치아의 에나멜이 투명하면, 5Y-TCZP의 그러데이션 블럭으로 투명감을 내고, 내면에 White나 White Opaque(단독 혹은 Amber 등과 혼합)를 도포함으로써 덴틴과 에나멜의 2층 구조를 표현한다(**c**).

3. 지대치 삭제량이 많아진 경우

a) 일반 보철 클리어런스인 경우

일반적인 딥 챔퍼나 숄더가 형성되는 지대치에서는, 에나멜을 남기는 지대치와 비교하면 크라운의 두께가 증가한다. 거기에 5Y-TCZP 블럭을 사용하면 빛 투과성이 높기 때문에 중앙부에서 치경부에 이르는 크라운의 불투명도가 부족하여 명도가 떨어질 수도 있다. 따라서 기본적으로는 4Y/5Y-TCZP 혼합 멀티레이어 블럭이 효과적이다(그림 12a). 단, 덴틴색의 영향을 크게 받는(빛 투과성이 높은 에나멜이 남아 있다) 치아의 경우 케이스에 따라서는 5Y-TCZP의 그러데이션 블럭과 불투명도가 높은 액을 함께 사용하는 편이 빛 투과성이 높은 에나멜의 표현에 편리한 경우도 있다(그림 12b).

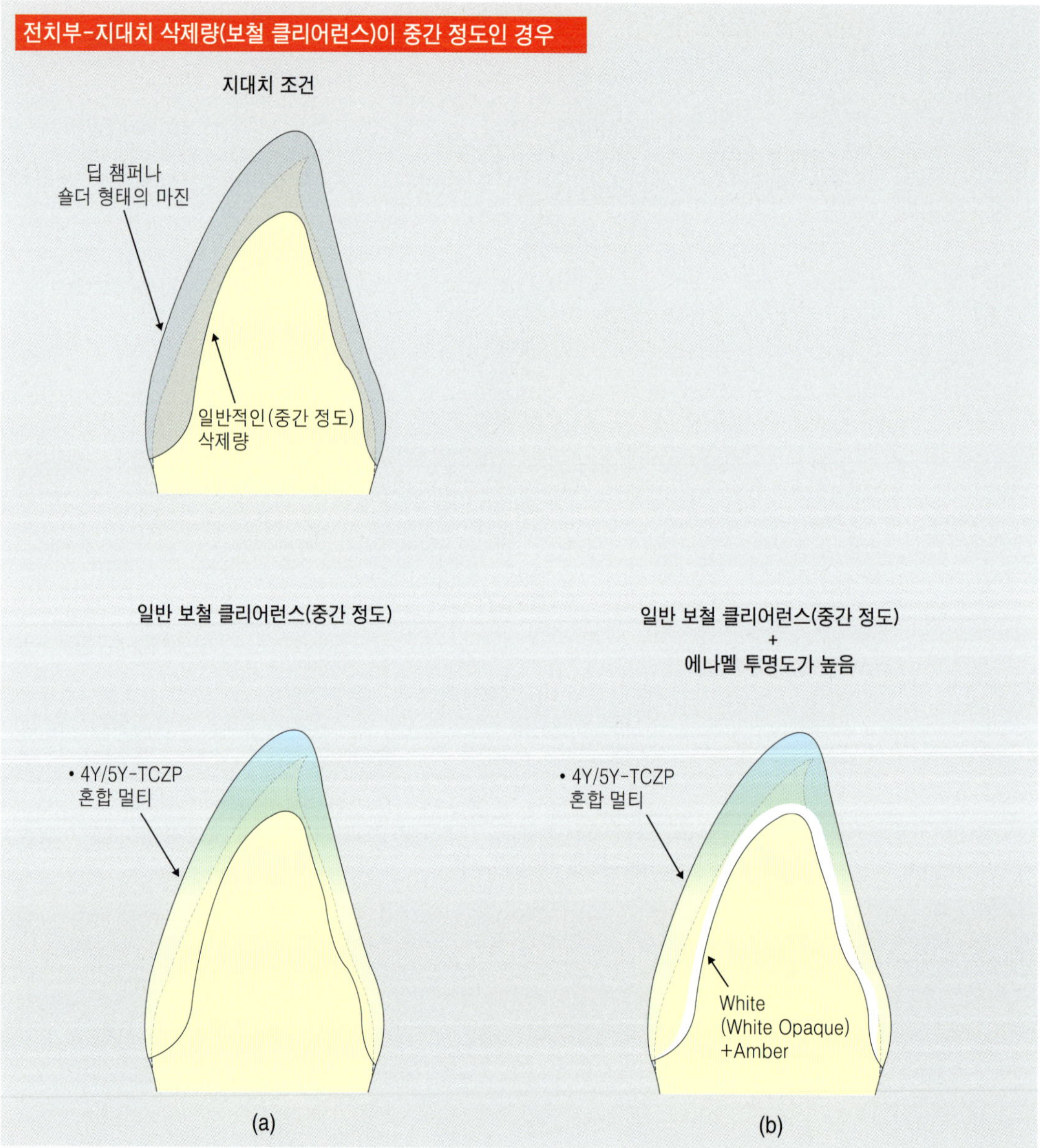

그림 12. 일반적으로 올세라믹 보철물을 제작하기 위한 지대치 마진으로는 딥 챔퍼나 숄더가 많다. 그러면 지대치의 에나멜이 거의 상실되고 덴틴만 남게 된다. 이러한 보철물에 충분한 두께가 있는 경우에는 4Y/5Y-TCZP 혼합 멀티레이어 블럭을 사용하는 것이 효과적이다(a). 덴틴의 색에 영향을 크게 받는(빛 투과성이 높은 에나멜이 남아 있다) 치아의 경우 케이스에 따라서는 5Y-TCZP의 그러데이션 블럭과 불투명도가 높은 액을 함께 사용하는 편이, 빛 투과성이 높은 에나멜 표현에 편리한 경우가 있다(b).

b) 보철 클리어런스가 커지는 경우

충치가 심해져 지대치의 삭제량이 커지는 경우나 일반적인 삭제량이더라도 비뚤어진 치열의 보철적인 교정을 수반하는 경우 등은 크라운의 두께를 더욱 두껍게 할 필요가 있다. 기본적으로는 이러한 케이스라도 4Y/5Y-TCZP 혼합 멀티레이어 블럭으로 대응이 가능하다고 생각한다(그림 13a). 멀티레이어 블럭에서도 특히 빛 투과성이 높은 것을 사용할 때나 덴틴과 에나멜의 콘트라스트가 강한 목표 치아의 경우 보철물이 두꺼워져 명도 저하가 우려되는 증례 등에서는 내면에 불투명도가 높은 액을 함께 사용하는 것도 고려한다(그림 13b).

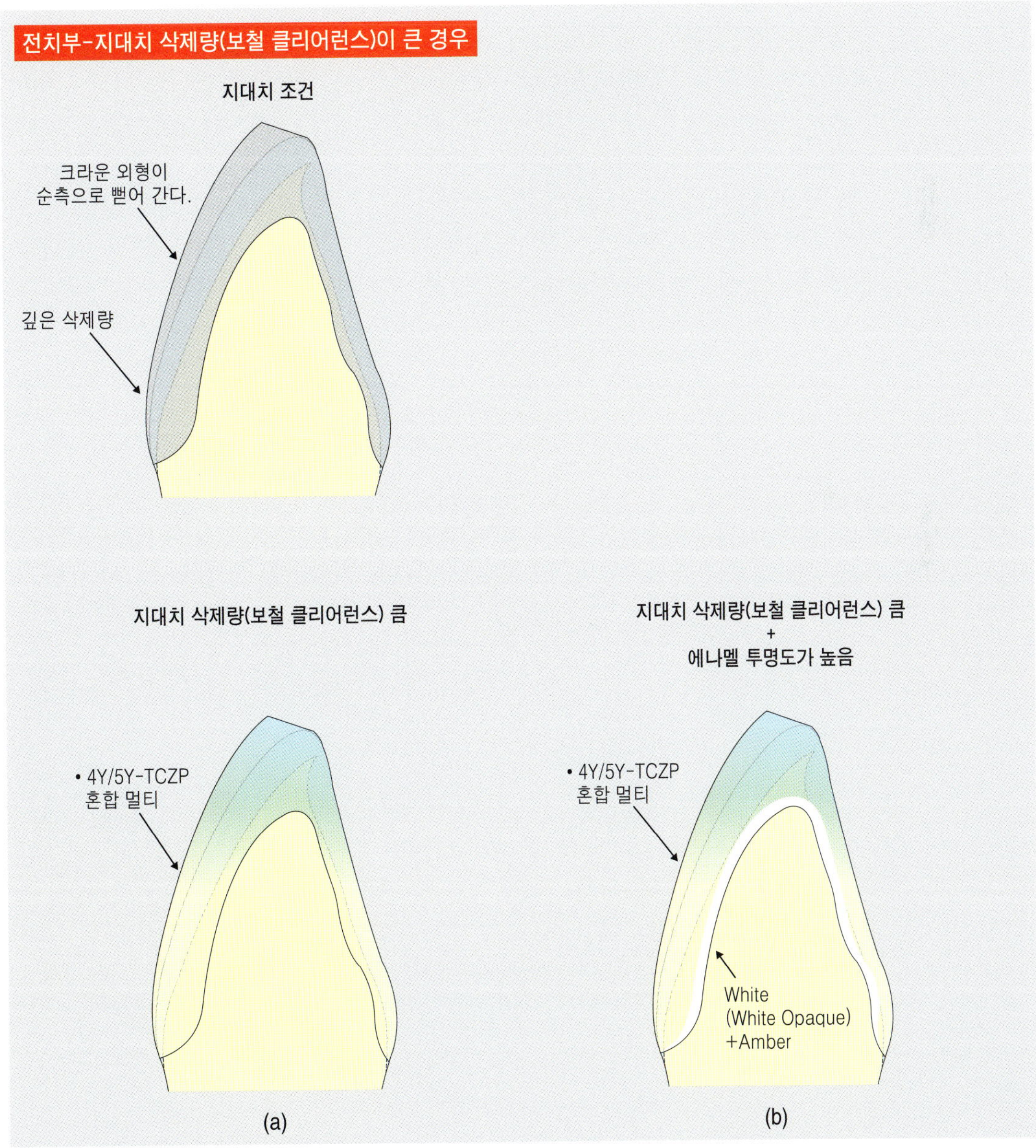

그림 13. 지대치 삭제량이 많거나 또는 치열 조건에서 보철물의 두께가 늘어나는 조건에서도 기본적으로는 4Y/5Y-TCZP의 혼합 멀티레이어 블럭을 사용하면 색으로나 강도적으로 충분하다(a). 단, 4Y와 5Y의 혼합 비율이나 블럭 내의 분포 범위는 제조사에 따라 다르기 때문에 블럭에 따라서는 색에서 명도가 떨어질 수 있다. 이 경우는 내면에 White나 White Opaque를 단독으로 또는 Amber 등의 채도가 높은 액과 섞어 바름으로써, 내부 덴틴의 층을 표현하고 명도 저하를 억제한다(b).

구치부 full zirconia 보철물의 재료 선택

대구치부, 특히 제2대구치는 PFM이나 PFZ와 같은 포세린을 축성하여 만들어진 교합면 등에 교합압에 의한 치핑이나 교두 파손 등이 일어나기 쉽다. 그렇기 때문에 무착색 단일 재료로 만들어지고, 강도가 높은 full zirconia는 그 특성을 크게 발휘할 수 있다.

구치에 적용되는 재료는 기본적으로 강도가 있는 HT-3Y-TZP나 4Y-TCZP를 포함한 그러데이션 블럭을 사용한다. 일반적인 싱글 크라운 정도는 전치부와 동일하게 4Y/5Y-TCZP의 멀티레이어 블럭으로도 강도는 충분하다고 생각된다. 이것은 에나멜을 남긴 지대치(보철물의 두께가 얇아지는 인레이 등)에서도 마찬가지이다. 단, 멀티레이어 블럭을 사용하는 경우 앞에서 다룬 바와 같이 제조사에 따라 4Y-TCZP와 5Y-TCZP의 혼합 비율이 달라, 브릿지 등 강도가 필요한 때는 블럭의 배합을 고려하여 신중하게 네스팅 할 필요가 있다.

1. 테이블탑에 full zirconia 적용

테이블탑(교두부를 피복하는 치료)과 같이 완전히 지대치 위에 얹혀 있는 보철물에서는 교합압에 대한 충분한 서포트를 확보할 수 있다고 생각한다. 따라서 5Y-TCZP 등 다소 강도가 떨어지는 재료라도 적응 범위 내로 본다. 5Y-TCZP는 협측부 보철물에서 에나멜로의 이행부인 마진의 심미적 그러데이션 효과도 표현할 수 있다.

2. 온레이, 인레이에 full zirconia의 적용

온레이나 인레이에서 MOD의 형성이나 치경부까지 프렙이 진행된 경우에는 네스팅 포지션을 주의할 필요가 있다. 4Y-TC ZP와 5Y-TCZP의 혼합 멀티레이어 블럭을 사용하여, 협측부 높은 위치에 있는 마진 등은 블럭 내의 5Y-TCZP 부분에, 치경부까지 형성된 부위는 4Y-TC ZP나 HT-3Y-TZP에 위치하도록 네스팅 하는 것이 바람직하다.

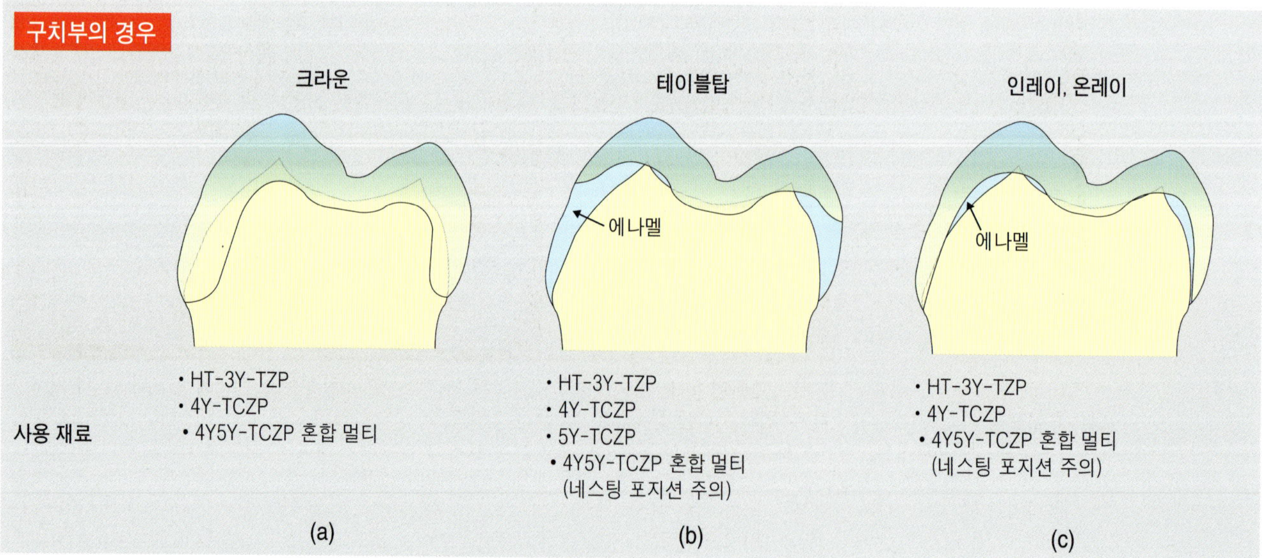

그림 14. 구치부는 강한 교합력이 걸리기 때문에 기본적으로는 1,000MPa 이상의 고강도 재료의 사용이 바람직하다. HT-3Y-TZP나 4Y-TCZP가 가장 좋은 선택이지만, 싱글 크라운 정도라면 4Y/5Y-TCZP 혼합 멀티레이어 블럭도 사용 가능하다. 그때는 남아 있는 덴틴과의 이행성을 고려하여 네스팅 포지션에 대한 배려가 필요하다. 또 테이블탑과 같이 교합력에 대한 수직적인 지지(서포트)가 충분히 있다고 한다면 5Y-TCZP 등도 적응 범위 내로 생각할 수 있다.

3. 지르코니아끼리 교합시킬 때 유의점

대합치가 full zirconia거나 상·하악을 모두 full zirconia로 보철하는 경우에는 특히 교합면에 교합압이 강하게 걸린다. 이런 경우는 5Y-TCZP를 포함하고 있지 않은 4Y-TCZP 그러데이션 블럭을 사용하는 것이 바람직하다고 필자는 생각한다. 4Y-TCZP 그러데이션 블럭의 경우 교합면의 투명감이 약간 부족하다고 여겨진다. 그래서 컬러링 시 투명감을 낼 수 있도록 약간 어두운 에나멜색을 도포(또는 도포 횟수를 늘림)하여 명도를 약간 낮추는 조정을 하는 것이 좋다.

조기 접촉을 피하기 위한 교합면 형태

지르코니아는 재료 자체에 강도가 있기 때문에 하악 운동 시에 조기 접촉이나 부적절한 간섭이 일어난 경우 그 부하의 영향이 보철물이 아니라 대합치나 교합근, 악관절에 미친다. 그러므로 full zirconia의 교합면 형태에는 충분한 교합학적인 형태가 필요하다.

1. 3점 접촉에 의한 교두감합위의 안정

특히 보철에 의해 새로운 하악위를 재구축(교합재구성)하는 경우, 그 위치를 안정시키는 것이 중요하다. 3점 접촉을 주어 대합치의 교두를 안정시킴과 동시에 그 위치에서 어떻게 교두가 움직이는지를 생각하고 조기 접촉을 일으키지 않기 위한 프리웨이 스페이스를 만들어 주는 것이 중요하다. 그 움직임은 하나의 선으로서 궤도만을 고려할 것이 아니라 그 움직임에 여유를 갖도록 공간으로 생각하는 것이 좋다(그림 15).

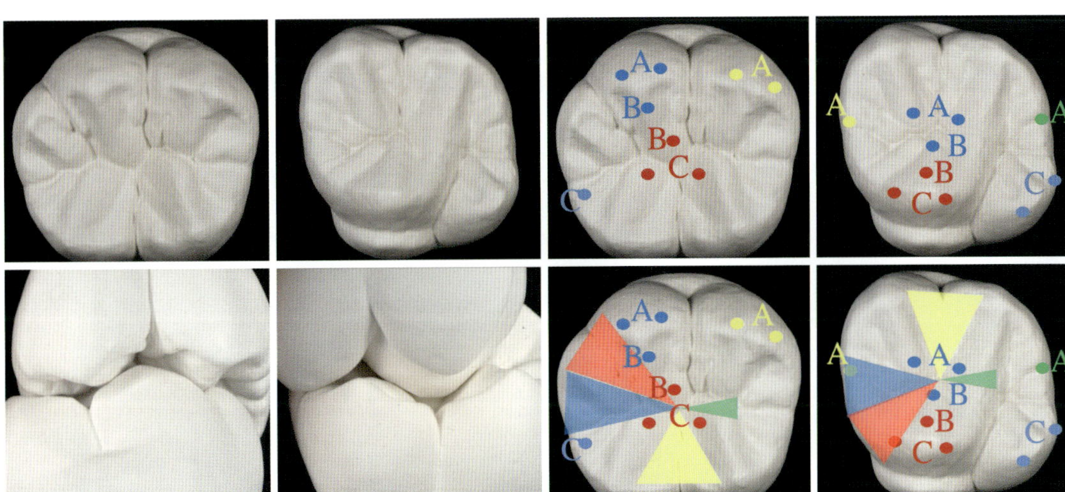

그림 15. 1치아 대 2치아 교합에서의 교합면 형태. ABC 접촉점을 부여함으로써 교두감합위 또는 중심에 있어서 상·하 치아가 협설적, 근원심적으로 안정될 수 있다. A부만 접촉하는 상악치는 협측으로, 하악치 설측으로 힘이 가해진다. 반대로 C부에만 접촉되면 상악에서는 협측으로, 하악에서는 설측으로 치우친 힘이 가해져 버린다. 그 힘과 대항하기 위한 B부 접촉은 중요하다. A와 B, B와 C로 3점에서 대합치의 기능교두에 접촉시킴으로써 최소의 접촉으로 균형 있게 대합치의 기능교두를 안정시키고 지탱하는 것이 가능하다. 또한 하악 설측 원심 융선은 근심 융선보다도 낮아져 있는(상악에서는 반대로 협측 근심 융선 < 원심 융선) 것에 의해 하악의 전방 운동 시 간섭을 피할 수 있다. 하악 설측 근심 융선상에 존재하는 C접촉점은 원심을 향하고 있고 씹었을 때 하악이 필요 이상으로 후방으로 어긋나는 것을 억제하기 위한 역할을 하기 때문에 스토퍼라고도 부른다. 그리고 거기에 대항하는 형태로 존재하는 설측 원심 융선상의 C접촉점을 이퀼라이저라고도 부른다(상악에서는 이것이 A 접촉점에 해당한다). 이와 같이 ABC의 접촉에는 각각 상·하로 맞물리는 치아를 안정시키는 역할이 있으며, 이것이 하악 전체를 안정시키는 것으로 이어진다.
노랑: 작업측 운동 구역, 빨강: 균형측 운동 구역, 파랑: 전방 운동 구역, 초록색: 후방 운동 구역

2. 샤프한 기능적 형태의 부여

노년층의 구치 제작 시는 외형상 교두가 마모된 형태를 만들고 싶어지지만, 마모 형태는 교두 간섭을 보다 유발하기 쉽다. 간섭되는 부분을 제거한 모습은 교두가 뾰족한 날카로운 형태로 이는 저작 능률을 높이는 것으로 이어진다. 구치부는 우선 기능을 최우선으로 해야 한다고 필자는 항상 생각하고 일상 임상에 임하고 있다.

3. 교합 양식에 따른 커스터마이즈

1치아 대 1치아의 교합 양식의 경우나 1치아 대 2치의 교합 양식 또는 그 중간에 위치한 교합 양식 등, 대합치의 교두의 위치는 환자마다 각각 다르다. 모든 경우를 대응한다고 생각하면 어렵게 느낄 수 있지만, 어느 경우에도 그 기본은 동일하다. 교두정이 들어오는 위치를 소와(fit)라고 생각하고, 교두가 빠지거나 아니면 들어오는 방향성을 고려하여 교합 접촉이 되도록 한다.

1치아 대 1치아의 교합 양식의 경우에는 부융선으로 A 접촉점을 만들어 주융선을 없애고, 그곳을 프리웨이 스페이스로 생각하여 교두 간섭을 일으키지 않도록 충분한 공간을 확보한다(그림 16). 교합 양식은 구강내에서도 부위에 따라 달라질 가능성이 있지만, 교두의 위치를 기준하여 법칙에 따른 형태를 부여하면 어떤 케이스에도 대응할 수 있다고 필자는 생각한다(그림 17~24).

4. 생체와 교합기의 운동 경로 차이를 고려

구강내에서 하악운동 시에 하악이 움직이는 범위는 교합기와 일치한다고는 할 수 없다. 악관절에는 자유도가 있어, 교합근의 움직임에 따라 그 경로가 달라진다. 그러므로 교두가 움직이는 범위를 영역으로 파악하고 간섭이 일어나지 않도록 교합면 형태를 만들 필요성이 있다. 운동 경로상에는 부융선이 주로 존재하므로 가급적 부융선의 형태는 커지지 않게 하는 것이 좋다. 교두가 이동할 때는 수평이 아닌 상·하적, 입체적으로 각도가 있는 이동을 예상하여 ABC 접촉점 이외에서도 간섭될 것 같은 부분을 미리 제거해 두자.

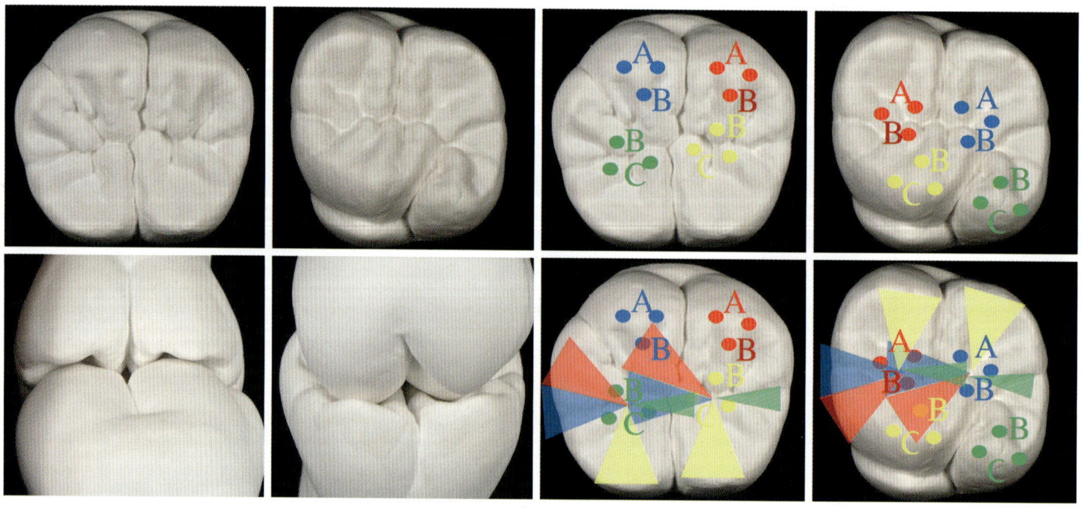

그림 16. 1치아 대 1치아 교합에서의 교합면 형태. 1치아 대 1치아 교합이라 하더라도 1치아 대 2치아 교합과 기본적인 개념은 동일하다. 전방, 후방, 작업측, 비작업측의 운동 방향이 동일하기에 중심교합 시 교두의 위치를 중심으로 색으로 구분한 운동 경로를 예상하여, 하악운동 시에 교두 간섭이 일어나지 않도록 경로상의 융선의 위치나 형태를 변화시켜 주면 된다. 1치아 대 1치아 교합에서는 교두가 대합치의 주융선에 접촉하기 때문에 주융선을 오목하게 하더라도 1점으로 만나게 되어 3점 접촉점을 만들지 못하여 안정되지 않는다. 게다가 주융선만을 오목하게 하여 대합치 교두가 접촉하게 하더라도 측방 운동 시에 교두정끼리 서로 간섭할 가능성이 높다. 따라서 교두정을 교두 간섭 없이 안정시키기 위해서 받아들이는 쪽의 교두 주융선을 제거하고 그 양옆에 있는 부융선을 주융선과 같이 만들 필요가 있다. 상악이면 A 접촉점, 하악이면 C 접촉점을 만들어 대합치의 교두정을 3점 접촉으로 안정시킬 수 있다.
노랑: 작업 운동 구역, 빨강: 비작업 운동 구역, 파랑: 전방 운동 구역, 초록: 후방 운동 구역

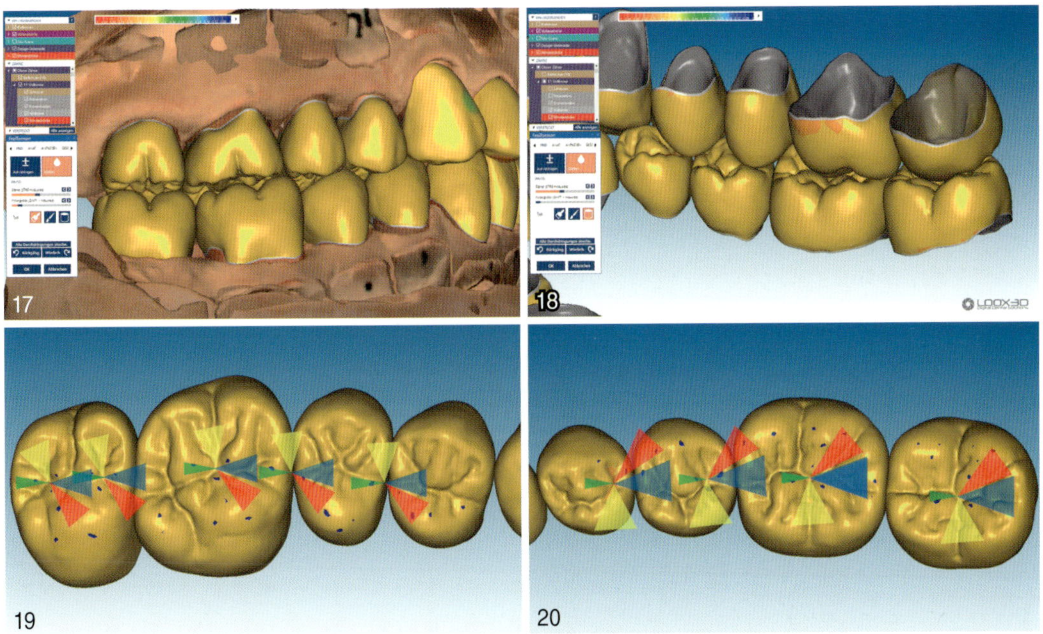

그림 17~20. 동일한 구강내 치열이라도 치아 위치나 크기 균형 등의 이유로 교합 양식은 다양하게 바뀐다. 이 사례의 경우 기본적으로는 1치아 대 2치아의 교합 양식이지만 치아의 위치와 크기의 형편상 상·하악 제2대구치는 1치아 대 1치아의 교합 양식이 된다. 상악 제2대구치의 설측 원심 교두는 크게 튀어나올 필요도 없으므로, 설측 근심 교두를 약간 원심적으로 치우치게 하여 대합치의 중심 소와에 들어가도록 하고, 하악 설측 교두의 융선은 1치아 대 2치아의 교합 양식으로 형성하였다. 상악 협측 교두의 주융선에 하악 중심 교두가 위치하기 때문에 상악 협측 교두의 주융선은 1치아 대 1치아의 형태를 취하고 있다.

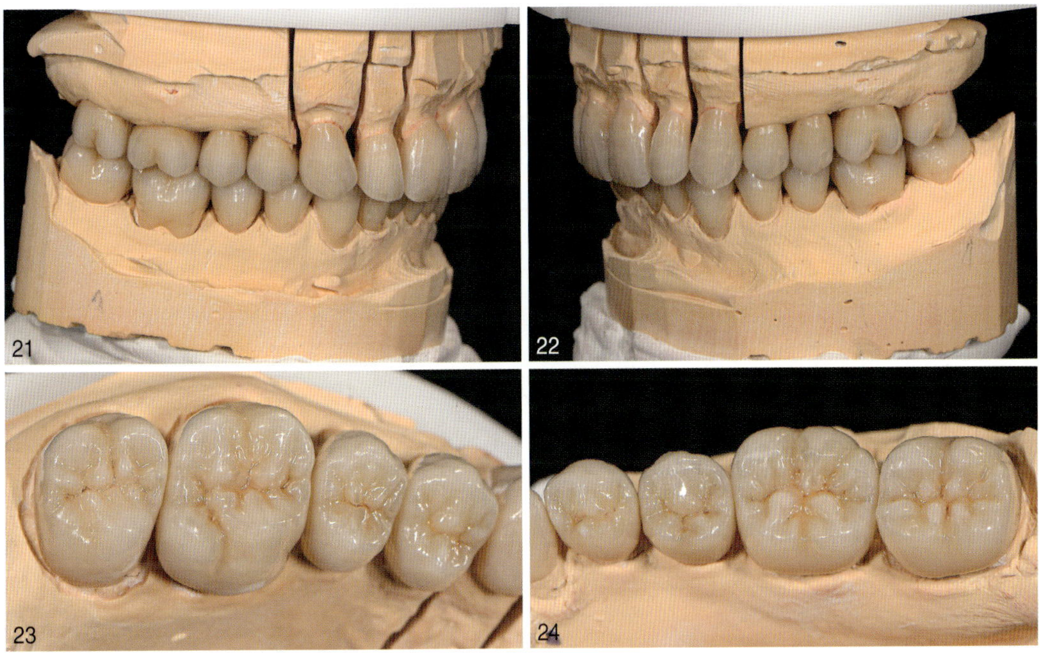

그림 21~24. 완성된 지르코니아 크라운. 단단하고 고강도 재료이기에 더욱 생체에 대한 위해성이 생기지 않는 교합학적 배려가 요구된다.

04 지르코니아용 Coloring Liquid의 분류

현재 치과 시장에서는 멀티레이어 블럭이나 그러데이션 블럭으로 상징되는 이미 착색된 지르코니아 블럭이 많이 판매되고 있다. 따라서 반소결 상태에서 더 이상 착색을 해야 할 필요성이 없어 보이지만, 신터링 전에 착색하는 작업은 지르코니아 크라운의 바탕이 되는 색상을 갖추고 더욱이 치아의 개성적인 색 표현을 하는 데 있어서 매우 중요한 작업이다.

자연치의 색은 매우 복잡하며 항상 VITA classical shade색 내에서 사용 가능한 것은 아니다. 따라서 기존 제품의 블럭색을 그대로 사용할 수 있는 케이스는 매우 드물다. Full zirconia 크라운을 제작함에 있어서 종래와 같은 보철물의 색 표현을 고집한다면, 컬러링이라는 작업은 PFM이나 PFZ에서의 포세린을 축성하는 것과 동등하게 중요한 작업 과정이라고 필자는 생각한다. 여기에서는 그 요점이 되는 coloring liquid의 분류와 특징에 대해 정리한다.

침투 coloring liquid의 종류

1. 용매 성질에 따른 분류

a) 수분 베이스 용매

지르코니아의 컬러링에 사용되는 액은 그 색에 맞추어 주로 철, 크롬, 코발트, 망간, 동, 아연 등의 금속류나 에르븀 등의 희토류를 포함하고 있다. 이것들은 단독으로는 물에 녹지 않기 때문에 산을 용매체로서 이온화시킨 것을 물과 같은 베이스가 되는 액체에 섞어 제조되고 있다. 그러므로 대부분의 coloring liquid는 모두 다 약간의 산을 함유하고 있다고 생각된다.

대부분의 리퀴드는 물을 베이스로 하고 있는데, 이는 재료로서 비교적 저렴하고 취급이 편하다는 것이 이유라고 여겨진다. 그러나 물 분자는 비교적 크기 때문에 지르코니아 블럭에 침투하기 어렵고(리퀴드의 침투성은 앞에서 다룬 바와 같이 블럭의 프레스 상황과 깊은 관련이 있다), 침투의 심도도 그다지 깊지 않다. 따라서 반복하여 도색을 해야 하며, 앞에서 칠한 색이 침투하여 건조되기까지 기다려야 한다. 제품에 따라서는 착색 후 약 1시간 이상의 건조 시간을 추천하고 있는 것들도 있다. 또한 산은 부식성이 있기 때문에 플라스틱제 착색용 붓을 사용하거나 장갑 착용, 전용 퍼니스(furnace)의 오염 방지를 위해서 사전 소각이 필요하게 되는 등 취급에 주의가 필요하다(그림 1, 2). 한편, 신터링 후의 색 안정성은 비교적 높다고 느껴진다. 신터링 후 글레이징 등에서 필자는 1,000℃가 넘는 높은 온도에서 지르코니아 크라운을 소성하는데, 이때 색상이 날아가는 일 없이 안정되어 있다.

b) 수분 베이스 외의 것

신터링 전 침투 착색 리퀴드에는 수분을 베이스로 하지 않은 것이 있다.

필자가 사용하고 있는 'Tanaka ZirColor'도 그 중 하나로, Tanaka Asami(田中朝見)가 고안하였다. 하이드로카본을 주성분으로 하는 기존에 없던 타입의 coloring liquid이다. 지르코니아에 흡수력이 좋고 바르는 즉시 비교적 깊숙이 스며들 수 있기 때문에 착색 횟수가 적어지지만 수분을 베이스로 한 것보다 비용은 더 든다.

착색을 한 표면은 습한 느낌이 들지 않고, 착색

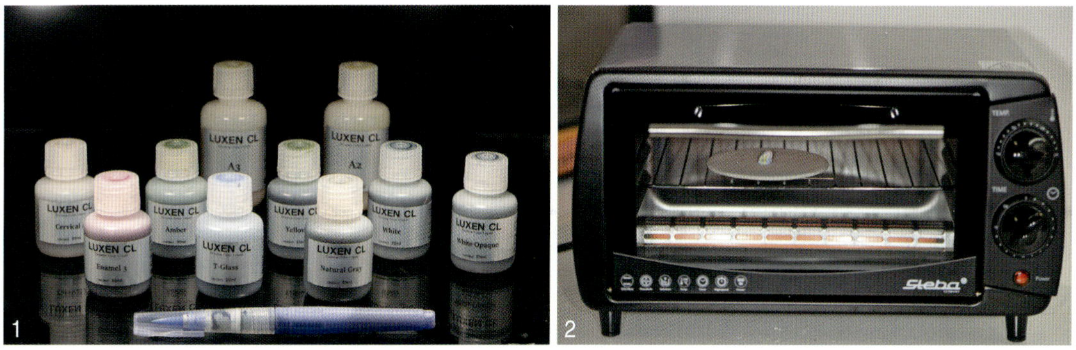

그림 1, 2. 수분 베이스 리퀴드인 'Luxen CL'에서는 200℃에서 5~10분의 사전 건조가 권장되고 있다. 전용 오븐 라인업 제품도 있지만, 200℃ 이상으로 온도가 올라가고 타이머가 있는 것이라면 가전 판매점 등에서 5,000엔 전후로 구입 가능한 저렴한 제품으로 충분히 대체할 수 있다.

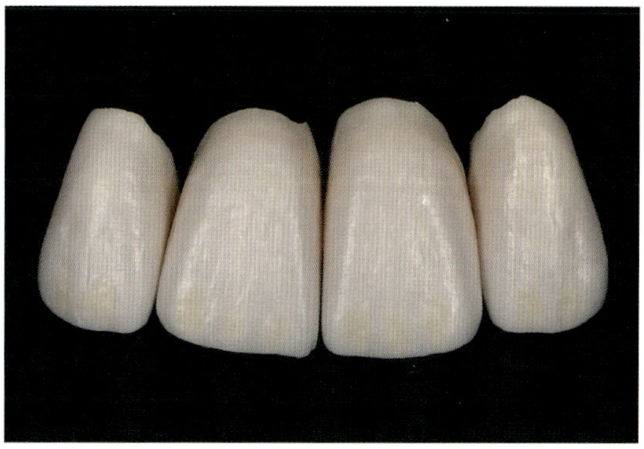

그림 3. 원형로에서 건조시킴으로써 오염된 지르코니아 크라운. 인산염계 매몰재의 링 소성 직후에 온도가 내려간 후 지르코니아 크라운의 임시소성을 실시했더니, 신터링 후에 하얗게 불투명해져 버렸다. 아마도 이것은 원형로 내에 남아 있던 인산염계 매몰재와 왁스 소각에 의한 가스가 지르코니아를 오염시킨 것이 원인이라고 생각된다. 이러한 이유로 건조용 오븐은 전용으로 사용하여 다른 용도로는 사용하지 않는 것이 무난하다.

후의 건조도 필요 없다. 산이 포함되어 있지 않아 신터링 전용 퍼니스나 피부에 미치는 영향도 없고, 금속 사용 붓을 사용할 수도 있다. 장갑은 기본적으로 착용하지 않아도 괜찮으나 알레르기 등이 있는 경우에는 착용을 권장한다.

c) 하이드로카본 베이스와 수분 베이스의 침투성

수분 베이스의 액과 하이드로카본 베이스의 액을 비교하면 하이드로카본을 베이스로 한 액이 약간 침투 속도나 침투 심도면에서 우수하다고 생각한다(그림 4~6). 그러나 각 제조사의 블럭에는 각각의 콘셉트가 있어 침투 속도나 깊이를 비교하는 것은 의미가 없을지도 모른다. 제조사의 지시를 토대로 적절하게 사용하는 것이 중요하다. 또 타사의 블럭에 사용하는 경우 액은 각각의 오리지널 블럭에 맞추어 조정되어 있기 때문에, 사전에 어떠한 결과가 나오는지 미리 확인하여 파악한 후에 자기 나름대로 조정하면서 사용할 필요가 있다.

2. 지르코니아 블럭 조성의 차이에 따른 분류

블럭을 만들고 있는 지르코니아 파우더에는 정방정계 안정형(TZP)인 것과 정방정계와 등축정계가 혼합된 상태로 안정된 것이(TCZP) 있다고 Chapter Ⅱ-2에서 설명했다. 일반적으로 침투 착색제는 먼저 개발된 TZP에 맞추어 만들어진다고 생각되는데, TCZP에 사용할 경우 철(Fe) 성분이 바탕이 되는 색의 발색이 TZP에 비해 나빠지는 경향이 있다. 이것은 TCZP의 결정 형태와 빛 투과성 차이에서 연관된 것으로 등축정계의 비율이 증가함에 따라 그 발색 효과가 낮아진다. 그 때문에 제조사에 따라서는 TZP용 coloring liquid와 TCZP용 coloring liquid를 각각 라인업 제품으로 소개하고 있는 곳도 있다(그림 7, 8). 각각의 베이스가 되는 액의 성분이 약간 다르지만 임상에서 조심해야 할 것은 발색의 차이에 있다. 만일 TZP용 coloring liquid를 TCZP에 사용했을 경우 전술한 바와 같이 결과적으로 색이 엷게 나와 버리지만, TCZP용 coloring liquid를 TZP에 사용하면 신터링 후의 색이 본래보다 진하게 나오게 된다(그림 9). 그러나 이러한 특징들을 거꾸로 이용하면 색에 변화를 주는 것도 가능해진다. 그러기 위해 자신이 사용하고 있는 지르코니아 블럭에 어느 정도로 이트리아가 포함되어 있고, 어떤 침투 coloring liquid가 어떻게 발색되는지를 미리 파악해 둘 필요가 있다. 이를 파악함으로써 다양한 종류의 색 표현이 가능해진다.

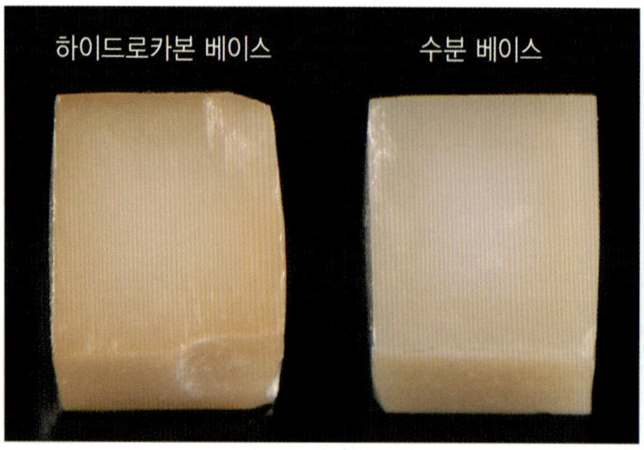

그림 4. 디핑으로 30분 정도 담가 최대 침투 깊이를 살펴보았더니, 수분 베이스 coloring liquid는 중앙까지 도달하지 못했다. 실제로는 너무 장시간 디핑액에 담가 두면 색이 진해져 버리기 때문에 바람직하지 않으며, 제조사가 지정한 시간을 지키는 것이 이상적이다. 그러나 상황에 따라서는 조금 짧게 하여 색을 엷게 하거나 반대로 길게 담가 약간 진하게 하는 등 경우에 따라 조정하는 것도 좋다.

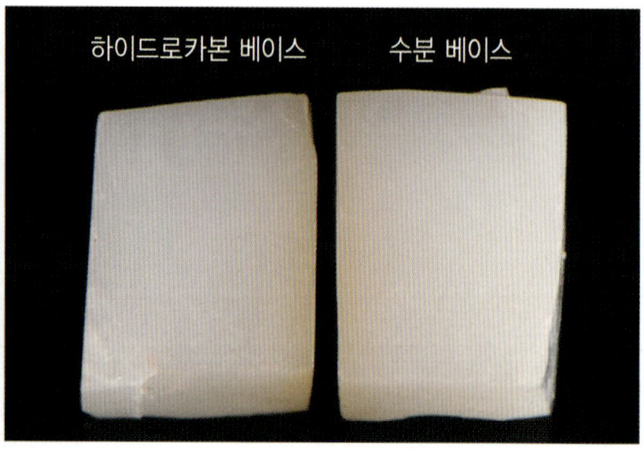

그림 5. 붓칠로 같은 횟수(4회)를 도포한 경우 하이드로카본을 베이스로 한 coloring liquid 쪽이 약간 더 침투성이 좋은 것 같다.

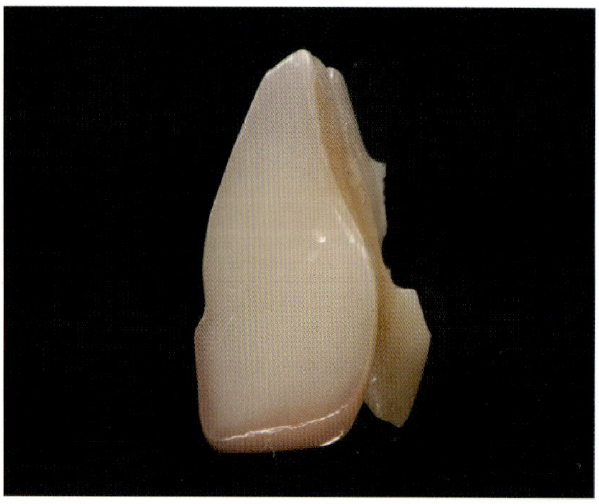

그림 6. 실제로 액을 여러 번 발라도 그렇게 깊숙이 스며들지는 않는다. 치은색을 6~7회 정도 발랐지만 pontic 중앙부까지는 도저히 미치지 못한다. 그러므로 무착색 지르코니아에 착색한 경우 pontic과 같이 두꺼운 부분에서는 내부가 여전히 하얗기 때문에 빛의 세기에 따라서 크라운보다 밝아질 수도 있다. 따라서 액의 도포 횟수를 늘리거나, 착색된 지르코니아 블럭을 사용할 것을 권한다. 특히 더 깊게 스며들게 하는 경우에는 액을 도포한 후 시간 간격을 두고 다시 도포하거나, 한 번 건조시킨 후에 다시 액을 도포함으로써 보다 많은 컬러 피그먼트가 침투하게 한다. 어느 정도까지 액이 내부로 들어가면 포화 상태가 되어 버리기 때문에 그 이상은 침투하지 않게 된다고 생각한다.

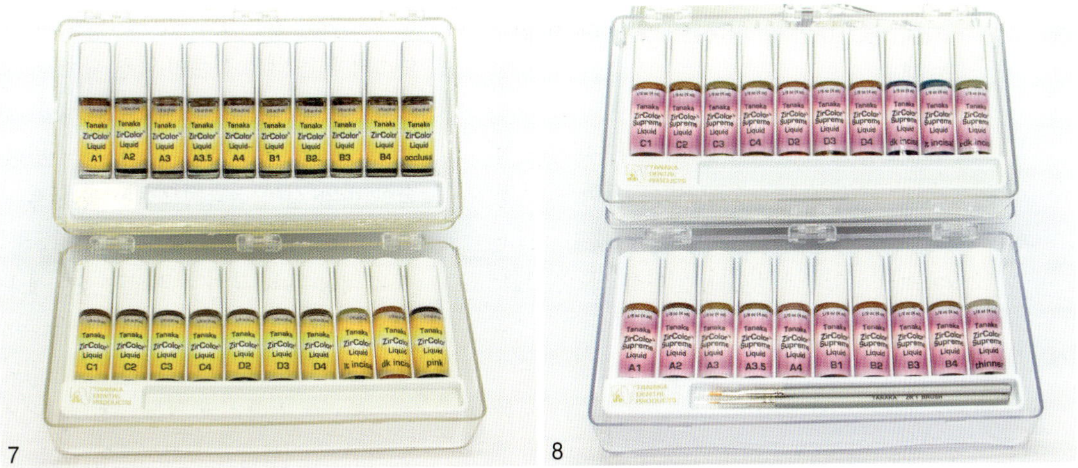

그림 7, 8. 지르코니아의 조성에 따른 coloring liquid의 사용 구분. 지르코니아가 이트리아를 포함한 용량으로 인해 특히 철(Fe)로 만들어진 침투 coloring liquid는 신터링 후의 발색이 나빠진다. 그 때문에 TZP용의 액(Tanaka ZirColor)과 이트리아를 많이 포함한 5Y-TCZP용의 액(Tanaka ZirColor Supreme)의 두 제품을 라인업으로 하는 제조사도 있다.

지르코니아 블럭 종류	Tanaka Enamel ZR Light HT (3Y-TZP)		Tanaka Enamel ZR Supreme (5Y-TCZP)	
Coloring liquid 종류	Classic A3 (TZP용)	Supreme A3 (TCZP용)	Supreme A3 (TCZP용)	Classic A3 (TZP용)
침투 착색된 지르코니아 시험체				

그림 9. 지르코니아 블럭의 종류와 coloring liquid의 종류를 바꾸어 A3색을 도포(각 4회), 신터링 한 샘플. 기존의 TZP용의 액을 5Y-TCZP에 사용한 경우 TZP에 착색한 경우보다 색이 옅게 나오는 것을 알 수 있다. 그 반대로 5Y-TCZP용의 액을 착색한 경우 TZP에서는 색이 짙게 나온다. 전체적으로 보아도 5Y-TCZP 블럭에는 착색이 어렵다는 것을 알 수 있다. 이처럼 지르코니아의 빛 투과성이 올라감에 따라 착색이 어려워지므로 서로 다른 종류의 지르코니아가 1장으로 적층된 멀티레이어 블럭의 경우, 하나의 크라운 속에 다른 지르코니아가 존재하므로 그 부분에 맞추어 액을 바꾸거나 도포하는 횟수를 바꾸거나 할 필요가 있다.

3. 침투 방법 차이에 따른 분류

컬러링에 의한 착색법에는 붓으로 칠하는 방법(이하 붓칠법)과 디핑법이 있으며(그림 10, 11), coloring liquid도 두 가지 방법에 대응하는 것이 각각 존재한다(그림 12, 13). 현재는 붓칠법을 메인으로 하여 단독 또는 디핑법 병용 방법을 많이 사용하고 있다.

a) 붓칠법

붓칠법은 여러 번의 도포로 캐릭터를 표현할 필요가 있기 때문에 다량으로 침전시키는 디핑법 액에 비해 색이 짙게 설정되어 있다. 디핑법과 함께 사용할 경우에는 어느 정도 건조시켜 주는 것이 액의 침투가 좋아진다. 붓칠법은 주로 제2세대 이후의 full zirconia 크라운의 임상 응용과 함께 확대되어 기본색뿐만 아니라 절단측 색이나 투명감 등의 표현을 목적으로 하는 경우가 많았다. 그러데이션 블럭이나 멀티레이어 블럭의 등장으로 투명감 표현은 컬러링을 하지 않아도 가능해졌기 때문에 붓칠법의 필요성은 조금 낮아졌다고 생각한다. 하지만 기본적인 빛 투과성을 얻은 것으로 컬러링은 보다 높은 심미성을 요구하는 방식으로 자리를 바꾸면서 그 중요성이 커지고 있다.

b) 디핑법

디핑법은 가공된 크라운 등을 액에 침전시키는 기법으로, 이런 타입의 coloring liquid는 기본적으로 발색이 약하게 설정되어 있는 것이 많다. 약한 캐릭터 표현 등에서는 디핑용 액을 붓칠법에 응용하는 것도 가능하다. 또 제조사에 따라서는 블럭 색상을 바꾸는 것을 목적으로 하는 디핑 용액도 존재한다(그림 14 참조). 제1세대인 3Y-TZP는 기본적으로 PFZ의 코핑 재료로 사용되었으며, 컬러링에서는 단순히 프레임에 색을 칠하는 것이 목적이었다. 따라서 당시에는 디핑법이 주류였다. Full zirconia 보철물의 보급과 함께 한때는 시들해진 것처럼 보였으나 최근의 그러데이션 블럭이나 멀티레이어 블럭의 등장으로 디핑에 의한 기본 shade의 조정만으로 다수치 증례나 일부의 심미 증례에 대응할 수 있게 되었다(그림 14~16).

4. 제품 시스템 차이에 따른 분류

Coloring liquid는 각 회사의 지르코니아 블럭에 맞춰 설계되어 있어 그 블럭 성질에 따라서도 액의 농도가 달라진다. 예를 들어, 프리컬러드 블럭(pre-colored block)에 착색하는 액(ZirColor 등)과 흰색 무착색 블럭에 착색하는 액(Luxen CL 등)을 비교하면 후자 쪽이 강한 발색이 되도록 설계되는 경향이 있다. 자신이 사용하는 블럭에 따라 도포 횟수나 선택하는 색을 바꿀 필요가 있을 것이다.

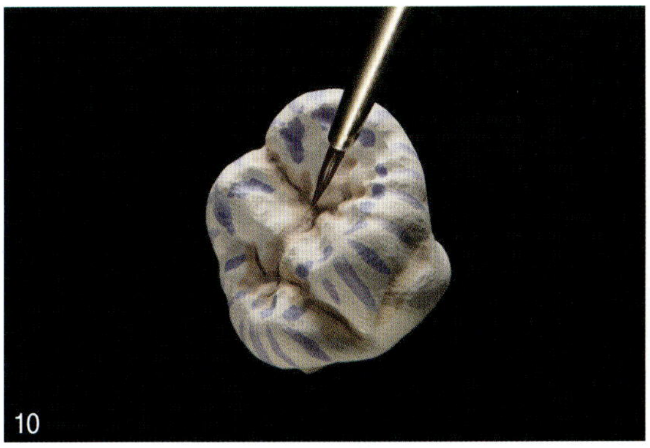

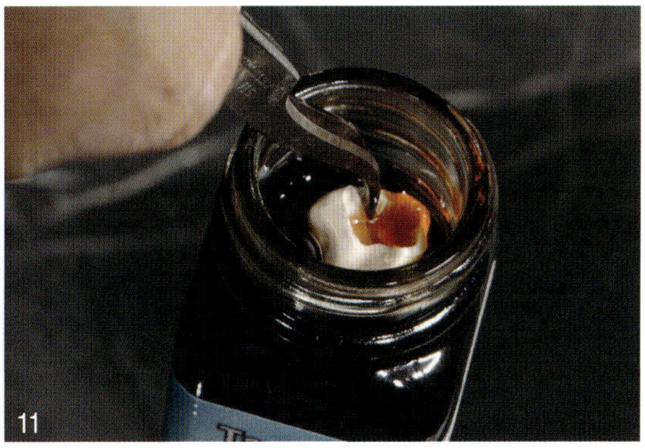

그림 10, 11. 붓칠법(**그림 10**)과 디핑법(**그림 11**). 현재는 붓칠법으로만 착색하거나 혹은 디핑법과 조합하여 착색하는 것이 주류이다. 디핑 후에 붓칠법으로 캐릭터라이즈를 하는 경우는 어느 정도 건조시킨 뒤 착색을 하면 액이 잘 스며든다.

그림 12. 'Tanaka ZirColor Shift'의 디핑액은 A2의 착색된 멀티레이어 블럭(4Y/5Y-TCZP의 혼합)의 색상을 변경하는 데 사용되기 때문에 비교적 발색이 옅게 설계되었다. 붓칠법으로 캐릭터를 부여한 후에 디핑법을 이용하면 더욱 좋은 심미성을 얻을 수 있다. 또 하이드로카본을 베이스로 하고 있어 고온에서 건조가 필요하지 않다. 이와 같이 디핑용 액에 관해서도 각 제조사마다 다른 특징이 있다.

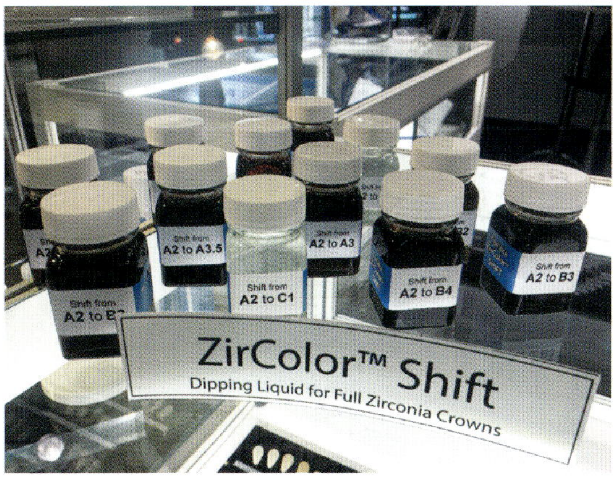

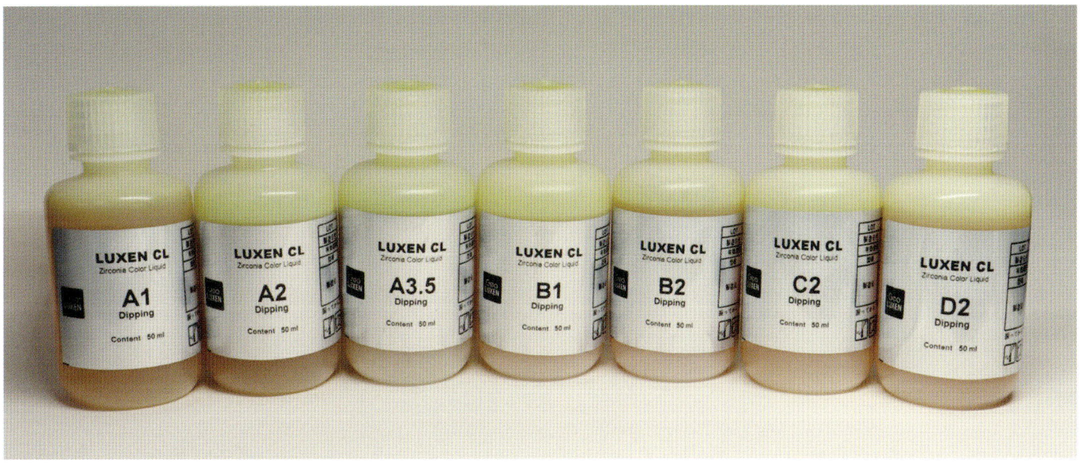

그림 13. 'Luxen CL'의 디핑액(MHT 전용 리퀴드로 알려짐). 수분을 베이스로 하고 있으며, MHT라는 무착색의 4Y/5Y-TCZP 혼합 멀티레이어 블럭에 사용하는 것을 전제로 하였으며, 흰색 블럭에도 착색이 잘되도록 일반 컬러링 리퀴드보다 진한 사양으로 설계되었다. 수분 베이스 액이므로 디핑 후에 한번 건조시킨 뒤 캐릭터라이즈할 것을 제조사는 권장하고 있다.

Tanaka Multi 5와 ZirColor Shift에 의한 디핑

희망 shade 사용 용액	B1, C1, A2	A3, A3.5, A4 B2, B3, B4 C2, C3, C4 D2, D3, D4
사용 블럭 14, 16, 18, 22mm	Multi 5 A1	Multi 5 A2

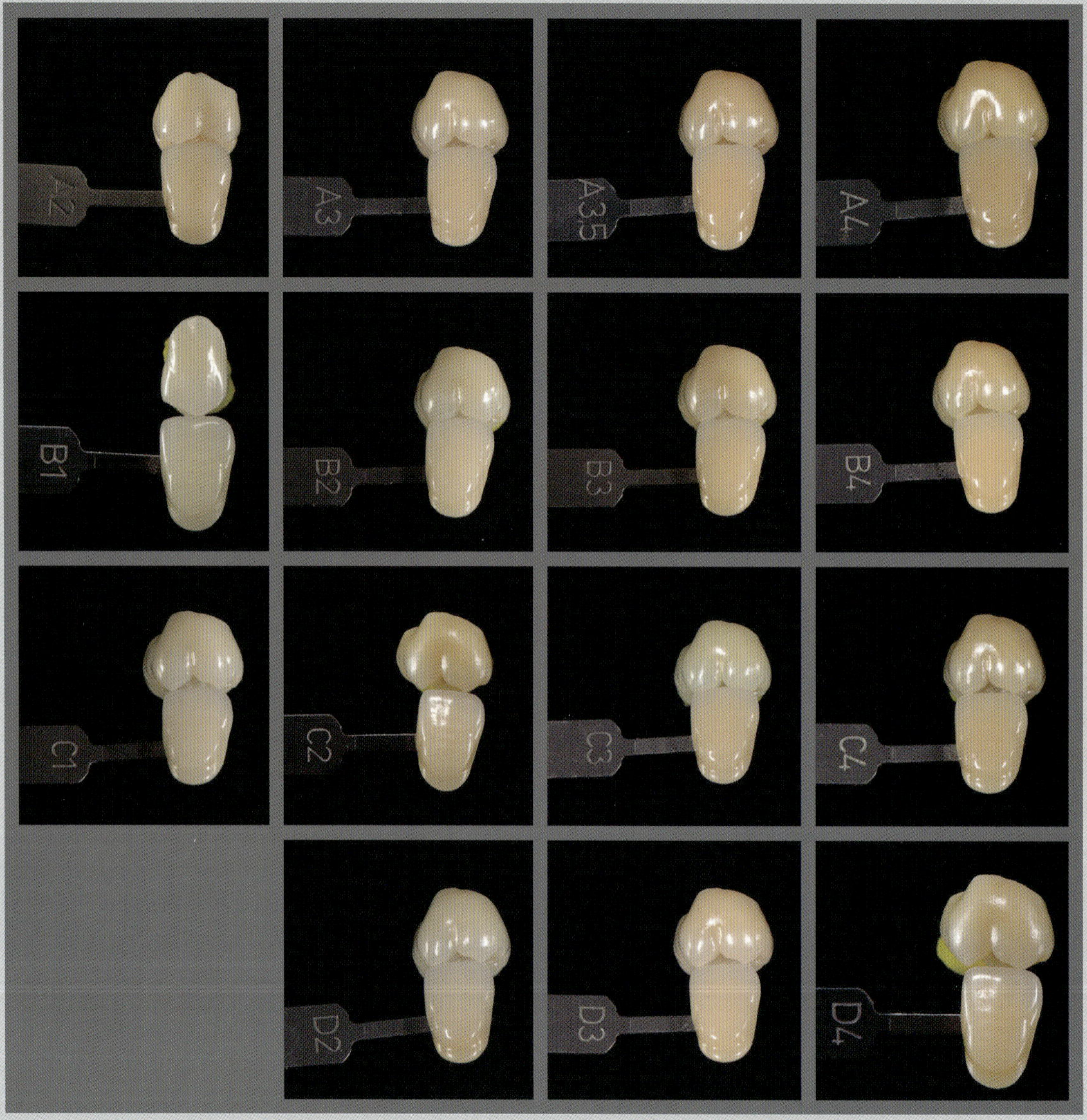

그림 14. 'Tanaka Multi 5'에 'Tanaka ZirColor Shift'를 사용하여 디핑 한 크라운. 5~10초 정도 디핑 하는 것만으로 A2의 블럭에서 다양한 색상으로 변경할 수 있다. 그림의 크라운은 디핑 전에 치경부나 접촉면, 설면와, 교합면 등의 기본색보다 진한 부분과 mamelon, 절단면의 투명감, 푸르스름한 융선 등의 특징을 coloring liquid로 표현하고, 티슈나 에어를 사용해 남아 있는 용액을 닦아내어 신터링을 실시했다(건조, 임시소성은 불필요).

조작 순서

붓칠법 (치경부, 접촉면, 설면와, 교합면, mamelon, 절단면의 투명감, 푸른빛을 띤 융선 등)	➡	남아 있는 액 제거 (에어 및 티슈, 고온 건조는 불필요)	➡	디핑법 (각 색상으로의 변화)	➡	신터링

Luxen MHT와 Luxen CL에 의한 디핑

희망 shade 사용 용액	A1, A2, A3, B1, B2, B3, C1, C2, C3, D2, D3	A3, A3.5, A4 B3, B4 C3, C4 D3, D4
사용 블럭 12, 14, 16, 18, 22, 25mm	MHT MEDIUM	MHT DARK

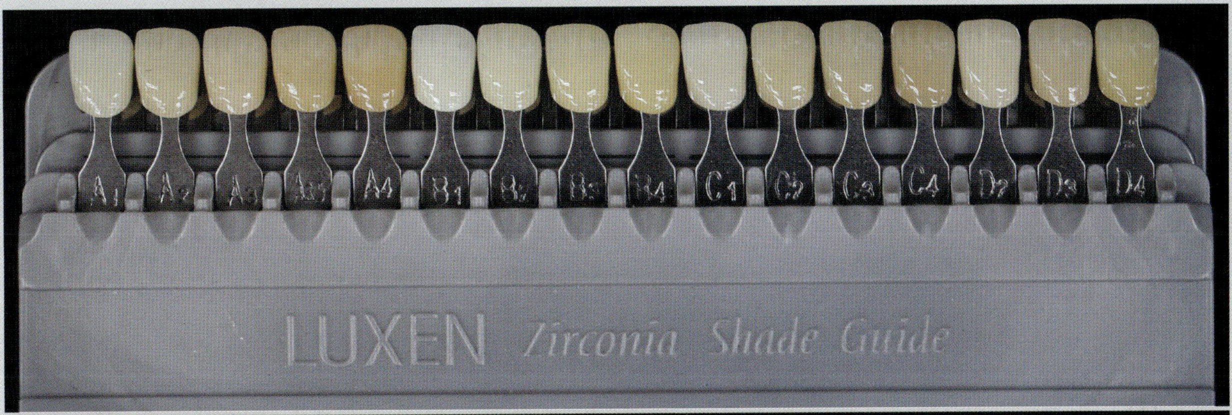

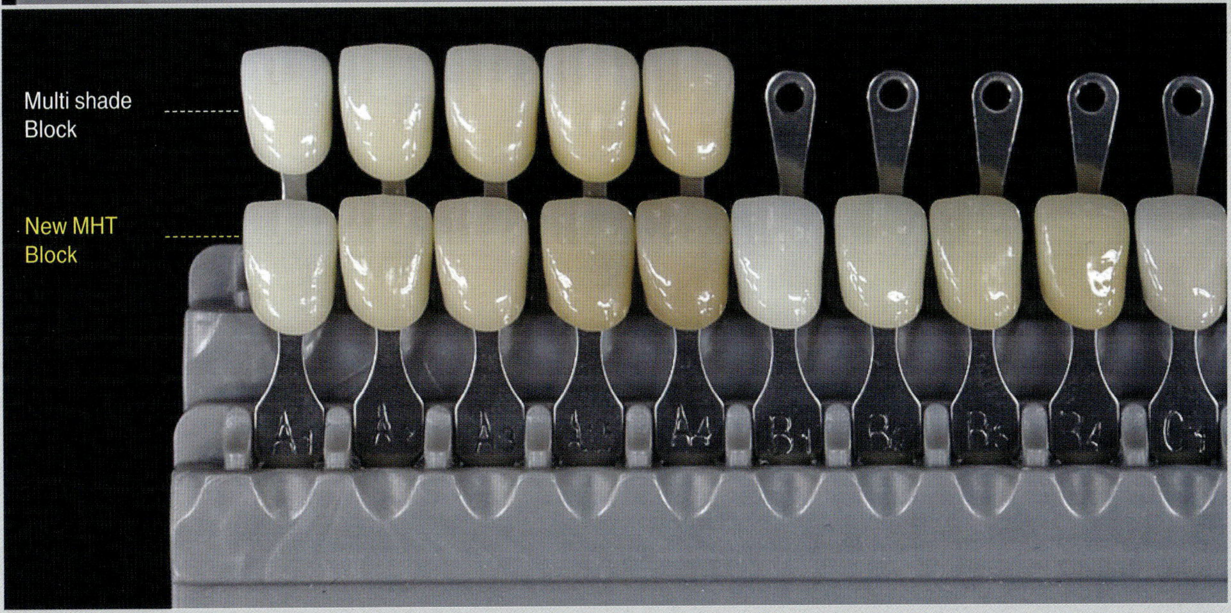

그림 15, 16. Luxen MHT 블럭에 디핑법으로 착색하여 제작된 가이드. 10초 정도의 디핑만으로 높은 수준의 색 재현이 가능하다. 디핑법만으로도 프리컬러드 블럭(pre-colored block)(**그림 16** 위쪽)과 상당히 비슷한 색을 표현할 수 있다(**그림 16** 아래쪽)는 것을 알 수 있다. 사용한 coloring liquid 'Luxen CL'은 수분 베이스이므로 간이 오븐 등을 사용하여 200℃에서 15분 정도의 건조가 필요하다.

조작 순서

디핑법 (각 색상으로의 변화) ➡ **건조** (에어 및 티슈로 남아 있는 액 제거 후 200℃ 오븐에서 15분) ➡ **붓칠법** (치경부, 접촉면, 설면와, 교합면, mamelon, 절단면의 투명감, 푸른빛을 띈 융선 등) ➡ **건조** (에어 및 티슈로 남아 있는 액 제거 후 200℃ 오븐에서 15분) ➡ **신터링**

장갑 착용이 필요한가?

1. 산이나 알레르기 등이 인체에 미치는 영향

과거에 존재했던 강한 산성을 띤 coloring liquid는 생체나 전용 퍼니스(furnace)에 미치는 영향이 인지된 바 있지만 현 시점에서는 거의 사라진 상태이다.

제품에 따라 다르지만 수분 베이스라고 하더라도 coloring liquid에 포함된 산은 미량이기 때문에 인체에 영향을 줄 정도는 아니다. 단, 각종 금속 이온이 녹아 있기 때문에 알레르기 등이 있을 경우에는 장갑을 끼고 손을 보호하는 것이 필요하리라 생각한다.

2. Coloring liquid의 침투성에 미치는 영향

대부분의 수성 liquid에서는 장갑 착용을 권장한다. 이는 맨손으로 직접 지르코니아를 만지면, 피부 표면의 기름기에 의해 수분 베이스의 coloring liquid 침투성이 나빠지기 때문이다. 하이드로카본과 같은 지용성 용매를 사용하는 제품은 맨손으로 만졌을 때의 손가락 기름기에 의한 액의 튕김이나 침투 방해가 없지만, 수성 liquid를 이용할 경우에는 장갑 착용을 고려해야 한다.

3. 불순물이 지르코니아 물성에 미치는 영향

지르코니아는 매우 민감한 재료로 불순물이 표면에 부착됨으로써 오염되어, 신터링 시 지르코니아 표면이 희고 불투명한 색이 되거나 강도에도 영향을 줄 수 있다(그림 17, 18). 지르코니아 표면에 이전 작업 관련 또는 밀링 후 지르코니아를 방치하고 있는 환경 관련 등으로 포세린 파우더나 글레이징재, 스테인이나 석고 가루 등의 불순물이 지르코니아에 달라붙는 일은 피해야 한다. 당연히 지르코니아를 맨손으로 취급할 때에도 손을 잘 씻고 지르코니아를 깨끗한 손으로 취급하는 것이 중요하다. 지르코니아의 신터링 전 오염 가능성을 실험해 본 결과, 침이나 땀 등의 원인으로도 오염이 발견되었다(재현성도 인정되었다). 평상시와 같은 조건으로 크라운을 취급했을 때 뚜렷한 오염은 확인할 수 없었는데(그림 19), 얇은 시험편에는 많은 땀과 기름기가 묻어 있어 뚜렷하게 결과가 나타난 것으로 생각된다. 실제로 필자는 일상에서 지르코니아를 취급할 때 특별하게 장갑 등을 착용하지 않지만 앞과 같은 원인으로 인한 신터링 후 오염 등은 확인되지 않았다. 맨손으로 만져서 지르코니아 표면이 오염되는 다른 원인은 작업 전에 손만 깨끗이 씻으면 거의 없을 것으로 생각한다. 그러나 평소에 땀을 많이 흘리는 사람이나 여름철 무더운 곳에서 작업을 할 때는 장갑 착용을 고려해야 할 것이다.

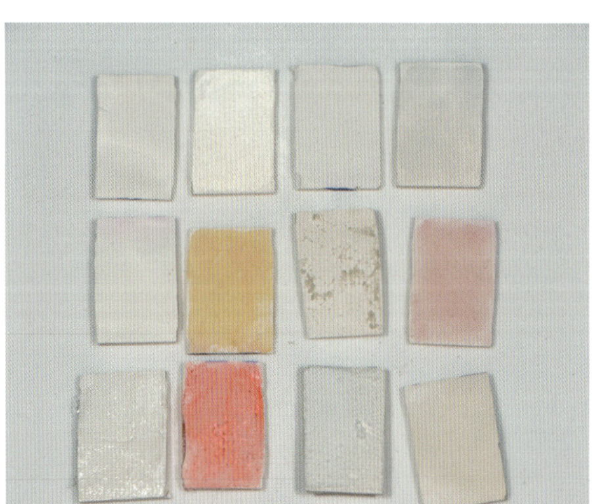

블랭크 (무도포)	알루미나 샌드	침	글라스 비즈
세제	초경석고	연마 모래	포세린
바세린	레진	매몰재	땀

그림 17. 신터링 전 오염 가능성에 관한 실험 결과. dental lab 내에서 오염될 가능성이 있는 물질을 'Tanaka Enamel ZR Multi 5'의 시험편 위에 바르고 신터링용 산화 알루미나 판 위에 놓은 상태이다.

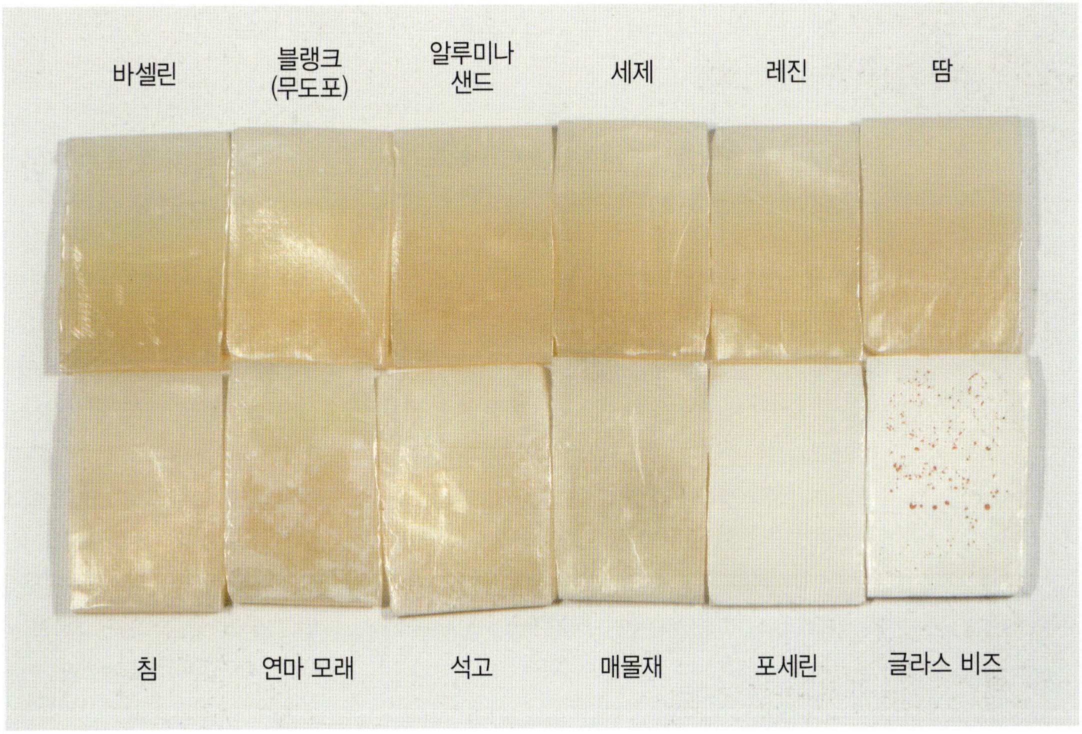

그림 18. 동일 실험, 신터링 후 표면을 한 층 연마한 상태이다. 오염 정도를 육안으로 확인하여 정도가 심한 순서로 나열하였다. 바셀린은 아무것도 도포하지 않은 것과 비교하면 약간 투명도가 높아진 듯 보인다. 이후 크라운에서 동일하게 시험해 보았으나 특별히 바른 것과 바르지 않은 것에 거의 차이가 없었다. 알루미나는 용융점이 높아서 녹지도 않았고 지르코니아에 거의 영향을 주지 않았다. 세제, 레진은 유기물로서 신터링 시 고온에서 타 버리기 때문에 그다지 큰 영향을 미치지 않았지만 땀은 지르코니아를 약간 희미하게 white spot으로 변색시켰다. 타액은 땀에 비해 큰 영향을 주어 그 전체를 희게 white spot으로 변색시켰다. 특히 포세린과 글라스 비즈는 지르코니아에 큰 영향을 주었다. 지르코니아 표면 위에서 포세린과 글라스 비즈 자체가 하얗게 변색되었고 지르코니아 표면에도 접하고 있는 면에는 white spot이 나타났다. 글라스 비즈는 표면에 기포가 발생하여 표면을 연마할때 실리콘이 기포에 들어가 깨끗하게 하는 것은 불가능했다. 연마 모래, 석고, 매몰재도 포세린이나 글라스 비즈 등과 마찬가지로 내부의 유리질 성분에 의한 white spot이 일어났다고 필자는 생각한다. 다만, 그 양이 소량으로 포세린이나 글라스 비즈에 비하여 오염도가 심하지 않아 보였다.

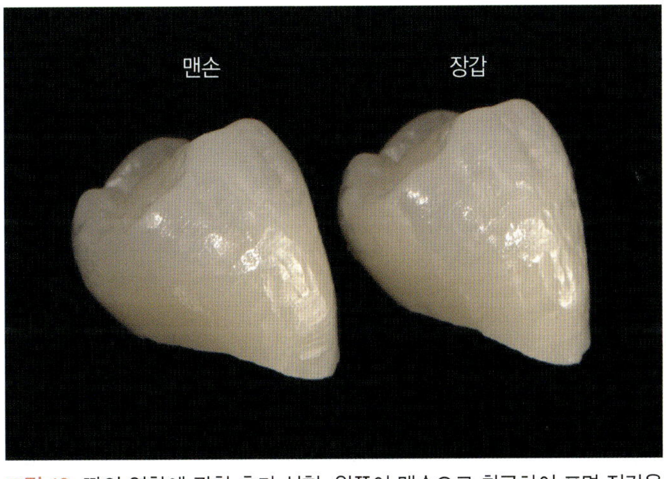

그림 19. 땀의 영향에 관한 추가 실험. 왼쪽이 맨손으로 취급하여 표면 질감을 부여하고 신터링 한 크라운, 오른쪽이 장갑을 착용하고 같은 작업을 한 크라운이다. 육안상으로 큰 차이는 확인되지 않았다. **그림 18**의 지르코니아에 대한 오염 실험 결과에서 땀도 지르코니아색에 영향을 미치는 것을 알 수 있으나, 실험의 경우에는 얇은 시편에 많은 땀과 기름기를 묻혀 영향이 뚜렷하게 나타났다고 생각한다.

서로 다른 coloring liquid를 함께 사용할 수 있는가?

이전에 "수분 베이스의 액과 하이드로카본을 베이스로 한 액을 함께 사용할 수 있는가?"라는 질문을 받은 적이 있다. 물과 하이드로카본은 서로 섞이지 않기 때문에 두 리퀴드를 섞어서 사용할 수는 없지만 덧칠할 수는 있다.

과거에 필자는 'Luxen CL'과 'Tanaka ZirColor'를 함께 사용한 적이 있는데, 제작하는 데 아무 문제없이 완성할 수 있었다. 이번에는 검증을 해 보기 위하여 대구치 full zirconia 크라운을 가공하여 실험적으로 2개의 액을 여러 번 덧칠하여 신터링을 해 보았다. 근심과 원심에서 액을 바꾸어 보고 덧칠하는 순서를 바꾸어 보았는데, 결과적으로는 문제없이 신터링을 할 수 있었으며, 글레이징 후에도 컬러링된 하나의 full zirconia 크라운으로서 심미적으로도 문제없이 제작되었다고 할 수 있다(그림 20~25). 두 액의 농도 차이나 색 차이 등이 있기 때문에 근원심에서 약간의 차이가 보였으나, 특히 오염된 크라운처럼 하얘지는 결점은 나타나지 않았다.

액 도포 시 Luxen CL의 베이스 위에 ZirColor를 도포하는 데는 문제가 없었지만, 그 반대로 ZirColor를 베이스로, 그 위에 Luxen CL을 도포하는 경우는 액의 침투성이 약간 좋지 않은 것을 느꼈다(착색은 가능했다). 이러한 점에서 두 액을 혼합할 수는 없지만, 덧칠은 가능하다고 할 수 있다. 각각 색의 특성이 있기 때문에 그 좋은 부분을 모아 사용하는 것도 하나의 방법이라고 할 수 있지 않을까.

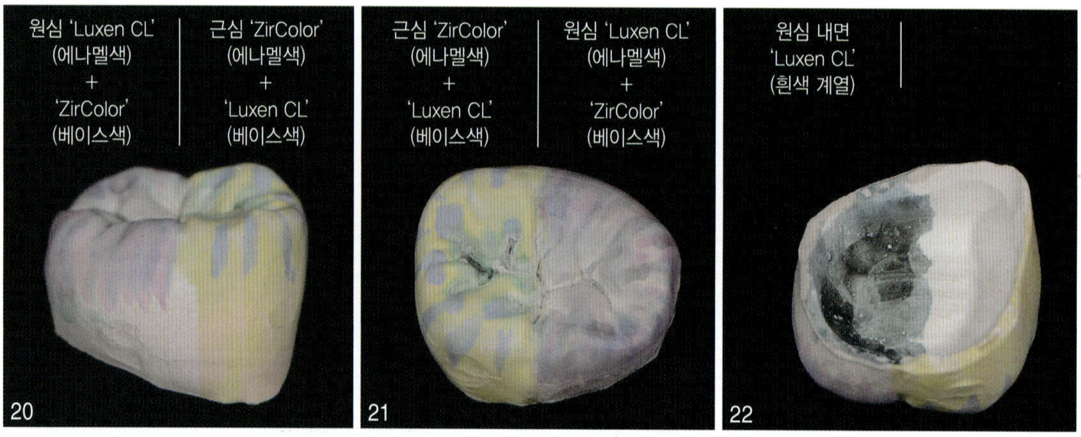

그림 20~22. 하이드로카본 베이스와 수분 베이스의 액을 함께 사용할 수 있는지 실험. 근심 절반은 'Luxen CL'의 베이스색(Body, Amber) 위에 'ZirColor'의 에나멜색(Trans Grey, Cherry Pink)을 도포했다. 원심 절반은 'ZirColor'의 베이스색(Body) 위에 'Luxen CL'의 에나멜색(Enamel 3, T-Glass)을 칠하고, 나아가 내면에는 'Luxen CL'의 불투명도가 높은 액(White와 Amber의 혼합액)을 도포했다.

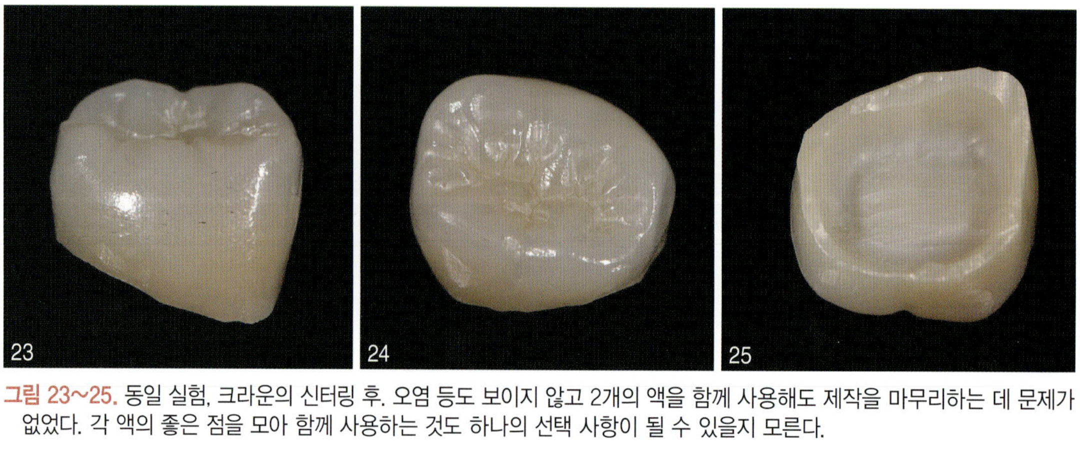

그림 23~25. 동일 실험, 크라운의 신터링 후. 오염 등도 보이지 않고 2개의 액을 함께 사용해도 제작을 마무리하는 데 문제가 없었다. 각 액의 좋은 점을 모아 함께 사용하는 것도 하나의 선택 사항이 될 수 있을지 모른다.

CHAPTER III

컬러링 방법

01 Full Zirconia 보철물의 기본적인 착색법

컬러링 포인트

1. 자연치의 '개성' 파악

앞서 말했듯이 자연치에는 해부학적 성질에서 나타나는 여러 가지 색이 있어 각각의 특징들이 나타나는 방식에는 어느 정도의 일정한 규칙이 있다. 그 점을 이해해서 어떻게 표현할지가 보철물을 자연스럽게 보이기 위한 중요한 부분이라고 생각한다. 예를 들어, 인간은 인종에 따라 겉모습은 다르게 생겼지만 기본적인 인간으로서의 해부학적 특징은 같으며 체격, 피부, 머리의 색 및 모양 등이 다른 것에 불과하다. 물론 생활 환경이나 풍습 등으로도 신체적인 특징은 달라질 것으로 생각하지만 기본적인 골격이나 장기의 수 등은 공통적이다. 치아에 관해서도 사람마다의 특징은 있지만 '덴틴 표면에 에나멜이 존재한다'는 기본 구조는 대체로 동일하다. 단, 그 위치나 색, 형태 등에는 개인별로 차이가 있어 '내부에 덴틴이 없는 부분은 에나멜이 갖는 오팔 효과에 의해 푸른색이 나타난다', '마모된 절단면은 반사에 의한 incisal halo가 나타난다', '절단면의 내부 덴틴(mamelon) 반사에 의해 오렌지색이나 분홍색 등의 색을 띤다'라는 특징의 크고 작음, 즉 '개성'이 존재한다. 또 시간의 흐름으로 나타나는 변화에 따라서도 '미세한 크랙 라인 등이 빛을 굴절시키고, 하얗게 반사되어 치아 에나멜의 명도를 높인다', '크랙 라인이 착색되어 브라운의 헤어 라인이 된다'와 같은 특징을 볼 수 있을 것이다. 이와 같은 치아의 특징을 치아의 외형과 함께 컬러링 단계에서 부여함으로써 포세린의 축성과 같이 내부에서 그 특징을 표현할 수 있게 된다. 이를 통해 보다 자연치에 가까운 깊이 있는 색이 full zirconia에서도 표현 가능하다고 필자는 생각한다.

이제 일상 임상에서 필자의 컬러링 진행 시 기본적인 루틴이라고 할 수 있는 작업을 소개한다. 이것을 기본으로 하여 일상 임상에서 세세하게 색을 바꾸거나, 사용하는 지르코니아 소재나 표현하고 싶은 색에 맞추어 도포 횟수를 바꾸면서 폭넓은 케이스에 대응할 수 있을 것으로 생각한다.

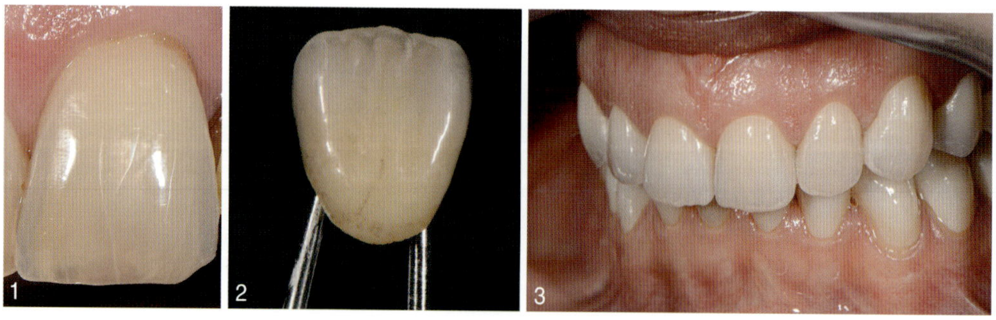

그림 1~3. 자연치(**그림 1**)는 에나멜과 덴틴이 서로 겹쳐짐으로써 다양한 특징을 나타낸다. 그것을 파악하여 표현하는 것으로 full zirconia 크라운에서도 자연스러움을 표현할 수 있게 된다(**그림 2, 3**).

2. 사용 재료의 특성 파악

치아에 표현하는 특징은 대부분 정해져 있기에 필자가 컬러링을 진행하는 과정도 거의 매번 동일하다. 따라서 사용하는 coloring liquid가 필자와 다르다고 하더라도 거의 동일한 작업을 진행할 수 있을 것이다.

컬러링에서 자주 사용하는 색상은 ① 파랑, 회색 등의 차가운 계열(투명감의 표현이나 명도를 낮추는 조정), ② 분홍색, 오렌지색 등의 따뜻한 계열(레드 시프트나 고채도 부위, 치은색에 사용), ③ 흰색 계열(명도를 올리는 조정)이다(표). Chapter Ⅰ-2에서 소개한 과학적으로 색을 파악하는 개념과 coloring liquid의 각 업체, 각 색의 차이를 고려한 후 증례에 따른 것을 선택할 필요가 있다. 중요한 것은 '이 표현을 하기 위해서는 이것을 사용한다'와 같은 How to가 아니라, '이 특징은 ○○ 요인으로 생기고 색으로는 ××한 특징이므로 ▲▲의 계열의 색을 사용하면 표현할 수 있다'와 같이 색을 과학적으로 파악하여 논리적으로 생각하는 것이다. 이런 방식으로 이해를 하고 색 표현을 진행하지 않으면 사용되는 재료가 바뀌었을 때 표현 방법을 알 수 없게 된다. 이것은 포세린이나 컴포지트 레진 보철물 제작에서도 마찬가지이다. 색을 과학적, 해부학적으로 파악하고 논리적으로 생각할 수 있게 된다면, 어떠한 재료를 사용하더라도 몇 번 시도해 보고 그 차이를 파악하는 것만으로도 이제까지와 같이 거의 동일한 작업을 진행할 수 있다. 그리고 자연치의 다양한 색에 응용할 수 있어 중절치 1개의 제작이라도 작업이 간단해질 것이다.

복잡한 shade 매치를 살펴보면, 이 책이 출판되는 시점에서 가장 색 재현이 용이한(임상에서의 범용성이 높은) 재료는, 4Y/5Y-TCZP 혼합 멀티레이어 블럭이라고 생각한다. 따라서 지금부터 소개하는 과정은, 멀티레이어 블럭인 'Luxen Multi Premium'과 동 시스템인 coloring liquid 'Luxen CL'을 사용하여 A3 크라운을 제작하는 것을 전제로 하여 기술한다(그림 4~26).

또한 Chapter Ⅱ에서 다룬 바와 같이 블럭, coloring liquid 모두 각 업체의 재료 시스템이나 설계 콘셉트가 다르므로 그 특징을 감안하여 독자 여러분의 임상에 도움이 되기를 바란다.

표. 사용 빈도가 높은 coloring liquid

치아의 특징	Luxen CL	ZirColor
근원심 융선 Mamelon 간격	Natural Gray, T-Glass Natural Gray + T-Glass	Violet Trans Grey
절단면 등의 강한 투명감	Natural Gray Natural Gray + T-Glass	Violet
에나멜 투명감	T-Glass	Trans Grey
높은 채도 부위(교합면부 소와 열공, 설면와, 접촉면, 치경부, mamelon)	Amber Cervical	Supreme A3.5, A4 Supreme A 3.5, A4 + T-Pink
색에 따뜻함을 부여(레드 시프트)	Enamel 3	Cherry Pink
치은색	Gingiva	T-Pink
내면의 불투명도를 높임 변색치 커버, 크랙 라인, incisal halo	White White + Amber White + Cervical	
White line, white spot, 에나멜 표면층을 희게 함	White, White를 증류수로 희석	

전치부 컬러링

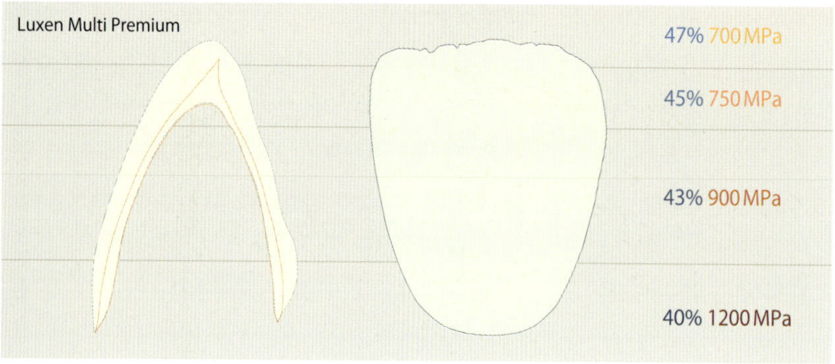

그림 4. 크라운을 네스팅 할 때 내부의 덴틴(mamelon) 위치를 고려하여 절단면의 가장 투명감이 강한 부분을 한층 더 눈에 잘 들어오도록 세팅한다. 절단면은 그 표현하고 싶은 치아의 마모 정도에 따라 달라짐에 주의해야 한다.

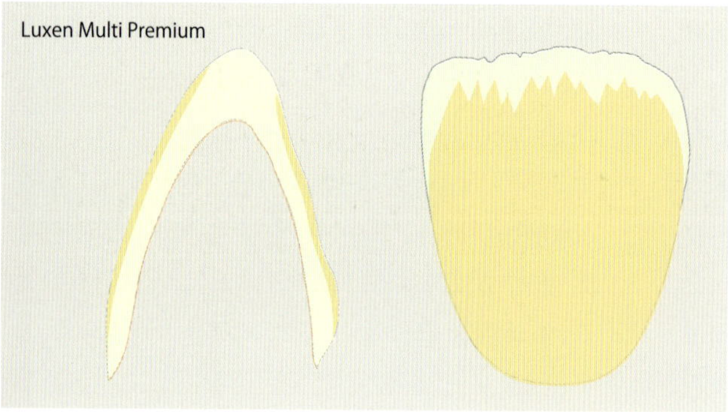

그림 5. 필자가 재고로 가지고 있는 것은 A2와 A3.5의 2종류의 블럭이기 때문에 A3 색은 A2 블럭으로 만든다. 그러므로 우선 기본색인 body색을, 절연을 포함하여 전체에 1회 도포(5Y-TCZP 부분이라고 절단면을 착색하지 않으면 A3 등의 채도가 높은 치아에서는 약간 저채도, 고명도가 된다)하여 채도를 보정하고 나서 보다 높은 채도의 mamelon 형태를 만들도록 두 번째 도포를 실시한다. 도포 횟수는 그 색과 블럭 자신의 색 차이에 따라 당연히 달라진다.

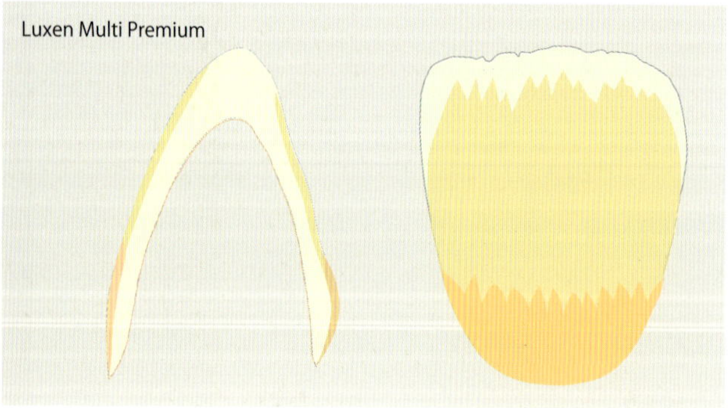

그림 6. 채도가 높은 치경부는 필요에 따라서 설측도 포함한 전체 둘레에 착색을 진행한다. 치경부 인접면 등은 아치를 따라서 접촉점까지 착색함으로써 입체감을 낼 수 있다.

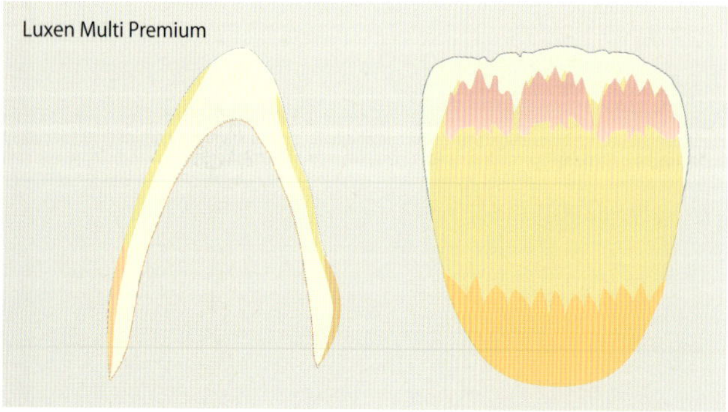

그림 7. Amber에 White를 혼합한 액으로, mamelon의 형태를 가는 붓으로 채색한다. mamelon은 자연치에서 빛의 굴절에 의해 오렌지나 핑크 등의 색을 내기 때문에, 그 색 표현을 위해서 Amber를 사용하고 있다. 이 구역은 블럭 최상층부의 빛 투과성이 가장 높은 부분이기 때문에, 일반적인 body만을 착색해도 뚜렷한 색으로 나타나지는 않는다. 그 때문에, White를 섞어 불투명도를 올리고 투명감이 높은 부분과 콘트라스트의 차이를 만들어 색이 두드러져 보이게 한다. White를 늘리면 희끗희끗해지고 분홍색 등을 섞으면 연어색 같은 색이 되므로 변화를 줄 수 있다. 단 White와 섞으면 채도가 내려가 버리므로 채도 높은 색과 섞을 필요가 있음에 주의한다.

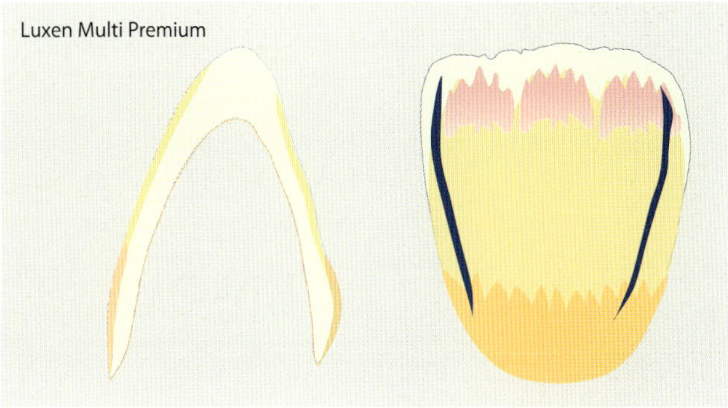

그림 8. 자연치 순측면의 근원심 변연 융선의 아래 부분에는 덴틴이 존재하지 않기도 해서 비교적 두꺼운 에나멜만으로 구성된다. 그러므로 에나멜이 가진 오팔 효과에 의해 푸르스름한 라인이 관찰된다. 또한 에나멜 자체 명암에도 영향을 받기 때문에 투명감이 강한 에나멜의 경우는 회색이나 짙고 어두운 푸른색을 띠는 색상으로 한다. 밝고 투명감이 약한 에나멜의 경우는 푸른 계열의 도포 횟수를 줄여 주는 식으로 조정하는 것이 좋다. 필자는 'Luxen CL'에서는 Natural Gray 단독, T-Glass 단독 아니면 두 가지 색을 혼합한 것을 증례에 따라 선택하여, 가는 붓으로 2회 정도 도포하고 있다. 'ZirColor'의 경우에는 Violet을 선택한다.

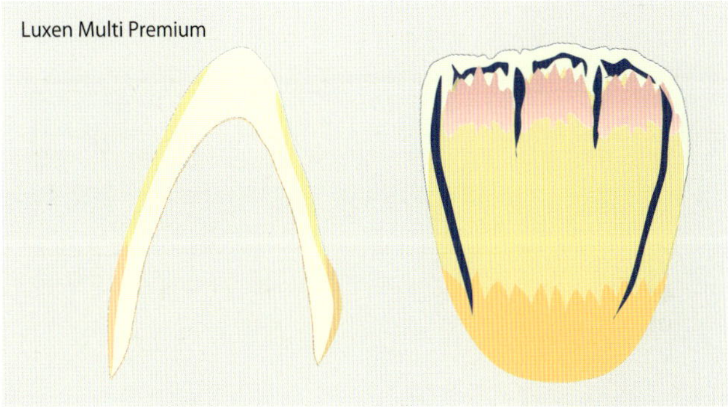

그림 9. 절단면과 mamelon 사이를 색으로 어둡게 하는 것으로 mamelon과 절단면의 incisal halo와 콘트라스트의 차이로 인하여 각각의 색을 더욱 선명하게 표현 가능하다. 이들 부위에는 'Luxen CL'의 Natural Gray를 가는 붓으로 4~5회 도포하여 보다 진하게 착색한다. 'ZirColor'를 사용할 경우 Violet을 선택한다.

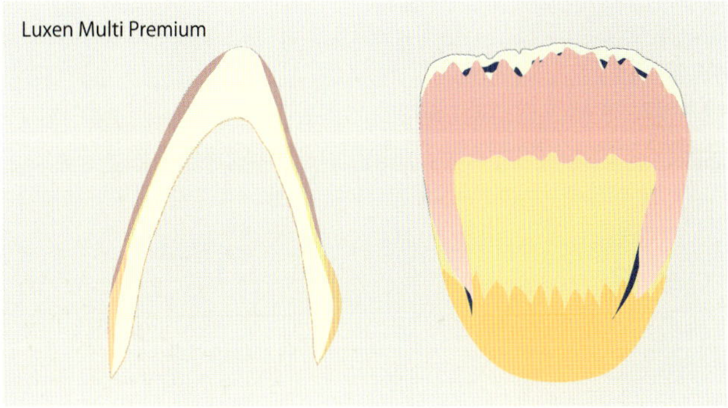

그림 10. 모든 블럭 업체의 5Y-TCZP층은 절단면의 색이 실제 VITA shade 가이드와 비교해도 약간 저채도, 고명도인 것 같다. 그러므로 굳이 에나멜색의 용액을 절단면에 칠하여 명도를 약간 낮추도록 하고 있다. 'Luxen Multi Premium'은 빛 투과성이 있는 5Y-TCZP를 중앙부까지 사용하고 있기 때문에, 에나멜색을 도포하고 명도를 낮추는 것은 절단면 1/3 정도까지가 좋다고 생각한다(근원심 융선은 명도를 약간 낮게 하고 싶기 때문에 치경부 부근까지 착색한다). 하지만 최종 목표로 하고 있는 색에 따라 이 범위는 바꿀 필요도 있다. 전체적으로 레드 시프트 경향의 색을 표현하고자 하는 경우에는 이 단계에서 Enamel 3을 전체에 도포하는 것도 효과적이다(전체의 명도가 약간 내려가는 것을 고려해 둔다). 최종 목표가 A3으로 A2 블럭을 사용했을 경우에는 Enamel 3을 절단면 1/3 부근까지 2회 정도 도포한다. A3.5 이상의 어두운색일 경우에는 3~4회로 도포 횟수를 늘린다. C계열과 D계열 같은 투명감을 가진 어두운색일 경우 3회 도포가 기준이다.

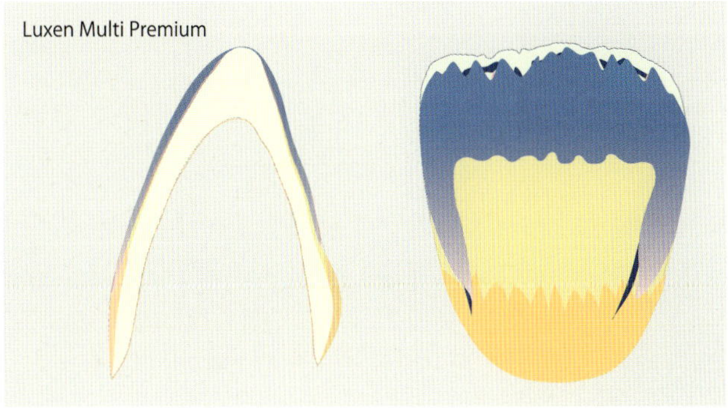

그림 11. Enamel 3을 도포한 부위에 T-Glass를 덧칠한다. 'Luxen CL'의 경우 분홍색 계열의 Enamel 3과 그 위에 청록색 계열의 T-Glass를 도포하는 것으로 보색 효과에 의한 회색에 가까운 색 표현이 가능하며, 더욱이 색을 덧칠한 것에 의한 입체감도 나타난다고 필자는 느끼고 있다. 특히 어두운색을 표현하는 경우는 T-Glass의 도포 횟수를 늘리면 좋고, 최종 목표가 A3으로 A2 블럭을 사용한 경우는 2회 정도, D계열의 어두운 에나멜의 경우는 3회, C계열의 색을 표현하는 경우는 치경부까지 전체에 4회 도포 횟수가 기준이다. 도포 횟수를 늘리면 기본색이 되는 body의 노랑·오렌지색에 T-Glass의 청록색이 겹쳐져 전체의 기본색이 C계열색으로 시프트한다.

참고: 에나멜색을 치경부까지 연장하는 케이스

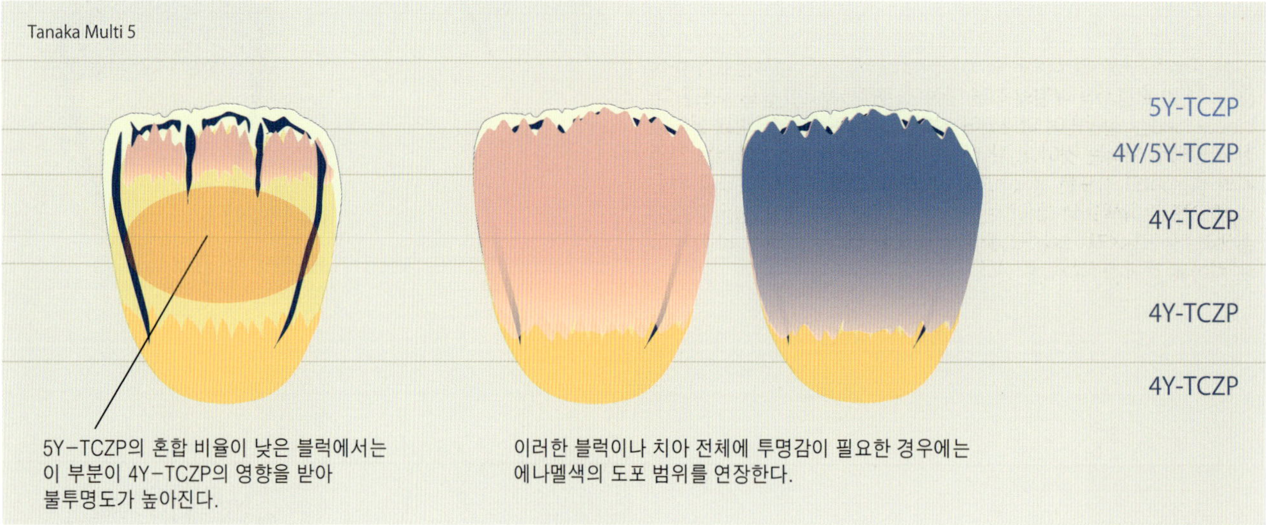

그림 12. 'Multi 5'와 같은 5Y-TCZP의 혼합 범위가 비교적 작은 블럭의 경우 4Y-TCZP 단독층에 해당하는 절단면 1/3에서 중앙부에 걸친 투명감이 부족할 수 있다. 또한 목표 치아의 색상에 따라서는 치경부까지 전체적인 투명감을 표현할 필요가 있을 수 있다. 이러한 케이스는 에나멜색의 범위를 치관 중앙부~치경부까지 연장하여 도포한다. Enamel 3 등으로 레드 시프트시키는 경우도 마찬가지로 연장한다.

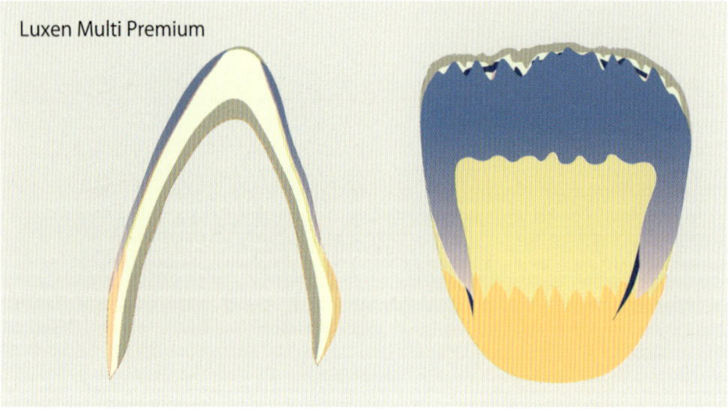

그림 13. 크라운은 두께가 있어서 전체적으로 명도가 내려가는 경우나 변색된 지대치를 차단하고 싶은 경우에는 내면에 White+Amber나 White Opaque+Amber를 2회 정도 도포한다(White의 단독 사용은 채도 저하를 초래할 우려가 있다). 또한 내부 덴틴의 불투명도가 높고 광원에 의한 색 변화가 발생하는 것이 예상되는 경우 등에도 효과적이며 내면에 비슷한 덴틴을 표현할 수 있다. 이때 마진까지 직접 도포해 버리면 에나멜의 박리로 하얗게 보이는 현상이 발생할 가능성이 있으므로 마진 전까지 도포하는 것이 좋다.

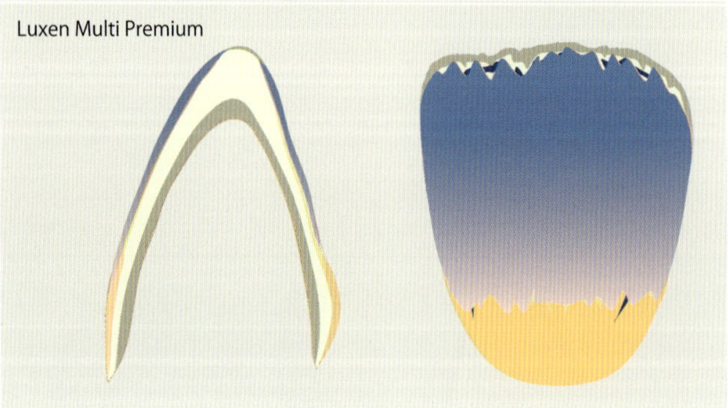

그림 14. **그림 13**과 같이 내면에 흰색 계열을 도포한 경우 설측면의 명도가 지나치게 높아질 가능성도 있다(특히 치경부~치관 중앙부에 5Y-TCZP가 혼합된 블럭에서 발생하기 쉽다). 이러한 명도 상승이 우려되는 경우에는 Enamel 3과 T-Glass의 도포 범위를 치경부 부근까지 연장하여 설측면의 명도를 미리 낮춰 준다.

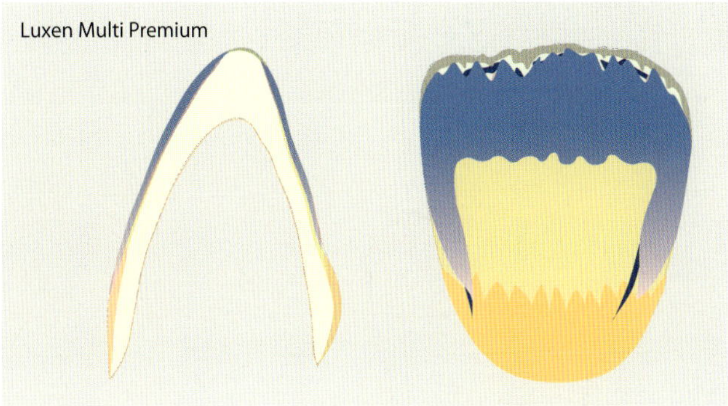

그림 15. Incisal halo의 채색은 White에 Amber를 섞은 불투명도가 높은 (흰색 계열) 오렌지색 계열의 색을 만들어 절단면에 2회 정도 도포한다. Incisal halo는 절단면이 마모되어 빛의 반사율이 올라가 희고 불투명한 라인으로 보이는 것이다. 자연치와 재료가 다른 보철물에서는 자연치와 같은 마모 각도를 형태적으로 완성하더라도 충분한 효과를 얻을 수 없으므로 착색으로 대응하는 것이 효과적이다. 단, 그 색은 단순한 흰색이 아니라 여러 가지 변화를 보이므로 Amber의 비율을 바꾸어 목표 치아에 맞게 표현하도록 한다.

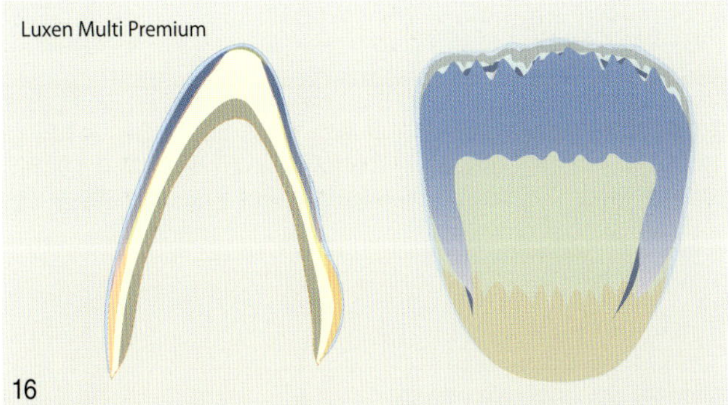

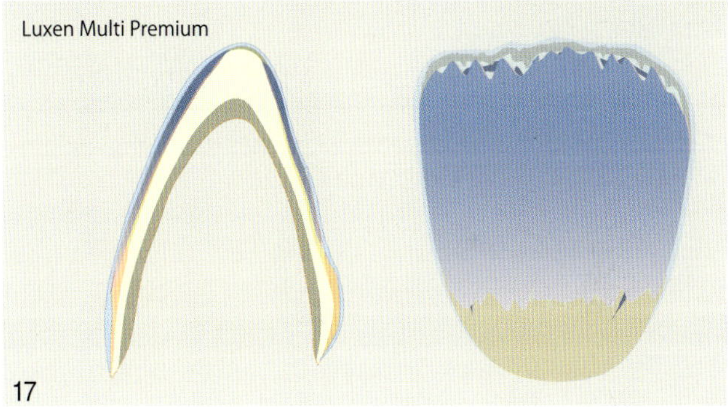

그림 16, 17. VITA shade와 비슷한 색이라면 평상시와 같이 글레이징이나 스테인을 진행하여 마감한다. 필자는 에어브러시를 사용하여 지르코니아 표면에 반투명계나 에나멜계의 포세린을 뿌려 글레이징을 실시하고 있다(자세한 내용은 Chapter Ⅲ-2에서 설명). 포세린은 류사이트나 컬러 피그먼트를 일반적인 글레이징재보다 많이 포함하고 있어, 입사된 빛이 산란·반사를 일으키기 때문에 보다 입체적인 표면을 표현할 수 있다. 그리고 포세린 자체에 강도가 있으므로 일반적인 글레이징재보다도 강도적으로 안정되어 있다고 생각한다.

구치부 컬러링

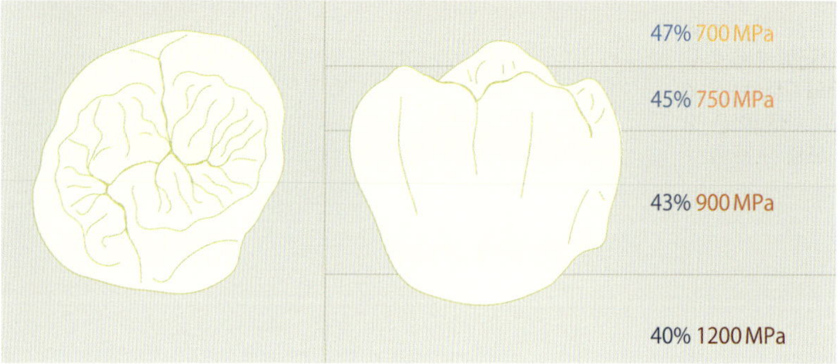

그림 18. 구치부 크라운에서는 교합면에 강한 투명감이 필요 없으며 오히려 불투명도가 높고 명도가 높은 경우가 많다. 따라서 특별하게 투명감이 필요한 케이스가 아닌 한 최상층은 그렇게 중요하지 않다. 구치는 전치에 비하여 치관 길이가 짧으므로 네스팅 할 때 너무 높은 위치에 세팅을 하면 하층의 강도가 높은 부분의 비율이 감소하므로, 강도를 고려하면서 네스팅을 진행하는 게 좋다.

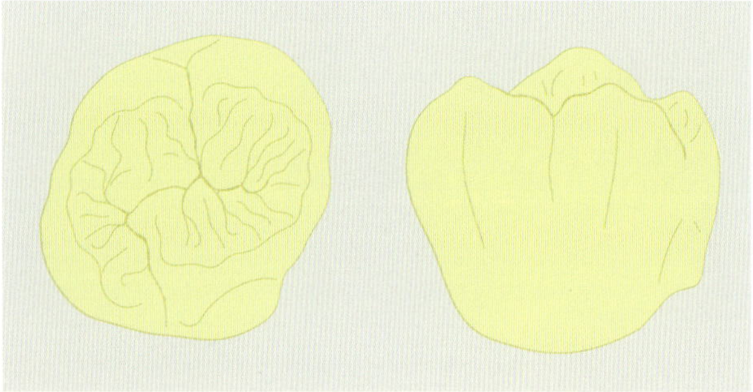

그림 19. 전치와 마찬가지로 구치도 body색을 먼저 전체에 2회 도포하고, 교합면을 포함한 색상을 A2에서 목표인 A3로 올린다. 채도가 낮고 명도가 높은 교합면을 제작하고 싶을 때는 전치와 같이 mamelon 모양을 만들면서 2회 도포한다.

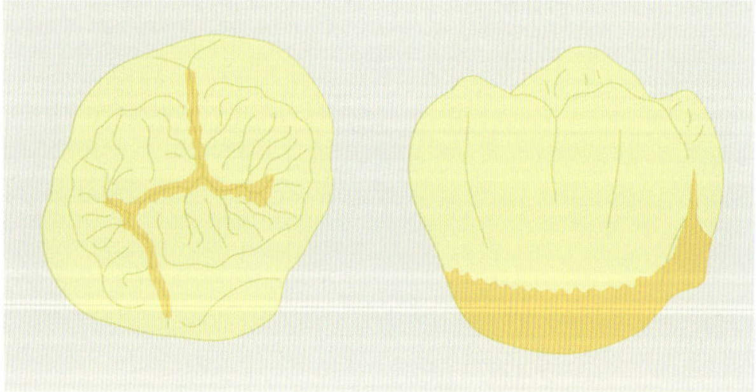

그림 20. 필요에 따라 치경부 전체 둘레(설측도 포함)에 색을 더해 준다. 치경부 인접면 등은 아치를 따라서 접촉점까지 착색하여 입체감을 낸다.

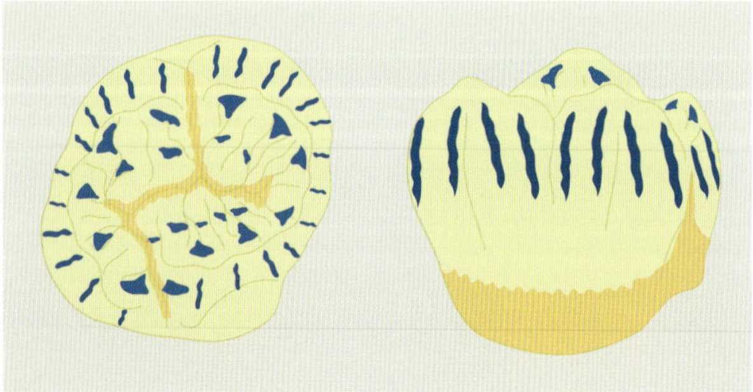

그림 21. 구치는 전치와 비교해 에나멜이 두껍기 때문에 덴틴의 영향을 덜 받고 전치만큼 광원에 의한 색 변화가 잘 일어나지 않는다. 단, 내부에 덴틴이 있다는 것은 동일하며, 근원심 융선 등 하부에 덴틴이 없고 에나멜이 두꺼운 부분 등에서는 푸른빛을 띤 색이 보인다. 또한 각 융선 사이에 나타나는 특징이나 덴틴과 에나멜의 투명한 경계층(에나멜 덴틴 경계)의 투과에 의해 빛이 빠져나가고, 내부의 가느다란 크랙 라인 등, 자연치에서는 미세한 명암의 콘트라스트가 있어 자연의 느낌을 자아내고 있다. 이러한 것을 표현할 때는 Natural Gray나 T-Glass('ZirColor'인 경우 Violet)를 1~2회 정도 도포한다(너무 색상이 진해지면 지나치게 뚜렷해지고 부자연스러워지기 때문에 가볍게 한다). 농도와 길이, 너비 등을 바꾸면 보다 자연치 느낌을 낼 수 있다.

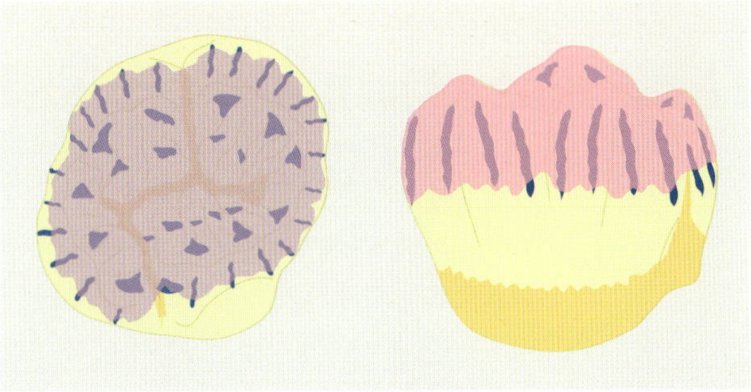

그림 22. 절단면에 해당하는 5Y-TCZP층은 반복하여 설명하고 있듯이 저채도·고명도이므로 여기에도 투명감 표현이 필요하다. 'Luxen Multi Premium'은 중앙부까지 투명감이 있는 블럭이므로 에나멜색을 도포하고 명도를 낮추는 것은 교두정부에서 1/3 정도가 좋다. 최종 목표가 A3으로 A2 블럭을 사용한 경우에는 Enamel 3을 교합면과 교두부 1/3 부근에 2회 정도 도포한다. A3.5 이상으로 어두운(C계열과 D계열 같은) 색의 경우는 3, 4회로 도포 횟수를 늘린다. 강도를 고려하여 4Y-TCZP 단독 그러데이션 블럭 등을 사용하는 경우는 약간 재료의 빛 투과성이 떨어지므로 도포 횟수를 1~2회 늘려 준다.

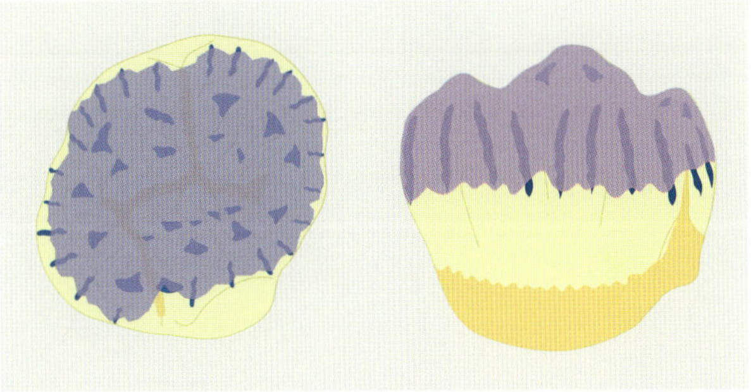

그림 23. Enamel 3을 도포한 부위에 보색 효과에 의한 회색 계열색의 표현과 덧칠에 의한 입체 효과를 기대하여 T-Glass를 2회 정도 도포한다. 특히 어두운색을 표현하는 경우는 T-Glass의 도포 횟수를 늘리고, D계열색에서는 3회, C계열색에서는 치경부까지 전체에 4회로 한다.

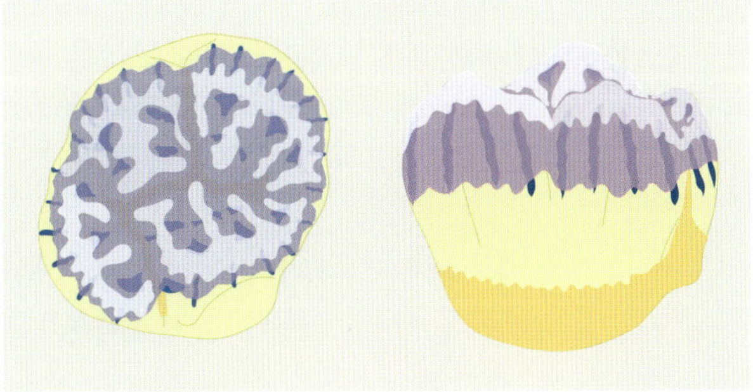

그림 24. 치아에 따라서는 교합면 등이 하얗고 명도(불투명도)가 높은 경우가 있다. 그러한 경우는 White를 단독, 혹은 Amber 계열과 혼합하여 오렌지색 계열의 흰색을 만들어 융선이나 교두에 도포한다. 표현하고 싶은 불투명도에 따라서 도포 횟수를 바꾸되, 원액을 도포하는 경우는 1~2회 정도가 기준이다. 너무 강하게 하고 싶지 않을 경우에는 'Luxen CL'이라면 증류수로 필요에 따라 희석해도 좋다.

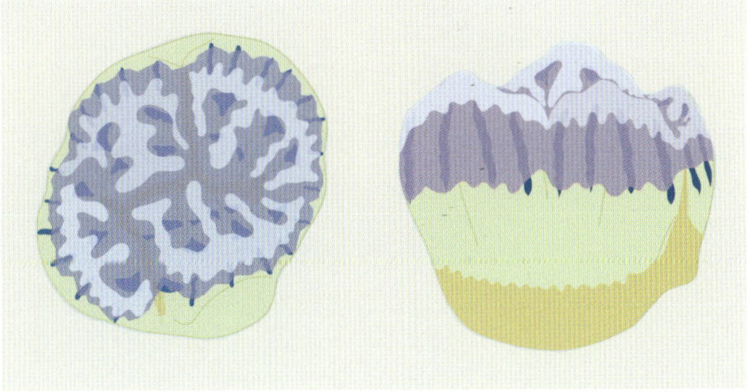

그림 25. 글레이징. 필자는 에어브러시를 사용하여 포세린 파우더를 글레이징 재료 대신 그리운에 뿌려 주고 굽는다. 특히 구치부 full zirconia 그리운은 대합치에 대하여 너무 강한 경우도 있다. 이 경우에는 CAD 디자인 시 교합면을 어느 정도 비워 두었다가 포세린을 글레이징 하고 최종적으로 포세린이 접촉할 수 있도록 하는 것도 가능하다.

지르코니아 파우더에 따라 나누어 칠하기

Chapter Ⅱ-2에서 해설한 바와 같이, 지르코니아는 이트리아의 배합률 등에 따라 빛 투과성과 강도에 차이가 있다. 특히 빛 투과성이 높을수록 빛이 빠져나가 색이 약해지므로(연하게 보임) 색 표현에 있어서 고려해야 한다. 지금까지는 주로 4Y/5Y-TCZP 혼합 멀티레이어 블럭 착색을 전제로 하였으나, 여기서부터는 각 재료의 그러데이션 블럭에 착색하는 포인트를 고찰한다.

HT-3Y-TZP 착색

3Y-TZP 계열 재료는 4Y/5Y-TCZP에 비교해 빛 투과성이 낮지만 응력 유기 상전이의 특성도 있어 1,100MPa 이상의 높은 굴곡 강도를 가지며, 파절의 리스크에 대해서는 TCZP 계열과 비교해 매우 우수하다. 이전에는 높은 불투명도로 full zirconia 보철물로서는 심미성이 부족한 점이 있었지만 컬러링 보급과 '리퀴드 포세린' 재료의 등장으로 충분한 심미성을 얻을 수 있게 되었다(그림 26, 27). 또한 기존에는 흰색 지르코니아에서는 마모나 교합 조정 등으로 스테인이 벗겨져 화이트 스폿이 생기는 문제점이 있었지만, 앞에서 설명한 재료에 의해 이 문제도 거의 해소되었다(그림 28).

a) 두께에 따른 도포 횟수의 변경

HT-3Y-TZP는 특히 구치부 브릿지 등에 큰 힘이 가해지는 부위에 사용되는 경우가 많다. 그 착색에 대해서는 보철물의 두께에 따른 도포 횟수의 변경이 중요하다. 3Y-TZP 계열은 TCZP 계열과 비교해 빛 투과성이 낮고 그것과 더불어 표면층을 착색했다 하더라도 액이 침투하지 않은 크라운 내부로부터의 반사광의 영향이 강하게 나타난다. 따라서 두께가 있는 부분은 반사광에 의한 명도 상승으로 상대적으로 색이 옅어 보인다. 반대로 두께가 얇은 부분에서는 상대적인 착색 심도가 깊어지기 때문에 색이 더 진해 보인다. 따라서 pontic과 같은 두꺼운 부분에서는 빛의 반사가 크다는 점을 고려하여 도포 횟수를 보통 때보다 2배 정도 늘려 주어야 한다.

b) 무착색 블럭에 대한 고려 사항

HT-3Y-TZP는 프레임으로 많이 사용되어 온 이유에서인지 무착색 블럭이 많다. 흰색 무착색 블럭은 pre-colored block보다 반사율이 높아지기 때문에 전술한 반사광에 의한 명도 상승이 보다 뚜렷하게 발생하여 불투명해지기 쉽다는 점을 고려한다. 또 빛 투과성이 있는 TCZP 계열 블럭에서는 절단면이나 교합면에 색을 칠할 필요가 없지만, 무착색의 HT-3Y-TZP에서는 기본색 추가에 의한 채도 조정과 에나멜색에 의한 투명감 표현이 필수가 된다. 발색의 좋은 점을 고려하여 도포 횟수를 변경할 필요가 있다. 이런 식으로 나누어 칠하는 방법에는 경험이 필요하기 때문에, 착색 블럭에 비해 난이도가 높아진다는 사실을 알아 두자.

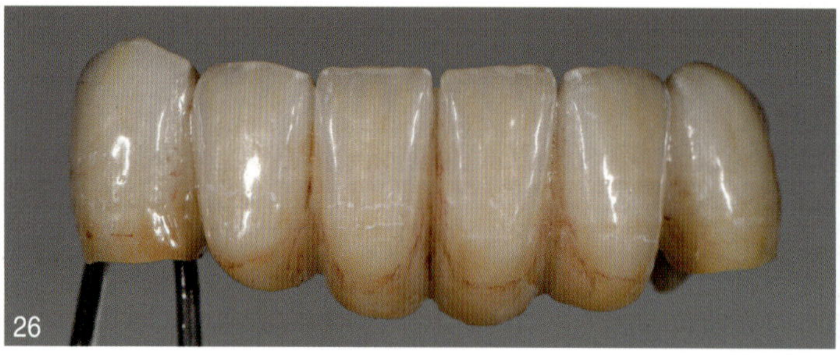
26

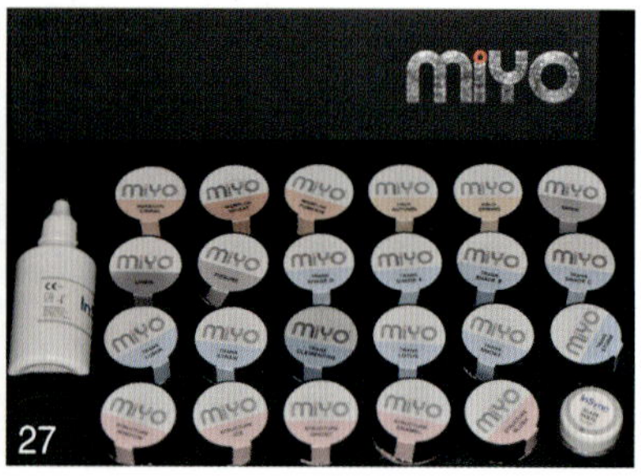

27

그림 26, 27. 결정 중에 등축정계를 포함하지 않는 HT-3Y-TZP는 빛 투과성이 약간 떨어져 심미적으로 부족한 경향이 있다. 그러나 리퀴드 포세린 'MIYO'(JENSEN)로 컬러링, 글레이징을 실시함으로써 0.2mm 정도의 두께가 있다면 지르코니아에 입체적인 투명감을 주는 것이 가능해졌다.

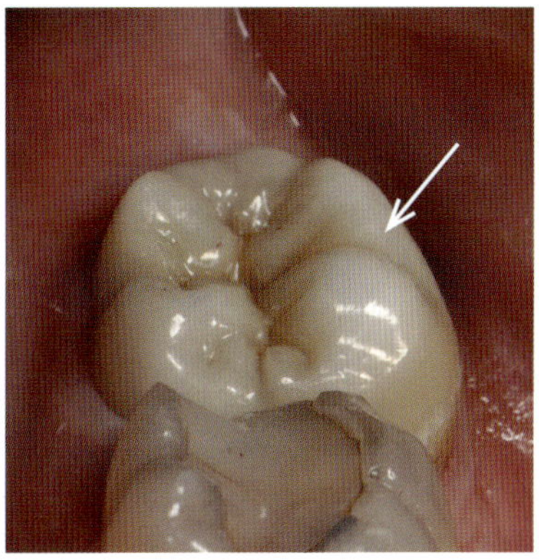

그림 28. 무착색 HT-3Y-TZP를 사용할 경우 교합 조정이나 마모에 의해 표면의 스테인이 손실되어 화이트 스폿이 노출된다. 컬러링으로 되도록 심층부까지 착색을 하면 이 문제를 회피할 수 있다.

무착색 HT-3Y-TZP 블럭의 착색 예(A2~3 해당하고 약간 어두운 색)

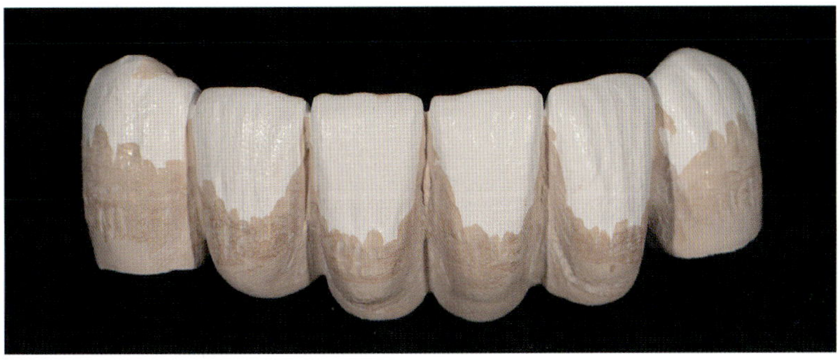

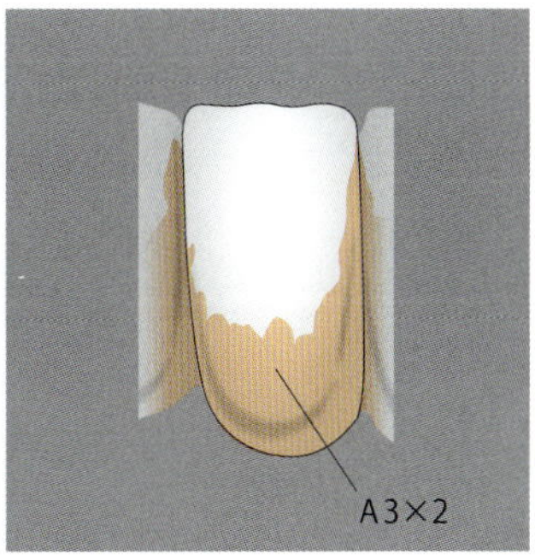

그림 29. A3 기본색을 치경부에는 가는 붓으로 칠하여(crown부는 2회, pontic부는 4회) 기본적인 그러데이션을 만든다. 무착색 블럭은 명도가 너무 높아지기 때문에 내면에도 기본색을 1회 칠해 두면 좋다.

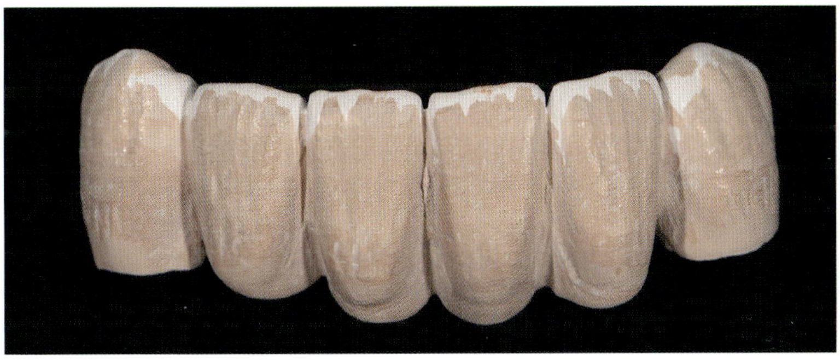

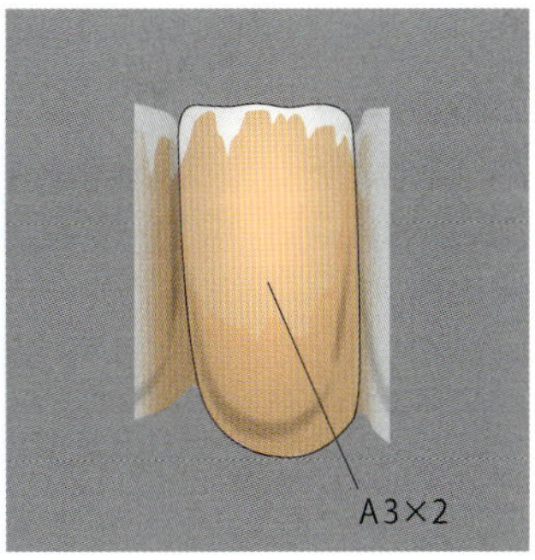

그림 30. 그 후, A3 기본색을 mamelon을 그리면서 전체에 도포한다(횟수는 크라운부에 2회, pontic은 4회). **그림 29**의 과정에 맞추어 치관색의 그러데이션을 표현하는 이미지이다.

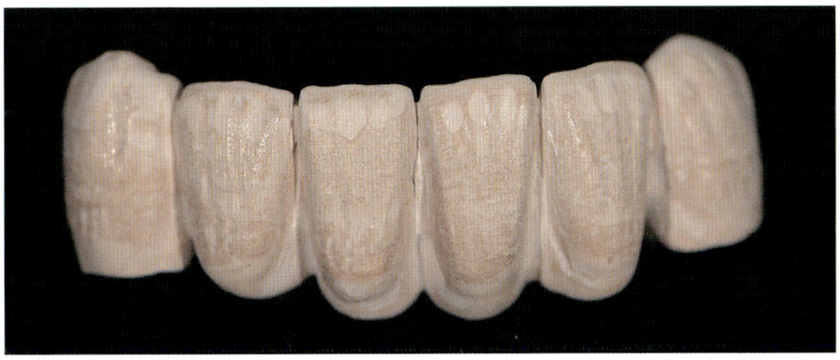

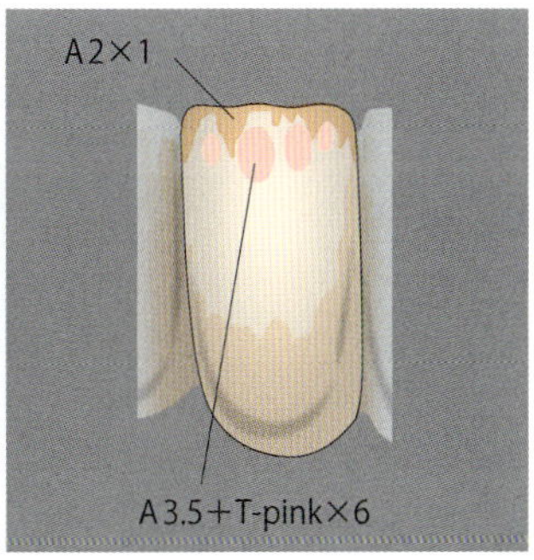

그림 31. 무착색 블럭에서는 절단면이 하얗게 나타나는 것을 방지하기 위해 기본색을 칠할 필요가 있다(A2를 1회 정도). 또 mamelon 부분의 표현으로 A3.5+T-Pink액을 6회 정도 도포한다(5Y-TCZP용 발색이 강한 액을 사용하여 횟수를 늘려 강조되도록 하였다).

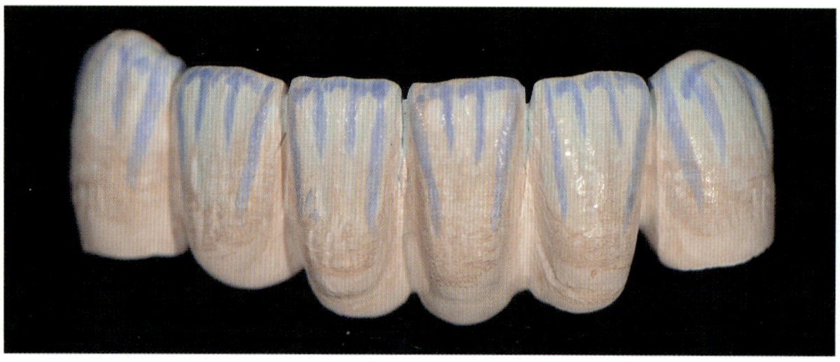

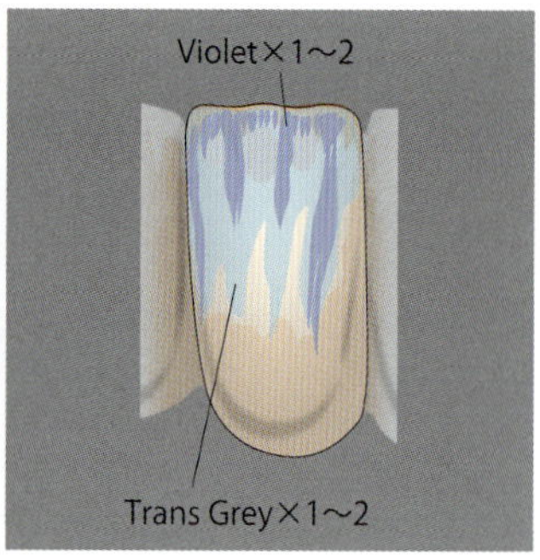

그림 32. 절단면 투명감 표현. 근원심 융선이나 mamelon 사이 등에 Violet(진한 자주색)을 1~2회, 그 밖의 부분에 Trans Grey(회색 계열)를 도포한다. 절단면은 투명감을 강조하기 위하여 Trans Grey의 도포 횟수를 1회 늘리고 있다.

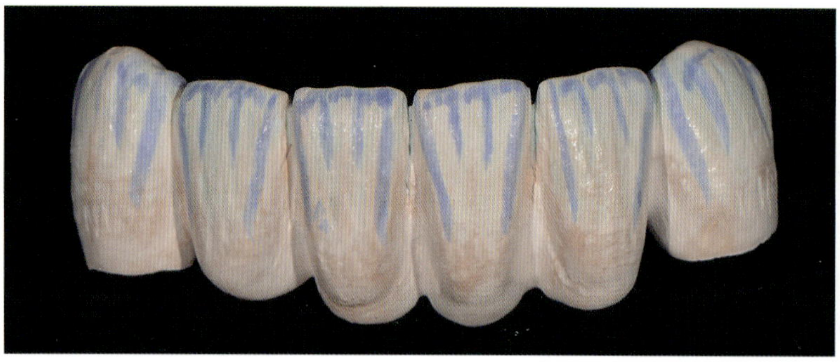

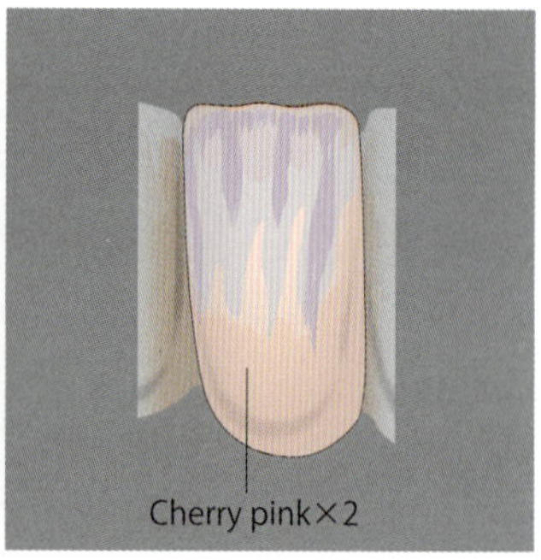

그림 33. 사용한 블럭(Tanaka Enamel ZR light)은 약간 노란색을 나타내기 때문에 분홍색 계열의 Cherry pink를 전체에 2회 도포하여 A계열로 레드 시프트시킨다.

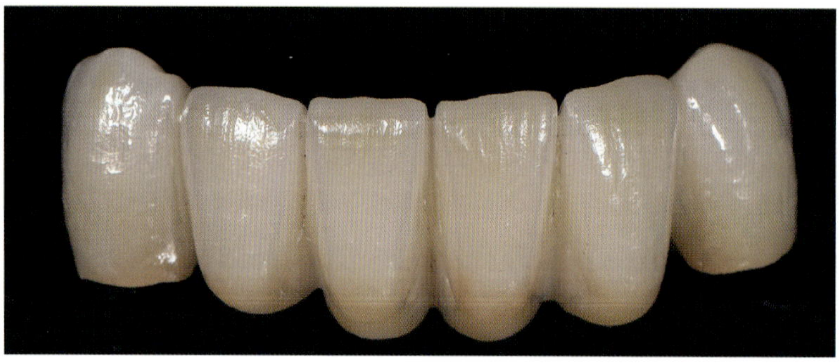

그림 34. 신터링 후, 연마한 상태. 도포 횟수를 배로 하고 있으나 pontic부에서는 약간 채도가 낮아진 것을 알 수 있다.

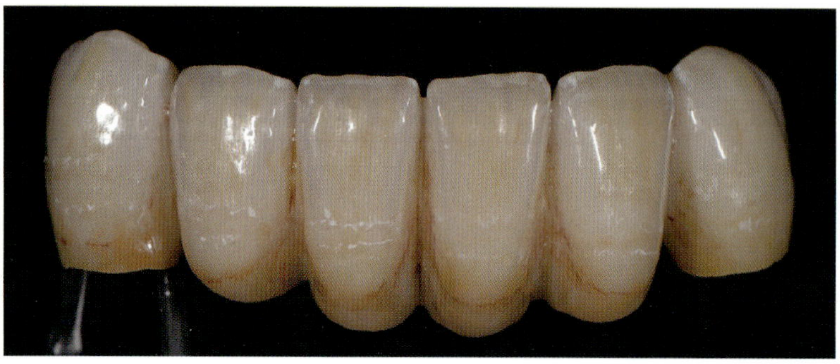

그림 35. 'MIYO'에 의한 스테이닝 및 글레이징을 거쳐 완성시킨 크라운. 리퀴드 포세린의 활용으로 신터링 후보다도 자연스러운 투명감을 얻고 있다.

2. 5Y-TCZP 착색

HT-3Y-TZP와는 반대로 5Y-TCZP는 강도가 낮기 때문에 주로 심미 영역의 크라운이나 veneer로서 사용되는 경우가 많이 있다. 빛 투과성은 현재 판매 중인 지르코니아 파우더 중에서 가장 좋으며 투명감이 있는 에나멜 표현에 우수하다. 또한 대부분이 그러데이션 블럭이며 캐릭터라이즈도 최소한으로 끝나는 경우가 많다. 단, 기존 지르코니아 재료와 동일하게 사용하면, 빛 투과성이 너무 높아져 크라운의 명도가 낮아지고 어두워지는 경우도 종종 볼 수 있다. 자연치에서는 노화 등으로 인해 에나멜의 투명감이 높아진 경우 내부에는 빛을 반사하는 덴틴이 있어 치경부에서 명도가 극단적으로 낮아지는 경우는 매우 드물다. 그러나 5Y-TCZP의 full zirconia 크라운은 전체가 높은 빛 투과성을 띠기 때문에 두께에 따라서 목표로 하는 자연치의 명도보다 낮아진다. 따라서 필요에 따라 White나 White Opaque와 같은 흰색 계열의 coloring liquid를 내면에 활용하여 불투명도를 전체적으로 향상시켜 주어야 한다.

5Y-TC ZP 블럭의 착색 예(A2~3의 색으로 높은 투명감)

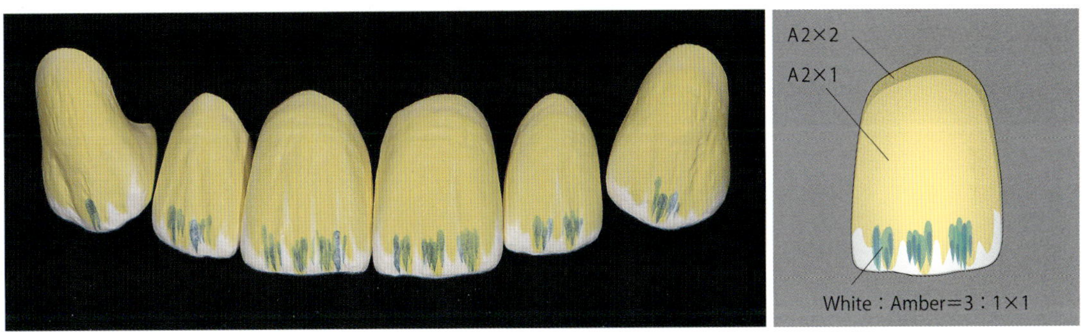

그림 36. 순측면에 mamelon 모양을 그리면서 치경부에 걸쳐 A2를 1회 도포한다. 그 후 마찬가지로 치경부에 채도 A2를 전체 둘레에 도포한다. mamelon 상단부에 White와 Amber를 3:1로 혼합한 액을 가는 붓으로 1회 도포하여 mamelon의 색을 표현한다. 도포 횟수를 늘리거나 coloring liquid의 양을 많이 칠하면 신터링 후 뚜렷하게 보이기 때문에 삼가는 것이 좋다.

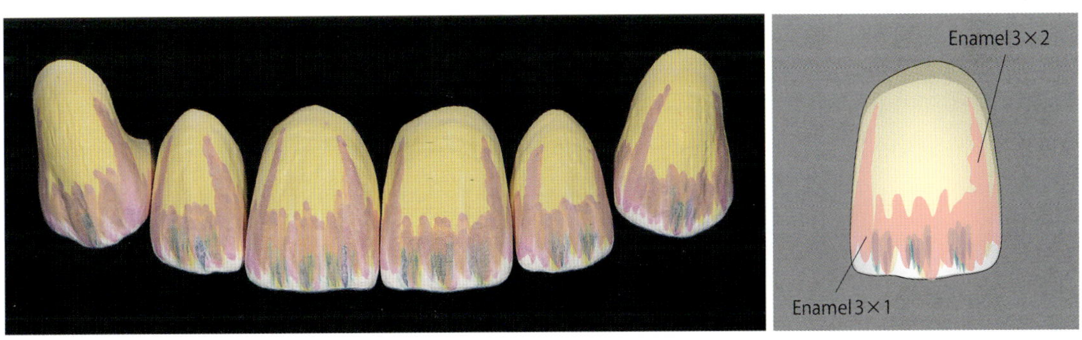

그림 37. Enamel 3을 mamelon과 결절부의 형태에 맞추어 1회, 근원심 융선을 따라 2회 도포한다.

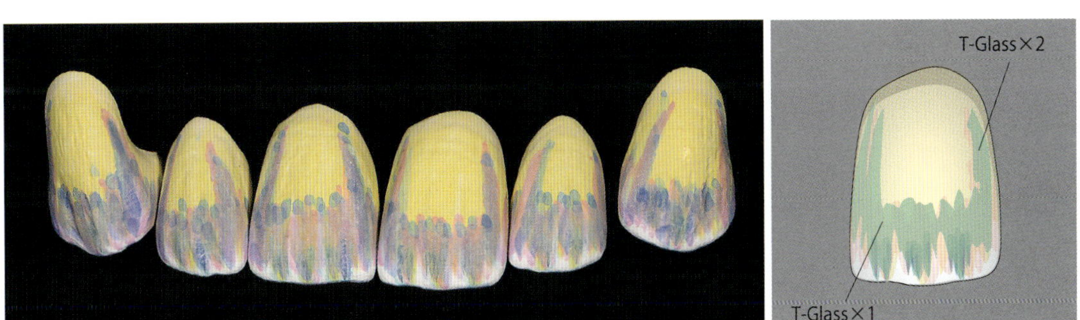

그림 38. Enamel 3을 도포한 위에 T-Glass를 1회 도포한다. 근원심 융선, 결절부에는 푸른 투명감을 주기 위하여 도포 횟수를 2회로 한다.

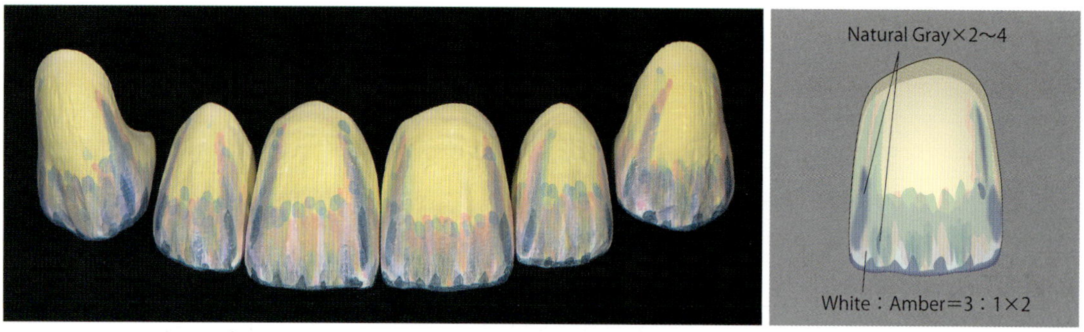

그림 39. 순측면의 절단면과 mamelon 사이, 근원심 사이드과 결절부에 Natural Gray를 가는 붓으로 2~4회 도포한다(전용 붓펜이 아닌 가는 붓을 사용한다). 이것으로 절단면의 강한 투명감을 표현할 수 있다. Incisal halo는 White와 Amber를 3:1로 혼합한 액을 2회 도포하여 표현한다.

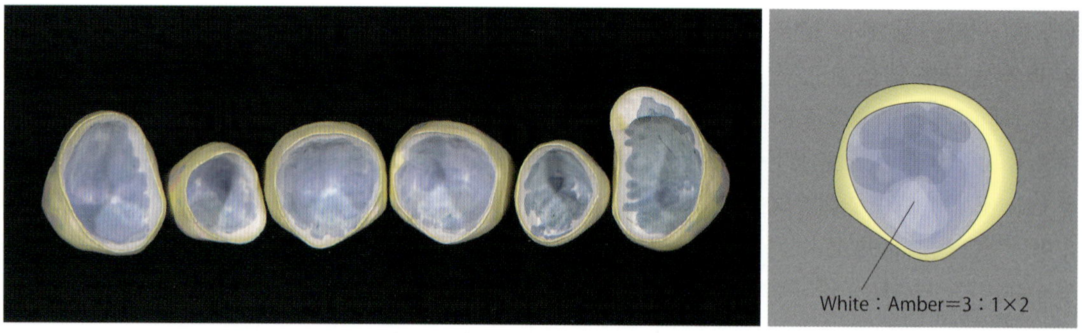

그림 40. 내면의 불투명도를 올려 명도를 높이는 목적과 지대치색의 영향을 억제할 목적으로 내면에 White Opaque와 Amber를 3:1로 혼합한 액을 전용 붓펜으로 2회 도포한다. 이때 마진까지 착색해 버리면 불투명해져 버리므로 마진 바로 전에서 멈추는 것이 좋다.

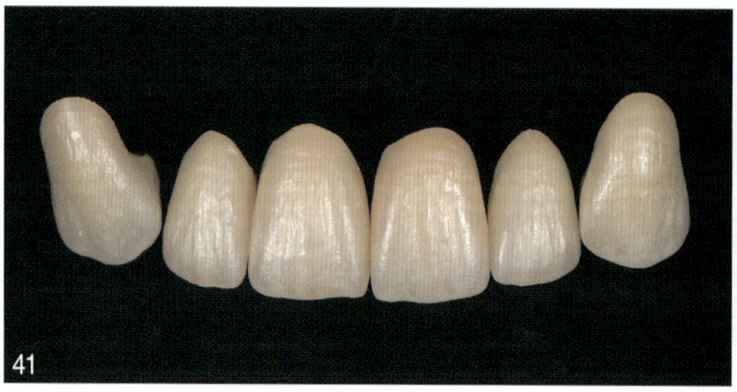

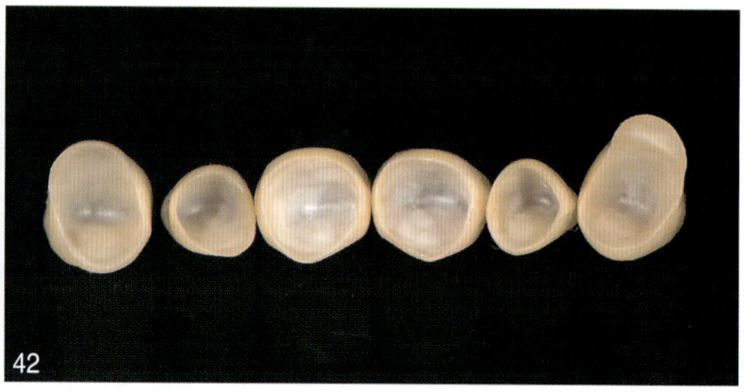

그림 41, 42. 신터링 후 크라운 순면측 외관. 아직 연마하지 않아 표현한 색이나 투명감은 없다.

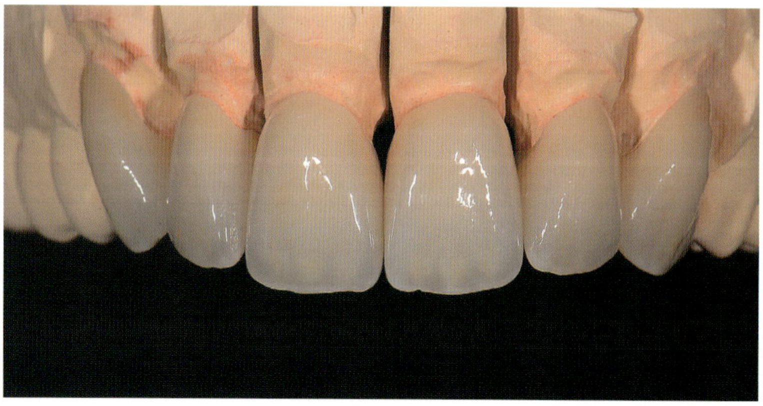

그림 43. 완성 후 모형에 장착된 크라운. 글레이징 후, 스테인에서 incisal halo나 mamelon의 색을 약간 보충하고 중절치, 측절치, 견치는 채도를 약간 바꾸어 색의 변화를 주었다.

네스팅 포지션에 의한 영향

4Y/5Y-TCZP의 혼합 멀티레이어 블럭 등에서는 제품마다 각 층의 4Y-TCZP와 5Y-TCZP의 혼합 비율이 달라지기 때문에 네스팅 하는 부위에 따라서도 빛 투과성이나 강도의 차이가 생긴다. 이는 컬러링에도 영향을 미친다. 필자가 특히 많이 사용하는 'Luxen Multi Premium'과 'Tanaka Enamel ZR Multi 5'의 차이를 예로 착색 방법의 개념을 고찰한다(그림 44, 45).

1. 'Luxen Multi Premium'의 특징

지오메디의 'Luxen Multi Premium'은 4층 구조로, 그 중 크라운 치경부에 해당하는 최하층에서만 4Y-TCZP가 100%, 그 이외는 모두 4Y-TCZP와 5Y-TCZP 비율을 바꾼 혼합층으로 되어 있다. 따라서 절단면에서 중앙부 이후까지, 그 비율을 바꾸면서 5Y-TCZP에 의한 투명감을 가지고 있다.

2. 'Tanaka Multi 5'의 특징

한편 ATD JAPAN의 'Tanaka Multi 5'의 경우 절단면에 해당하는 1층째는 5Y-TCZP만, 2층째는 5Y-TCZP와 4Y-TCZP의 혼합층, 3층째 이후는 모두 4Y-TCZP 단독으로 구성된 층으로 색에 그러데이션 변화를 갖게 하였다. 전체에서 두 번째 층이 차지하는 비율이 적기 때문에 특히 덴틴과 에나멜의 비율이 이행적인 절단면 1/3~중앙부까지에서는 투명감이 부족한 것처럼 필자는 느낀다. 그래서 'Tanaka Multi 5'를 사용하는 경우는 컬러링 시에 에나멜색을 일부러 중앙부 근처까지 연장하여 투명감을 표현하도록 하고 있다(그림 13 참조). 이와 같이 지르코니아 블럭의 특징을 고려하여 컬러링을 진행해야 할 필요가 있다.

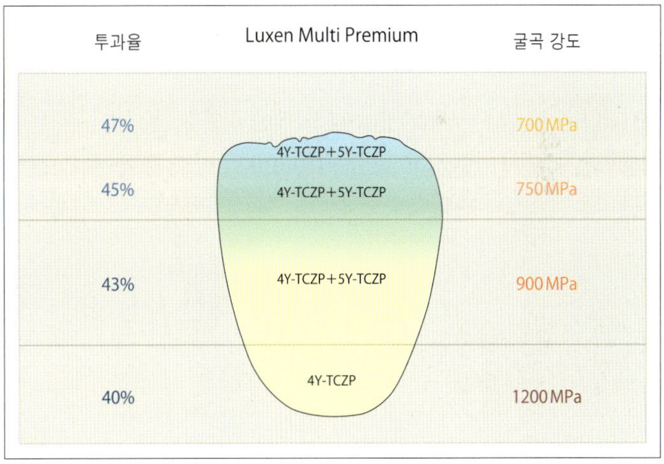

그림 44. 'Luxen Multi Premium'의 각 층 구성. 5Y-TCZP의 혼합 비율 범위가 넓고 이행적이다.

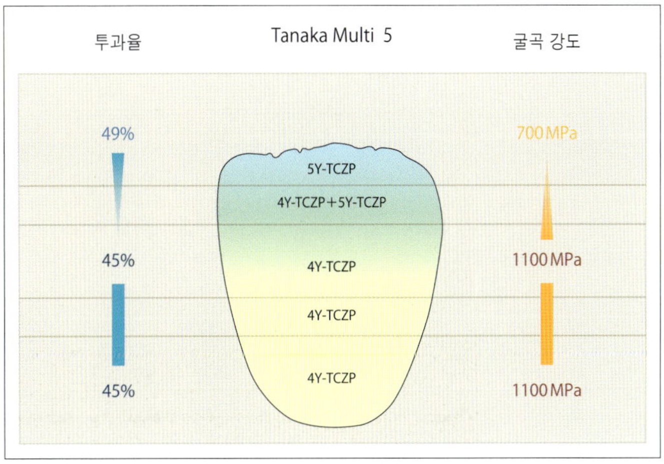

그림 45. 'Tanaka Multi 5'의 각 층 구성. 5Y-TCZP의 혼합 범위가 좁고 4Y-TCZP와 섞이는 두 번째 층의 폭도 좁게 설계되어 있다.

02 신터링 글레이징 포인트

신터링 포인트

싱글 크라운 등의 신터링에서는 크라운을 직접 소성 트레이에 두는 경우가 많을 것이다. 그러나 브릿지 등 특히 롱브릿지의 케이스에서는 신터링 중 자체 무게로 인한 변형이 있을 수 있으므로 그대로 단순하게 둘 수는 없다. 변형을 피하기 위한 일반적인 방법으로 지르코니아 비즈 위에 반소결 지르코니아를 두는 방법, 비즈를 사용하지 않고 전체를 평행하고 균일하게 놓을 수 있도록 교합면 쪽에 핀을 세우는 방법, 스태빌라이저(stabilizer)를 부여하여 받침대로 두는 방법 등이 있을 것으로 생각한다. 필자는 아주 큰 증례가 아니라면 기본적으로 스태빌라이저를 사용하지 않는다. 커넥터 등도 반소결 시점에서 모두 제거한 후 컬러링을 하고 직접 지르코니아 비즈 위에 놓고 신터링을 진행하고 있다.

Ⅰ. 스태빌라이저는 최대한 사용하지 않는다

a) 지르코니아 비즈 사용 시 포인트

지르코니아 비즈를 사용하는 장점으로서는 ① 신터링 후 분리 작업의 효율화, ② 스태빌라이저의 재료 낭비를 줄임, ③ 컬러링의 효과적인 응용 등 세 가지가 있다. 스태빌라이저나 커넥터를 남겨두고 신터링을 진행하면 소성 후 단단해진 지르코니아를 분리해야 하며 시간과 노력이 필요하다. 또한 핀이나 커넥터는 폐기되므로 블럭 재료의 손실도 경제적 부담으로 이어진다. 게다가 핀이나 커넥터가 연결된 부분은 컬러링을 진행하기 어려우며 주위보다 액의 스며드는 부분이 얕아져 색이 균일하게 되지 않을 수 있다. 지르코니아 비즈 사용은 이러한 문제점을 해결할 수 있다. 변형에 대한 우려도 생길 수 있지만, 균일하게 수축하는 우수한 성질의 블럭을 사용하고 비즈의 높이를 조정하여 모든 치아가 균등하게 접촉하도록 배치할 수 있다면, 브릿지라도 변형이 거의 없다는 것을 경험적으로 느끼고 있다(그림 1~6). 스태빌라이저 등의 쓸모없는 물건과 연결되어 있지 않기 때문에 수축 시에 불필요한 스트레스를 받지 않으며 롱브릿지의 신터링 시에도 파손 등의 리스크는 오히려 적어질 것으로 생각한다.

비즈 사용 시의 주의 사항으로 비즈가 크라운과 크라운의 연결부, 교합면 등에 끼어들기 쉽다는 점을 들 수 있다. 이런 경우 비즈는 이미 소결된 상태로 수축이 일어나지 않지만 그 비즈를 끼운 크라운부는 수축을 일으킨다. 따라서 중간에 끼어 있는 수축되지 않는 비즈가 크라운의 수축을 방해하여 변형이나 균열 등의 원인이 될 수 있다(그림 7, 8). 브릿지를 비즈 위에 놓을 때는 중간에 낀 비즈를 붓 등으로 제거하는 것이 바람직하다. 특히 MOD 인레이 등은 그 형태상 비즈가 끼기 쉽고 두께가 얇아서 균열 등이 일어날 가능성이 높으므로 특히 조심할 필요가 있다.

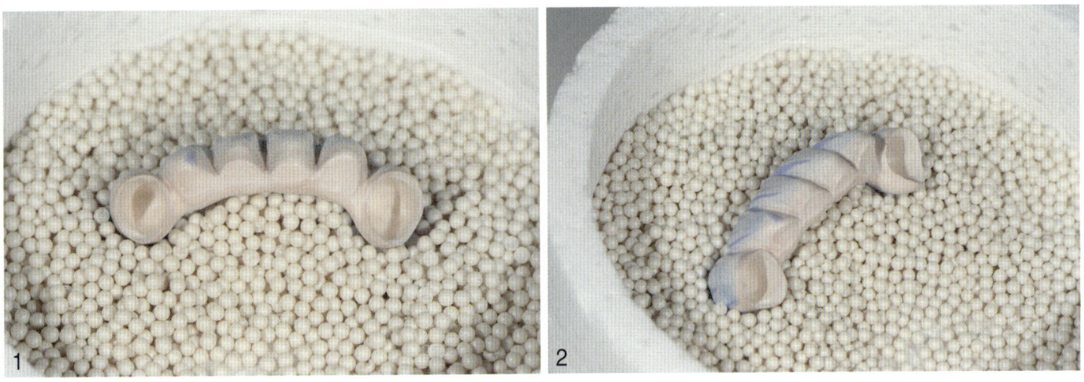

그림 1, 2. 6 유닛 전치부 브릿지의 신터링을 진행할 때에도 필자는 굳이 스태빌라이저는 사용하지 않는다. 각각의 치아가 비즈에 접촉하여 지탱되는 상태로 놓을 수 있다면, 자체 무게로 변형을 일으키는 일은 거의 없다. 연결부에 비즈가 들어가면 수축되지 않는 비즈가 브릿지의 소성 수축을 방해하여 브릿지의 변형으로 이어질 수도 있다. 비즈가 연결부 등에 끼어들지 않도록 주의하고, 끼어들어온 경우는 붓 등으로 제거한다.

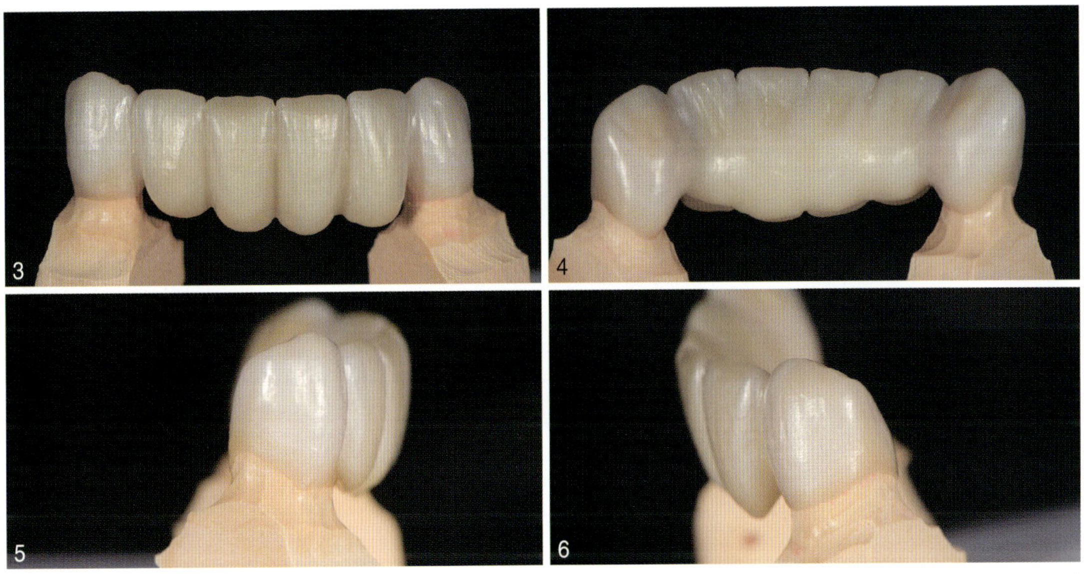

그림 3~6. 신터링 후의 동일한 브릿지. 마이크로스코프를 사용하여 약간의 내면 조정 후의 적합 상태는 매우 양호하다. 스태빌라이저를 사용하지 않아도 지르코니아 비즈를 사용하는 것으로 충분히 변형 없이 신터링이 가능하다. 만일 이 케이스에서 스태빌라이저를 사용한다면, 신터링된 단단한 커넥터를 절단하고 크라운에 남은 부분도 깎아내야 하는 등의 노력과 시간까지 걸리는 작업이 추가적으로 늘어난다. 또한 잘라낸 커넥터부는 프레신터 컬러링이 충분히 이루어지지 않았기 때문에 그 부분만 밝아질 가능성도 없지 않다. 스태빌라이저의 재료만큼의 손실과 그것을 깎아내는 시간과 가공용 툴 버의 소모 등도 생각할 수 있다. 변형을 막아 준다는 것은 확실하나 스태빌라이저를 사용하지 않는 신터링에 익숙해지면 이러한 손실을 막을 수 있다.

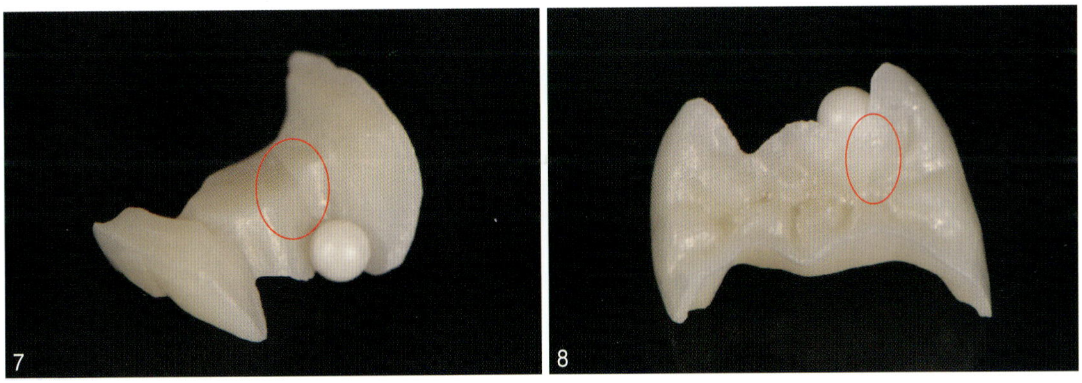

그림 7, 8. 신터링을 진행할 때 지르코니아 비즈가 끼어서 크랙이 발생한 지르코니아 인레이. 특히 MOD 형태의 인레이는 사이에 지르코니아 비즈가 끼기 쉽다. 수축을 일으키지 않는 지르코니아 비즈가 끼어들어온 인레이는 자신의 수축을 방해받아 변형이나 균열 등이 발생할 가능성이 있다.

b) 스태빌라이저, 커넥터 설정 포인트

전술한 바와 같이 필자는 대부분의 케이스에서 핀이나 스태빌라이저를 사용하지 않지만, 풀 아치 등 큰 경우에는 사용할 때가 있다. 만약 스태빌라이저를 받침대로 사용한다면, 브릿지가 자체 무게로 내려오는 힘에 대응할 수 있도록 제2대구치 가장 아래쪽에 있는 부분을 수직으로 커넥터로 스태빌라이저에 연결하는 것이 좋다. 또한 스태빌라이저와 브릿지를 연결하는 커넥터는 전체 치아로 설정하면 소성 수축 시에 스태빌라이저 쪽으로 당기는 힘이 강해지기 때문에 중앙(풀아치의 경우 중절치 사이)에서 부러지는 경우를 자주 보게 된다. 풀아치의 경우 치아 1개의 간격을 주는 정도로 설정하면 좋다고 생각한다.

2. 컬러링 후 임시소성

Luxen CL 등 컬러링 용액 대부분은 색의 근원이 되는 금속 산화물을 질산 등의 산으로 이온화하고 그것을 증류수 등으로 희석시킨다. 만졌을 때 인체에 영향을 미칠 정도의 농도는 아니므로 취급하는 데 문제는 없으나 함유된 약간의 산이 신터링 시 기화되어 전용 퍼니스(furnace)의 고장으로 이어질 가능성이 있으므로 소성 전에 다른 간이 오븐 등을 사용하여 임시소성을 한 번 실시한다. 이전 메탈을 주조하기 위해 사용하던 주조용 퍼니스(furnace)에서 건조한 적이 있는데, 신터링 후 색에 변화가 생겼다. 퍼니스 내에 남아 있던 어떠한 가스 성분이 영향을 미칠 가능성을 고려하여 전용 오븐을 준비하고 있다(그림 9, 10). 또한 'Tanaka ZirColor'는 산을 포함하고 있지 않으므로 컬러링 후 직접 신터링 전용 퍼니스로 소성을 할 수 있다.

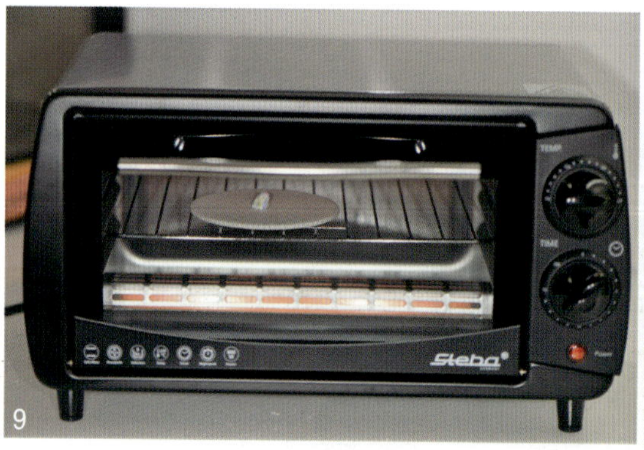

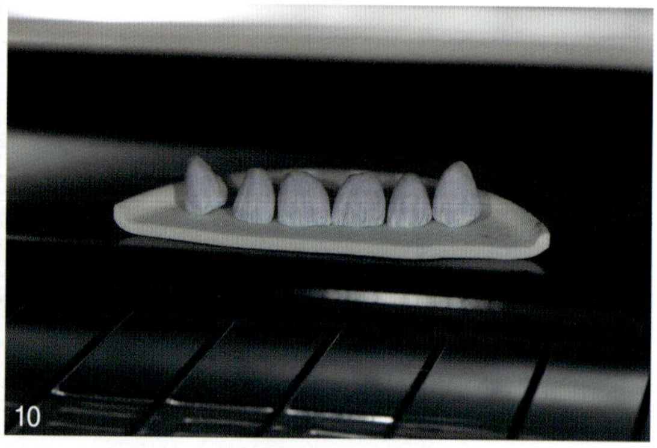

그림 9, 10. 임시소성용 간이 오븐. 컬러링 용액 내에 포함된 미량의 산에 의한 부식으로부터 신터링 전용 화덕을 보호하기 위해 신터링 전에 임시소성을 실시한다. 특별히 비쌀 필요는 없으며 가전 판매점 등에서 구입할 수 있는 몇 만원 정도의 것으로도 충분하다. 사용하는 착색액에 따라 다르지만 200℃ 정도로 10분 정도의 가열이 가능한 것이라면 문제없다.

3. 설비 환경의 차이에 의한 소성 결과

필자는 현재 독일에서 dental lab을 경영하고 있는데, 일본에서도 연수를 진행할 기회가 있었다. 그때마다 현지의 전용 퍼니스(furnace)를 사용하여 지르코니아를 신터링 해 왔는데, 일본에서는 투명감이 부족한 결과가 나온다는 것을 깨달았다(이런 현상은 필자가 사용하는 제조사와 다른 업체의 전용 퍼니스에서도 동일하였다).

그래서 필자는 같은 제조사 제품을 사용하는 일본의 dental lab 대표의 협력을 얻어 실험한 결과 같은 데이터, 블럭, 전용 퍼니스를 사용하여 같은 스케줄로 신터링을 실시하더라도 일본보다 독일에서 제작한 것이 더 투명하게 완성되었다. 또 이 경향은 스피드 신터링을 하면 더욱 뚜렷하게 나타났다(그림 11~15). 그 원인으로 독일의 전압이 230V로 일본에 비해 상당히 높은 것을 생각할 수 있다. 독일의 dental lab에서는 스피드 신터링을 진행하더라도 일반적인 소성 스케줄로 실시한 결과와 큰 차이 없지만, 일본의 실험에서는 좋은 결과를 얻을 수 없었으며 dental lab 대표의 평가도 마찬가지였다. 설명서의 수치만큼 투명하지 않다고 느끼는 분들에게는 신터링 전용 퍼니스의 조건을 재검토함으로써 사용하는 지르코니아의 잠재력이 더욱 높아질 가능성이 있음을 말해 두고자 한다. 단, 일본에서 변압기를 경유하여 230V로 올려 신터링을 진행해도 아직 약간 투명도가 낮은 상태로 완성되었다. 엄밀히 말하면 전압은 그 지역이나 각 가정에서 조금씩 차이가 있는 것 같고, 100V라는 수치도 어디까지나 평균값이다. 전압이나 전류의 사양에 관해서는 각 dental lab의 조정이 필요하며, 품질 향상 가능성은 있지만 거기에도 어느 정도 한계가 있다는 것을 추가로 말해 두고 싶다.

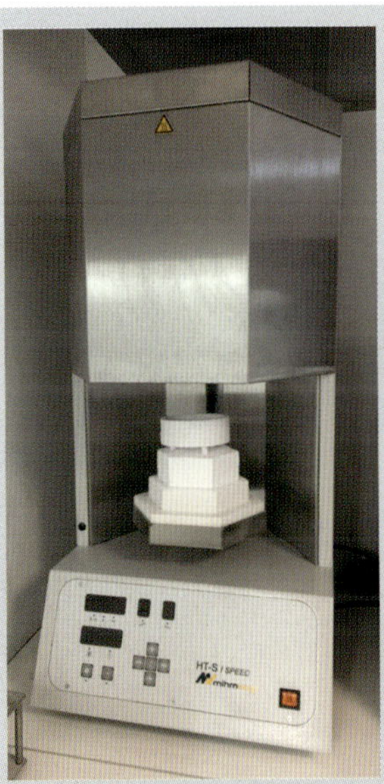

그림 11. 필자가 사용하고 있는 전용 퍼니스(HT-S/Speed, Mihmvogt).

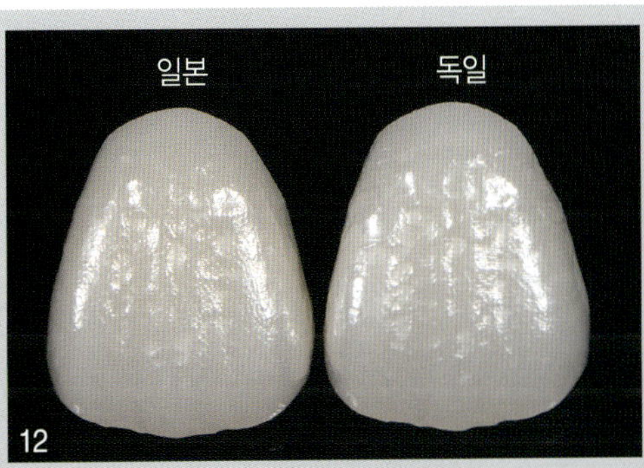

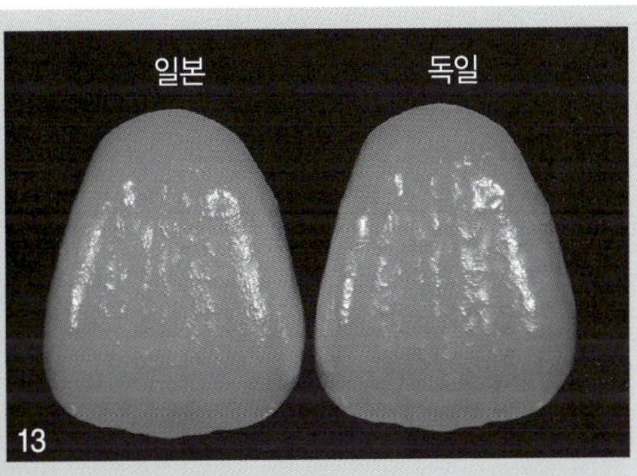

그림 12, 13. 일반적인 스케줄로 제작한 full zirconia 크라운(왼쪽이 일본의 dental lab, 오른쪽이 독일의 dental lab에서 제작). 제작 공정은 동일하지만 양쪽을 비교하면 독일 dental lab에서 신터링 한 크라운 쪽이 약간 더 투명감이 있다.

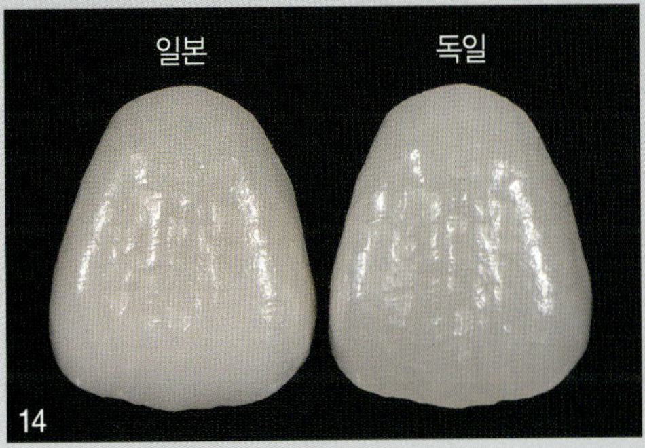

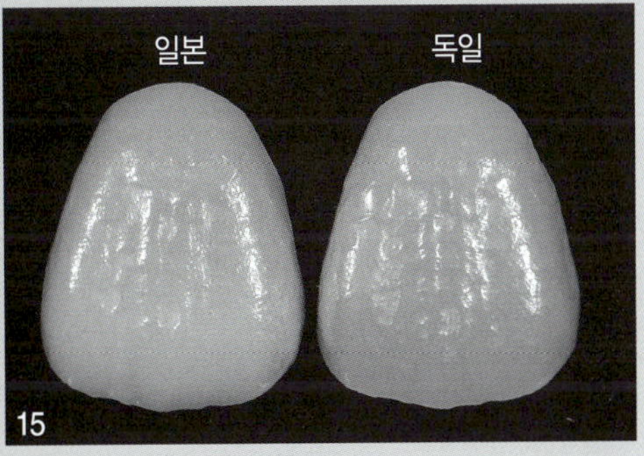

그림 14, 15. 스피드 신터링 스케줄로 소성된 크라운의 비교. 스피드 신터링에서는 그 차이가 더욱 뚜렷하다.

그림 11~15. 독일과 일본의 전용 화덕의 환경 차이가 지르코니아의 소성 결과에 미치는 영향에 대한 실험. 필자와 동일한 제조사 제품의 전용 화덕을 사용하고 있는 dental lab 오너의 협력을 얻어 같은 데이터, 디스크, 전용 화덕(일본 측도 230V로 변압), 스케줄로 신터링 한 전치 full zirconia 크라운을 일본과 독일 두 나라에서 제작하여 각각의 완성도를 비교하였다. 그 결과 일반적인 스케줄로 신터링된 크라운의 투명감은 필자의 독일 dental lab에서 제작한 것이 약간 더 높은 정도였으나 스피드 신터링에 관해서는 상당한 차이로 독일에서 신터링 한 것이 투명감이 높았다. 설명서의 수치만큼 투명감이 없다고 느끼는 분들에게는 신터링 전용 화덕의 조건을 재검토함으로써 사용하는 지르코니아의 잠재력이 더욱 높아질 가능성이 있음을 말해 두고자 한다.

글레이징 포인트

1. 글레이징 전 연마의 중요성

술자에 따라서 신터링 후 크라운을 연마하지 않고 표면에 샌드블라스트로 글레이징을 진행하는 사람도 있는 것 같다. 그러나 필자는 특히 교합면 등 교합이 되는 부위는 얇은 글레이징층이 마모 등으로 없어질 확률이 높다고 생각한다. 지르코니아의 단단하고 거친 표면은 대합치를 손상시키거나 마모될 우려가 있음을 고려하여 필자는 글레이징 전에 연마하여 표면이 매끄럽고 광택이 나도록 신경 쓰고 있다. 또한 신터링 후 지르코니아 크라운 표면은 흰색 막으로 덮여 있다. 이 막이 남아 있는 상태로 글레이징을 진행하면 연마한 것에 비하여 투명감이 약간 떨어질 수 있으며 post-sinter stain에도 영향을 주는 요인이 될 수 있다. 이 막은 실리콘 포인트 등으로 간단히 제거할 수 있기 때문에 글레이징 전에 연마하여 크라운 본래의 착색된 색으로 돌려 놓는 것이 좋다(그림 16~19). 이런 이유 등으로 신터링 전 연마가 중요하다.

2. 글레이징 온도 설정

Full zirconia 보철물의 글레이징에서는 소성 온도와 스케줄 설정에 주의가 필요하다. PFZ 등과 비교하면 full zirconia 보철물에서는 포세린(글레이징재)의 비율이 극히 적고 열전도성이 낮은 지르코니아가 대부분을 차지한다. 따라서 PFZ와 같은 소성 스케줄로 글레이징을 진행하면 크라운이 대부분의 열을 흡수하기 때문에 광택이 충분히 나지 않을 수도 있다. 사용 중인 전용 퍼니스(furnace)의 성능에 따라서 다르겠지만 필자는 글레이징 진행 시 최종 온도와 소성 시간을 모두 PFZ보다 높고 길게 설정하고 있다. 이는 뒤에서 설명하는 포세린 파우더를 사용한 스프레이 글레이즈에서 특히 중요하다.

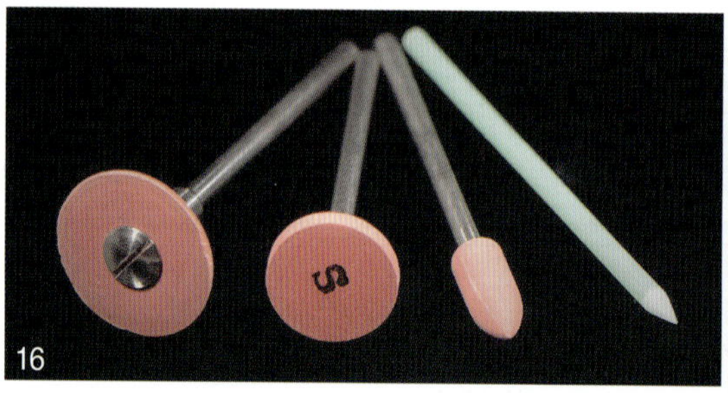

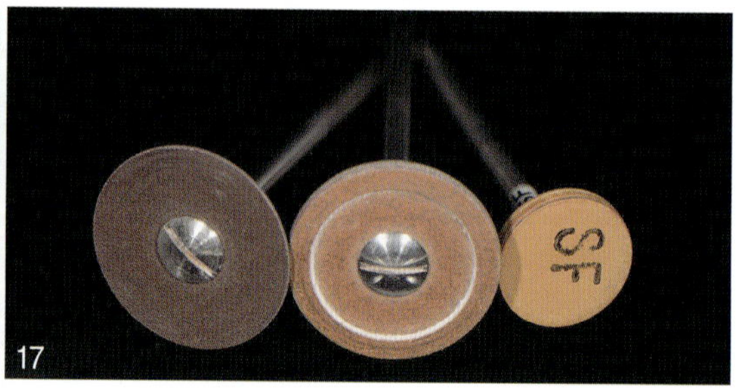

그림 16, 17. 신터링 후 지르코니아 크라운을 연마하는 데 사용하고 있는 'PERLA-DIA'와 '세라믹 파이버 포인트 나노 C(거친 표면)'(MACHINE TOOL CHUO). PERLA-DIA의 S 시리즈(**그림 16**: 왼쪽부터 S20ZS, P12ZS, P5ZS)만으로 신터링 후 지르코니아 표면에 존재하는 흰색 막을 제거하고 표면을 충분히 매끄럽고 광택이 나도록 할 수 있다. 형태 수정을 같이하는 경우는 S20ZF(**그림 17** 왼쪽)를, 강한 콘택트 조정 등 삭제하면서 면을 매끄럽고 광택이 나게 유지하고 싶은 경우는 S25MC(. 가운데)를, 교합면 접촉점 조정 등의 특별히 더 매끄럽고 광택이 나도록 마무리하고 싶은 경우는 P12ZSF(**그림 17** 오른쪽)를 필자는 사용하고 있다. PERLA-DIA 시리즈는 실리콘 재질이 아닌 고무를 사용하고 있어 오일이 나오지 않는 특성이 있다.

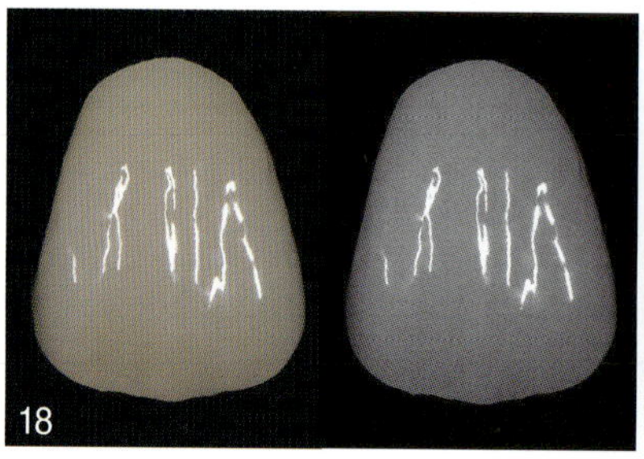

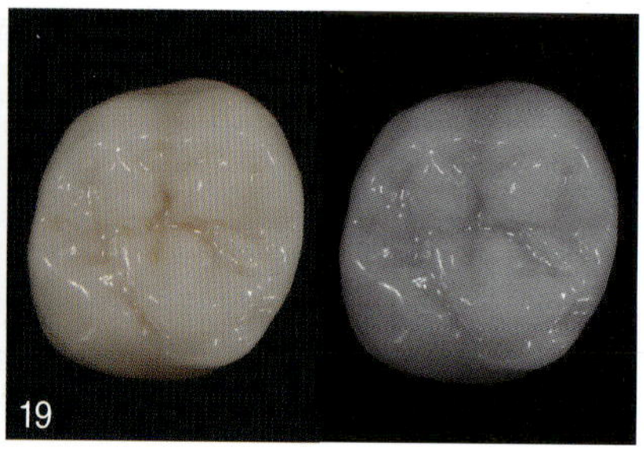

그림 18, 19. 원심 절반은 연마하고 근심 절반은 연마하지 않고 그레이징을 진행한 전치와 구치의 full zirconia 크라운. 신터링 후 표면의 흰색 막을 제거하지 않은 근심 쪽에서 약간 투명감이 떨어져 명도가 높아졌다.

에어브러시를 사용한 포세린 글레이즈 활용

멀티레이어 블럭은 치관 절단면에서 치경부에 수직적인 층으로 이루어진 색 변화를 표현하는 데에는 우수하지만 자연치의 덴틴과 에나멜 같은 두께 차이에 의한 색 재현성에는 충분하다고 말할 수 없다. 이 두께에 의해 표현되는 자연치의 특징을 재현하는 데 포세린 축성보다 나은 테크닉은 현재로는 없다고 생각한다. 하지만 이 3차원적인 표현을 full zirconia 보철물로 다소나마 가능하게 해 주는 것이 지르코니아 표면에 실시하는 글레이징이다.

붓칠법과 스프레이법의 차이

일반적인 글레이징 방법으로는 ① 지르코니아용 포세린의 글레이징 재료를 붓으로 바르는 방법과 ② 스프레이 타입의 글레이징 재료(Tanaka Z-Luster:ATD JAPNA 등)를 뿌려 주는 방법이 있다. 모두 유리 계열의 재료를 보철물 표면에 부착·용융시켜 광택을 내는 점에서는 동일하다고 할 수 있지만, 그 재료를 표면에 부착시키는 과정은 스프레이로 뿌려 주는 것과 붓으로 바르는 것에 따라 큰 차이가 있다.

붓칠법은 액체 상태인 글레이징 재료가 중력의 영향을 받는다. 즉, 크라운의 융선 등 볼록한 면에서는 글레이징 액이 흘러내려 얇아지며 오목한 면에는 쌓여서 두꺼워지기 쉬운 성질을 갖는다(그림 20). 또한 글레이징 전처리로서 필자와 같이 실리콘 포인트로 크라운을 연마한 경우, 표면에 남는 실리콘 막에 의해 표면에서 액을 흡수하는 성질이 낮아져 녹은 글레이징 재료가 스며들지 못하고 표면에서 튕겨 나온다. 작업 전에 800℃ 이상의 온도에서 크라운을 한 번 구워 주면 표면의 흡수성도 좋아지는데, 이것을 위해서 소성 횟수를 늘리는 것은 시간적으로 효율적이지 못하다.

반면 스프레이법은 뿌려지는 부분에 균일하고 얇게 글레이징 재료를 부착시킬 수 있어 기존의 붓칠법에 비해 우수하다고 생각한다. 게다가 크라운을 포세린 전용 퍼니스에서 미리 가열한 후에 스프레이를 뿌리면 액은 크라운에 뿌려진 직후 기화하기 때문에 튕기는 현상 없이 표면에 균일하게 분사될 수 있다.

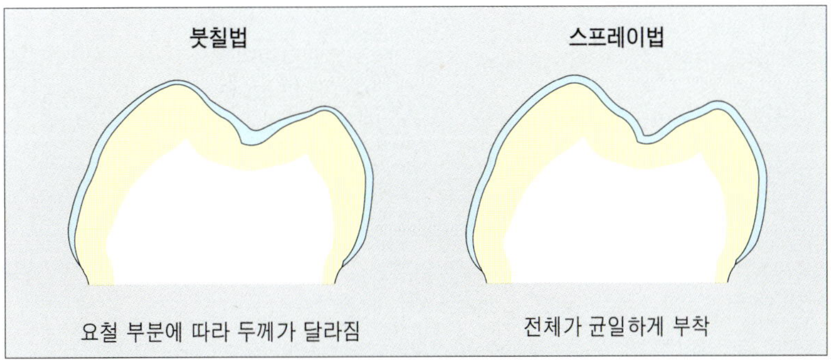

그림 20. 붓칠법과 스프레이법의 차이. 붓칠법에서는 약간 액체가 흘러내리므로 교합면의 홈 등의 오목한 부분이나 중력으로 흘러내린 하부는 두꺼워지고 교두정(절연)이나 풍융부 등에서는 얇아지기 쉽다. 반면 스프레이 그레이즈에서는 전면에 균일하게 글레이징 재류가 도포될 수 있다.

2. 포세린 글레이즈의 장점

앞에서 설명한 바와 같이 스프레이법은 붓칠법보다 좋다고 생각되지만, 단점으로서 대부분 제조사의 기존 스프레이 제품은 단일 색상만 준비되어 있다. 'Tanaka Z-Luster'의 경우는 A2의 에나멜 색상뿐이기 때문에 특히 에나멜의 채도나 빛 투과성이 높은 경우에는 색 표현에 한계가 있다. 그래서 필자는 기존의 축성용 포세린 파우더를 에어브러시로 뿌려 주는 글레이징 방법을 선택했다. 스프레이 방식으로 얇고 균등하게 글레이징 재료를 부착시킬 수 있는 우수함과 함께 포세린의 다양한 색과 물성에 따른 특징(형광성이나 오팔 효과 포함)을 full zirconia의 표면층에 활용할 수 있게 된다(그림 21). 이는 자연치 느낌을 표현하는 데 매우 중요한 의미를 갖는다(92페이지 Column 1 참조).

또한 PFZ용 포세린은 일반 글레이징 재료보다 강도적으로도 우수하기 때문에 교합이나 저작, 칫솔질에 의한 마모에 저항 효과도 있다고 생각한다. 지르코니아의 표면이 강해 대합치와 접촉을 피하고자 하는 경우에는 CAD 디자인 시 축성을 한 층 더 할 수 있도록 미리 공간을 확보한 후 그 공간에 포세린을 축성하여 교합시키는 방법도 가능하다. 게다가 zirconia의 내면에 포세린을 뿌려 주고 소성하면 세팅 전에 샌드블라스트 처리가 가능해진다. 이로써 full zirconia·온레이·인레이 등에서 접착 강도의 향상을 도모할 수 있다.

3. 포세린 글레이즈에 필요한 재료 및 기기

포세린 글레이즈를 실시하는 데 필요한 것은 PFZ용 포세린 파우더, 에탄올 용액, 에어브러시이다.

a) 포세린 파우더

포세린 파우더는 full zirconia의 팽창계수와 일치하기만 하면 어떤 제품이든 사용할 수 있다. 글레이징을 진행하는 것이 목적이기 때문에 에나멜색과 반투명 파우더가 될 것이다. 파우더는 제조사에 따라 색, 물성에서 여러 가지 특징이 있다. 색면에서는 파랑 계열, 오렌지색 계열, 분홍색 계열 등의 색 차이와 더불어 빛 투과성이나 오팔 효과의 유·무 등도 차이가 있다. 또 물성적으로는 강도의 차이나 표면 성질과 상태의 차이, 소성 온도의 차이 등을 생각할 수 있다. 사용하는 포세린은 어떤 포세린을 사용해도 문제가 없기 때문에 그 용도에 맞는 것을 선택할 수 있다(그림 22).

b) 에탄올 용액

파우더 상태로는 분사해서 색을 칠할 수 없기 때문에 포세린을 에탄올 용액(그림 23)에 섞어 액상으로 만든다. 에탄올 용액을 사용하는 이유는 높은 휘발성과 손쉽게 구할 수 있는 구입 용이성, 안전성 때문이다. 에탄올 용액은 휘발성이 매우 높기 때문에 미리 대상체를 따뜻하게 해 두면 부착 후에 빠르게 건조시킬 수 있다. 이것으로 액체가 흘러내리는 것을 방지하고 액체 속에 포함된 포세린 가루가 그 장소에 머물도록 할 수 있다. 또한 사용 후에 그대로 뚜껑을 덮어 그 용기를 장기 보관하더라도 곰팡이 등이 발생하지 않는다. 수지용 알코올 소독액으로도 대체할 수 있지만 성분 중에 full zirconia에 특별한 영향을 미치는 물질이 포함되어 있는지를 확인해야 한다. 에탄올과 포세린 파우더의 비율은 파우더가 액체 내에서 침전된 상태에서 부피 대비 1:1 혹은 약간 액이 많은 정도가 이상적이라고 생각한다(그림 24).

c) 에어브러시

에어브러시는 특별히 비싼 것을 사용하고 있지 않다. 일반 인터넷 쇼핑몰에서 3,000엔(약 32,000원) 안팎으로 구입한 것이다(그림 25). 이 에어브러시를 기공소에 일반적으로 설치되어 있는 컴프레셔에 연결하기만 하면 된다. 분무용 액체 용기는 노즐보다 아래에 위치한 것이 좋다. 제품 중에는 노즐 위에 탱크가 붙어 있는 것도 있지만 포세린 가루가 가라앉아 노즐이 막힐 우려가 있다.

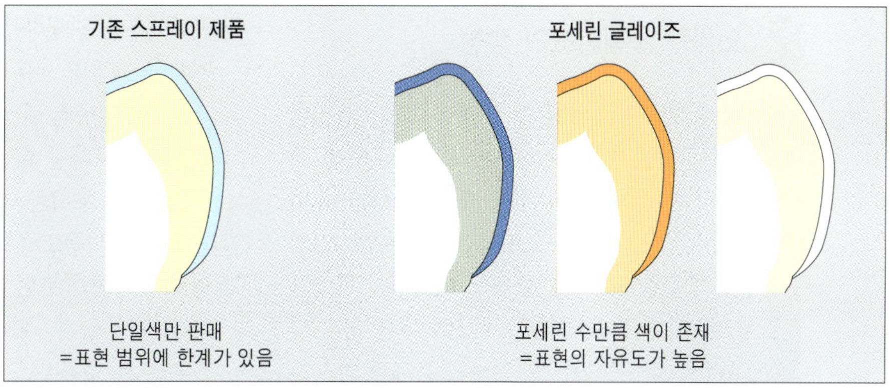

그림 21. 포세린 글레이즈의 우수성. 단일 색상만 있는 기존 스프레이 글레이즈와 달리, 포세린 파우더의 수만큼 표면층에 색과 광학 특성을 부여할 수 있다. 따라서 증례에 따른 표현의 자유도가 높다. 기본적으로 지르코니아와 열팽창계수가 일치하면 모든 포세린을 사용할 수 있을 것이다.

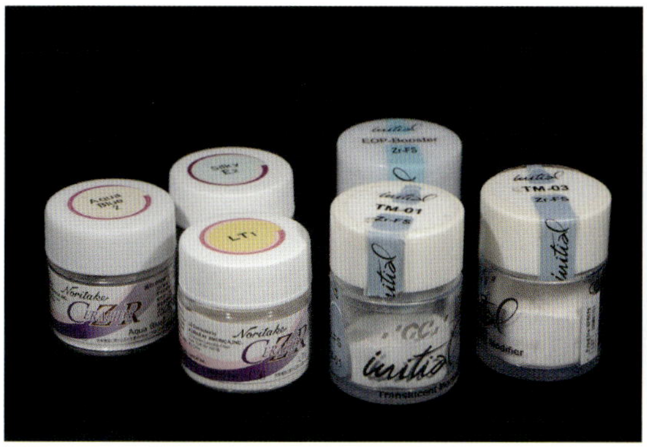

그림 22. 'Cerabien ZR'과 'Initial Zr-FS'. 에나멜이나 반투명계의 포세린을 글레이징 재료로 대체하여 사용함으로써 다양한 색의 변화를 full zirconia에 표현할 수 있다. 일반 글레이징 재료보다 강도가 높기 때문에, 대합치와의 교합이나 식사, 칫솔질 마모에 저항 효과가 있다고 필자는 생각한다. 기본적으로 지르코니아와 열팽창계수가 일치하면 모든 포세린을 사용할 수 있다.

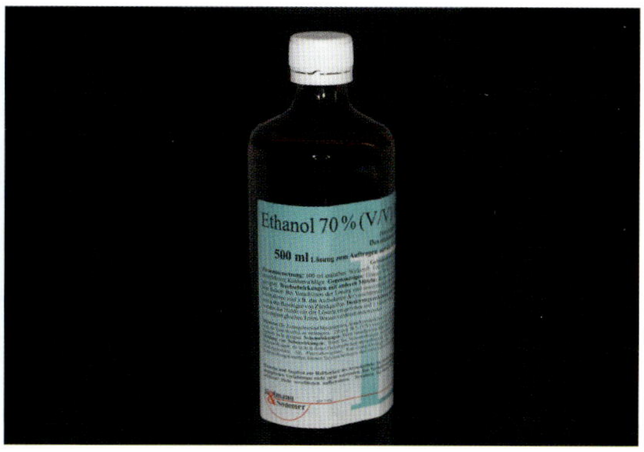

그림 23. 에탄올 용액. 스프레이 분무 시 에탄올 용액에 포세린을 섞어 사용한다. 휘발성이 높은 에탄올 liquid를 사용함으로써 가열된 full zirconia에 뿌리면 에탄올이 빠르게 기화되므로 포세린을 얇고 균등하게 부착시킬 수 있다.

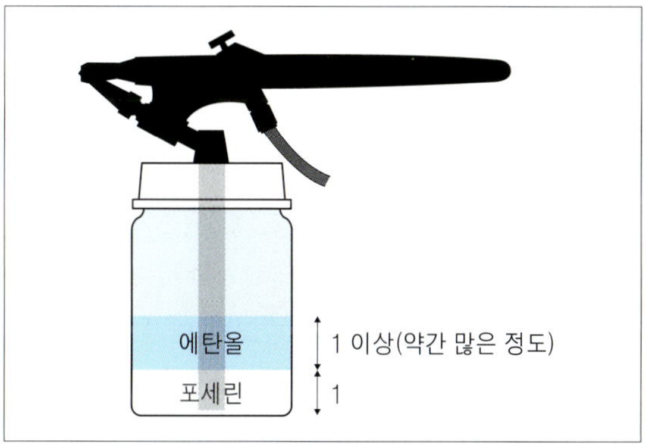

그림 24. 에탄올과 포세린의 혼합비. 파우더가 침전된 상태에서 부피비 1:1 또는 약간 액이 많도록 한다.

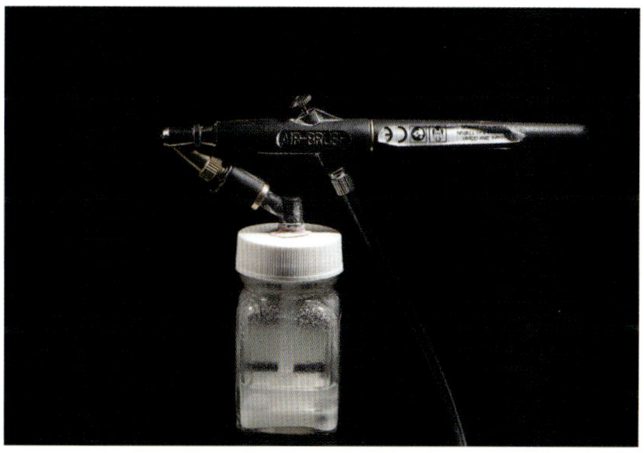

그림 25. 에어브러시. 특별히 비싸지 않은 시중 제품으로 충분하다. 가공소에 있는 컴프레셔에 연결하여 사용한다. 포세린 파우더를 에탄올 등에 섞어 에어브러시로 뿌려 주는 것으로 얇고 균일한 포세린층을 지르코니아 표면에 만들 수 있다. 분무 액체 용기는 노즐보다 아래에 위치한 것이 좋다. 제품 중에는 노즐 위에 탱크가 있는 것도 있으나 포세린 가루가 가라앉아 노즐이 막힐 가능성이 있으므로 피한다.

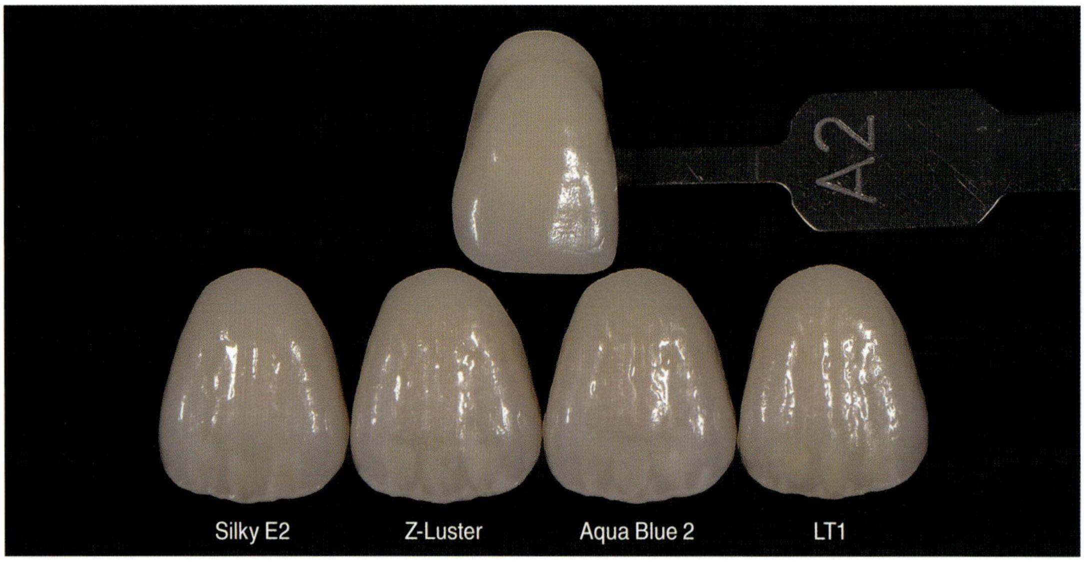

그림 26. A2 블럭을 동일한 과정으로 깎아내고 컬러링, 신터링 한 full zirconia 크라운에 각각 다른 포세린을 에어브러시로 표면에 뿌려 주고 소성하여 글레이징을 실시하였다. 사용한 포세린은 왼쪽부터 Cerabien ZR의 Silky E2, Tanaka Z-Luster, Cerabien ZR Aqua Blue 2, Cerabien ZR LT1이다.

4. 포세린을 분사시키는 효과

실험을 위해 A2 멀티레이어 블럭에서 4개의 지르코니아 크라운을 깎아내어 pre-sinter stain, 소성·연마까지 실시했으며, 4종류의 다른 포세린으로 글레이징을 실시했다(그림 26).

a) Silky E2

흰색의 약간 불투명한 에나멜 계열의 포세린이다. 명도를 높이고 싶거나 표면의 희끗희끗한 에나멜을 표현하고 싶을 때 사용하면 좋다.

b) Aqua Blue 2

파란색 반투명 계열의 포세린으로 오팔 효과도 있다. 명도를 낮추고 싶을 때나 투명감이 있는 에나멜색에 맞추는 경우에 사용하면 내부의 명도는 약간 높고 표면층의 에나멜 부분에서는 명도가 낮은 콘트라스트 효과를 낼 수 있다.

c) LT1

조금 오렌지색을 띠는 색과 오팔 효과를 가진 반투명계 포세린이다. 전체적으로 채도를 올리고 싶은 경우나 색으로 따뜻한 느낌을 갖게 하고 싶은 경우 등에 적합하다. 오팔 효과가 강하기 때문에 야마모토 신(山本 真) 씨가 제창하는 역오팔 효과를 유발하여 더욱더 오렌지색이 강해지는 것처럼 느껴진다.

d) Tanaka Z-lunter(기성 제품 스프레이)

A2에 해당하는 에나멜색을 가지는 기존 스프레이 캔 제품으로 뉴트럴한 효과를 가진다. 가스가 없어지더라도 캔 안에 아직 재료가 남아 있다면 캔을 가위로 잘라 남은 재료를 에어브러시 용기에 넣어 사용할 수도 있다.

* * *

결과를 보면 각 포세린 파우더의 특징들이 full zirconia 크라운에 반영되었다. 20~30㎛ 정도의 얇은 층이므로 큰 색 변화를 가져올 수는 없지만, full zirconia의 색에 변화를 일으키는 것은 틀림없다고 할 수 있다. 또한 각 재료는 분무 후에 1,100℃에서 2분이라는 일반적인 소성 온도(Cerabien ZR의 글레이징 온도는 930℃ 정도)보다 고온으로, 긴 가열 시간으로 소성하고 있다. 이는 앞에서 설명한 지르코니아의 열전도성 문제뿐만 아니라 포세린이 알갱이 형태이기 때문에 약간 오버글레이즈를 하지 않으면 표면의 성질과 상태가 부드러워지지 않는다는 점을 고려한 것이다. 광택이 제대로 나타나지 않으면 소성 일정에 대한 재검토도 고려해야 한다.

에어 스프레이 글레이징 순서

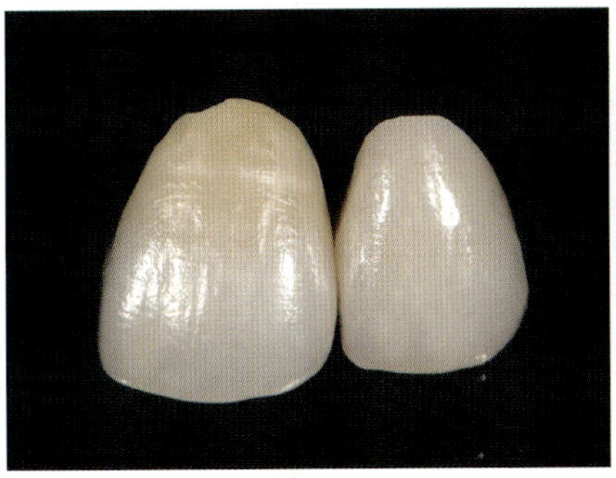

그림 27. 신터링 후 크라운 표면의 흰색 막을 연마로 제거한다.

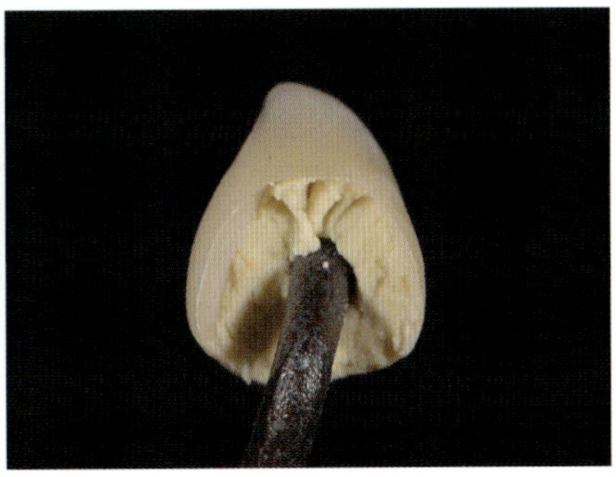

그림 28. 크라운 내부에 페그를 채우고 크라운을 소성용 핀에 고정한다.

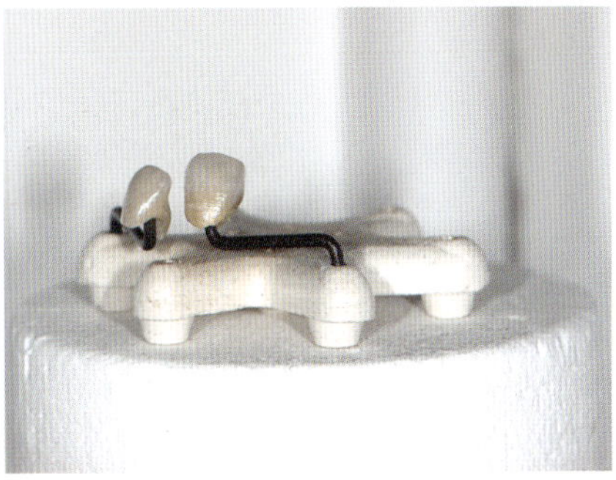

그림 29. 크라운을 트레이에 올려 포세린 전용 퍼니스에서 페그를 건조시킴과 동시에 크라운을 가열한다. 수십 초 정도면 충분하다.

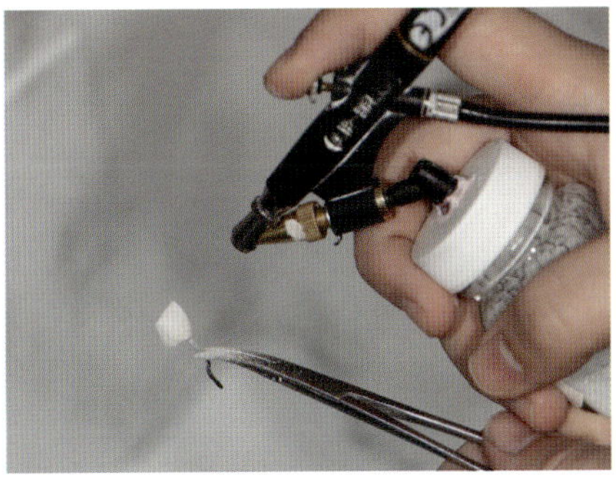

그림 30. 건조된 핀에 고정된 크라운에 에어스프레이로 포세린을 뿌려 준다. 가열된 크라운에 부착된 직후 에탄올 액은 증발하고 포세린 가루가 크라운에 얇은 피막으로서 고정된다. 스프레이와 크라운 거리는 15cm 정도 떼며, 2 Bar 정도의 압력으로 분사한다. 길게 눌러서 계속 뿌려 주면 에탄올이 증발하지 못하고 액체로 흘러내리기 때문에 한 번씩 짧게 여러 번 뿌려 주는 게 좋다.

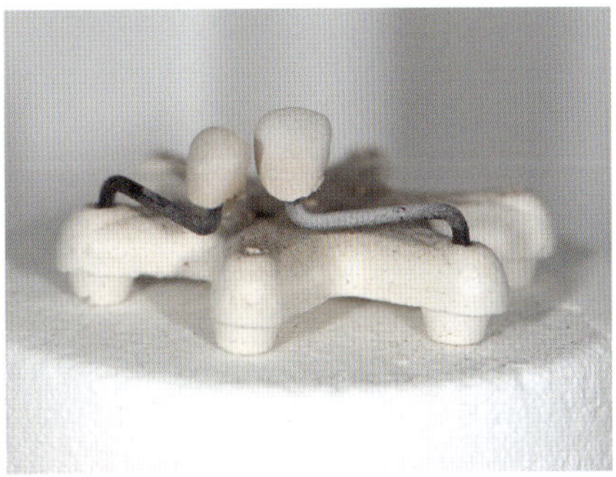

그림 31. 소성용 트레이에 돌려 놓고 1,100℃에서 2분 30초를 가열하고 진공 상태에서 소성한다. 분사된 포세린층은 매우 얇고, 상대적으로 지르코니아 크라운이 더 많은 열량을 흡수해 버리기 때문에 일반적인 소성 온도보다 높게 해야만 한다. 또한 글레이징을 하여 윤기 나는 표면을 만들기 위해서는 다소 오버 베이크가 되도록 온도 설정을 해야만 한다. 지르코니아는 열전도성이 높지 않기 때문에 1분에 30~40℃ 정도로 여유 있게 온도가 오르고 내리도록 해야 할 필요가 있다. 이러한 이유로 최종 온도에서의 가열 시간도 길어지지만, 당연히 사용하는 포세린 파우더의 소성 온도에 따라서 조건이 변한다는 것을 고려해야만 한다.

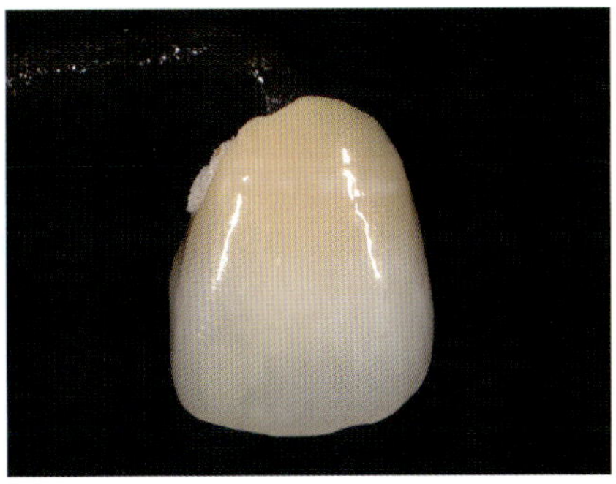

그림 32. 포세린을 에어브러시로 분사하여 소성하고 글레이징 한 full zirconia 크라운.

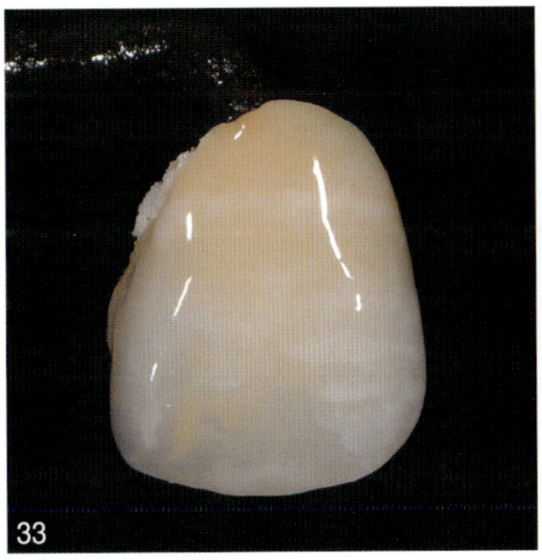

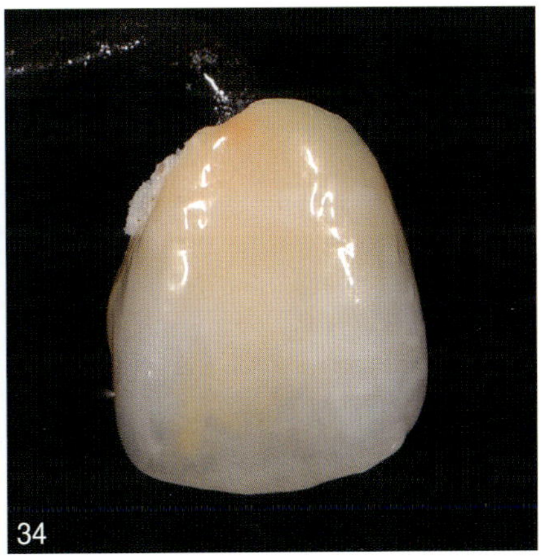

그림 33. 'MIYO'(JENSEN)를 사용하여 스테인으로 캐릭터라이즈된 크라운. Pumpkin으로 mamelon을 보충하여 표면의 하얗게 석회화한 주파조를 Linen과 Lumin Plus를 섞어 표현하였다.

그림 34. 소성 후 크라운. 보통 MIYO의 소성 온도는 720℃이나 두께가 얇고 밑바탕의 포세린과 지르코니아와 온도차가 있으므로 한 번의 소성으로 매끈하고 광택이 나는 글레이징 면을 만들기 위해서는 소성 온도를 올릴 필요가 있다. 이 크라운은 780℃에서 1분 계류를 주고 진공 상태에서 소성하였다. MIYO의 두께가 충분한 경우 일반적인 720℃ 정도의 소성 온도로 좋을 것으로 생각하지만, 2~3회로 횟수를 거듭하는 경우는 온도를 내리면서 소성할 필요가 있다. 당연히 포세린 전용 퍼니스에 따라 온도가 다른 것도 고려해야 한다.

COLUMN Vol.01

글레이징 재료와 포세린의 구조 차이

포세린과 일반적인 글레이징 재료를 비교하면, 내부에 포함되는 결정 입자나 컬러 피그먼트의 함유량이 다르다고 생각한다. 보통 포세린은 빛 투과성을 높이는 장석을 베이스로, 강도를 높이는 석영 등(결정체를 잘게 한 입자)이나 부형성을 높이기 위한 카올린, 필요로 하는 소성 온도를 낮추기 위한 붕사, 색을 표현하기 위한 금속 산화물 등을 25% 정도 포함하고 있다. 이것들의 비율은 제조사나 소성되는 재료의 팽창 계수에 따라 달라진다.

장석은 결정 상태로는 빛 투과성이 낮고 용융 온도가 높기 때문에 사전에 유리 상태로 분쇄하여 만든 것(프릿)이 주로 사용되고 있다. 이것들을 함유한 포세린 파우더는 가열하면 외곽을 남겨 놓고 소결되기 때문에 내부로 입사한 빛이 산란하여 빛 투과성이 약간 낮아지고 밝아진다. 그러나 소성이 더욱 진행되면 외곽이 용융되어 일체화되고, 빛 투과성이 증가한다. 내부에 포함된 석영 등의 결정 입자는 내부에 결정 구조를 가지므로 용융 온도도 높고, 장석이 용융되어도 그 결정의 외곽을 유지한다.

유리 성분은 용해되어 액체가 된 상태에서 굳어져 유동성이 없어지는 시점에서 어모퍼스(amorphous)라는 액체와 고체의 중간 상태가 된다. 어모퍼스는 결정을 생성하지 않기 때문에 빛이 내부로 들어오면 굴절은 일어나지만 산란되지 않아 대부분의 빛은 그대로 투과된다. 그러나 유리 성분에 결정 입자가 더해지면 입자 외곽에서 산란을 일으키고, 그 빛이 다른 결정 입자에 부딪쳐 산란을 확대하기 때문에 밝기가 증가한다. 이 효과는 결정 입자의 양이 많아질수록 더욱 늘어난다. 여러 번 소성을 한 포세린이 점점 명도가 낮아지는 것은 내부의 결정 입자가 녹아내려 그 외곽을 잃어서 내부에서 산란이 줄어들고 투과하는 빛이 증가하기 때문이다(그림 A). 포세린이 색상을 가지고 있는 것은 마찬가지로 유리 내부에 포함된 컬러 피그먼트에 빛이 부딪쳐 반사되기 때문이다.

유리체 내부에 결정 입자가 증가하면 강도가 높아지지만 동시에 융점도 올라간다. 글레이징 재료는 형태가 준비된 포세린 위에서 밑바탕의 포세린이 용융되는 것보다 빠르고, 낮은 온도에서 녹음으로써 표면의 윤기를 내는 효과가 있기 때문에 용융점은 포세린보다 약간 낮아야 한다. 그러므로 결정 입자의 함유량이 적고 빛 투과성이 높은 유리가 주체가 된다.

게다가 글레이징 재료는 대부분이 무색투명하기 때문에 컬러 피그먼트 등은 거의 들어 있지 않다고 생각한다. 이러한 글레이징 재료로 글레이징된 full zirconia 크라운은 크라운 표면에서의 입사광, 하층에 있는 지르코니아로부터의 반사광도 잘 투과되는 데다가 내부의 지르코니아색 자체를 비추기 때문에 그다지 입체감을 느끼지 못한다.

밑바탕인 지르코니아 표면에 에나멜색을 주는 것으로도 어느 정도의 색 표현은 가능하나 이것만으로는 어디까지나 'body'의 색을 표현한 것으로, 표면층에 에나멜이 있는 듯한 입체감은 재현할 수 없다. 입체감을 내려고 무리하게 글레이징 재료의 층을 두껍게 하면 반사광이 줄어들어 명도가 떨어질 우려가 있다. 그러나 포세린으로 표면을 글레이징 하면 비록 얇은 층이라도 포세린 내부에서 산란이 일어나 자연치의 에나멜과 같은 효과를 낼 수 있다. 게다가 함유되어 있는 컬러 피그먼트에 의해 포세린 그 자체의 색도 표현할 수 있고, 일반적인 빛 투과성이 높은 글레이징 재료를 사용하는 것에 비하여 입체감을 내기 쉽다(일반적인 글레이징 재료를 사용하는 것이라면, 화이트 같은 스테인과 혼합하는 것도 유리하다).

또한 형광성을 부여할 수 있는 것도 포세린 글레이즈의 우수성 중 하나이다. 형광성이 없는 지르코니아에서 보철물을 제작할 경우 자연치가 가진 형광성을 갖게 하는 것이 바람직하다. 이 형광성은 자외선을 가시광선으로 발산하기 때문에 야외와 같은 자외선량이 많은 곳에서 자연치는 반사광 이상으로 발광하게 된다. 따라서 그 조건 아래에서는 형광성이 없는 보철물이 자연치보다도 명도가 낮아질 것으로 생각한다. 이 점을 고려하더라도 형광성을 가진 포세린으로 글레이징 하는 것이 효과적이라고 필자는 생각한다(그림 B~D).

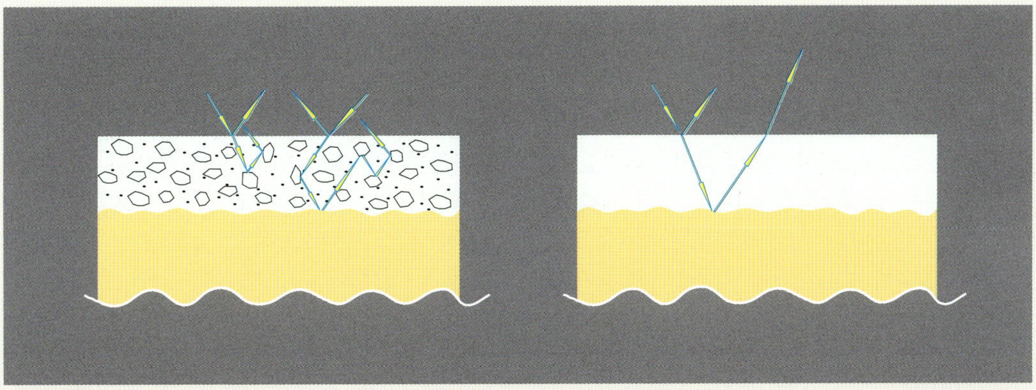

그림 A. 포세린에 입사된 빛은 포세린 내부에 존재하는 결정체나 컬러 피그먼트 등에 부딪혀, 내부에서 산란광으로서 주위에 있는 결정체 등에 반사되기 때문에 밝기가 높아진다. 그리고 컬러 피그먼트의 반사에 의해 색이 나타나기 때문에 에나멜로서의 물체적 입체감을 자아낸다. 그러나 유리를 주성분으로 하고 결정체 등의 반사체를 거의 가지지 않는 글레이징 재료에서는 빛이 들어와도 내부 지르코니아 표면에서 반사되기 때문에 거의 밑바탕인 지르코니아의 색을 보여주고 있을 뿐이다. 이러한 반사가 적은 글레이징 재료를 두껍게 하면 각도에 따라서는 내부에 반사되지 않고 투과하는 빛도 늘어나고 그 두께에 의하여 빛이 줄어들어 명도가 내려가는 경우도 있으므로 주의해야 한다.

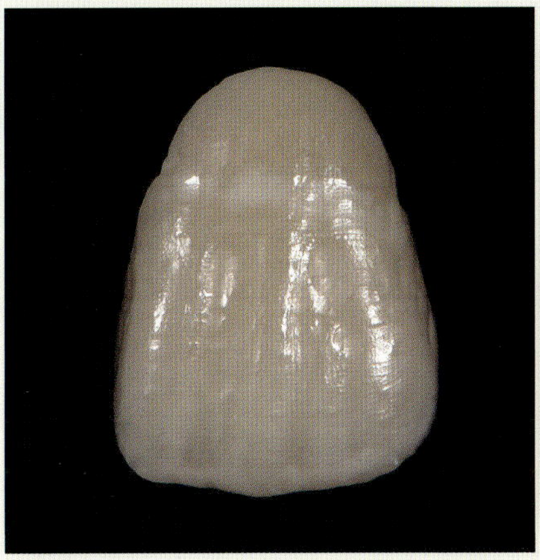

그림 B. 신터링 후 연마 상태의 full zirconia 크라운.

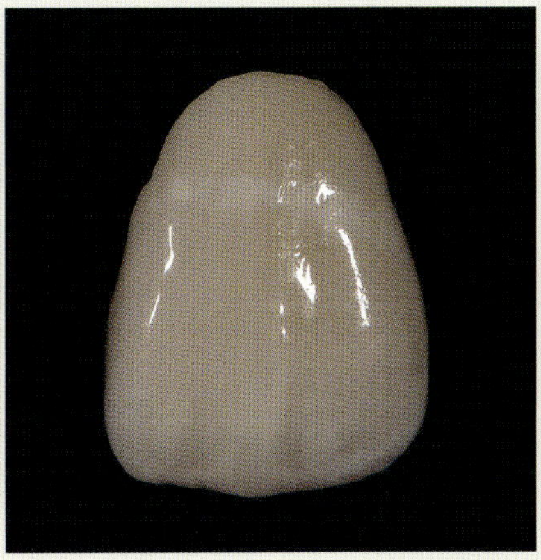

그림 C. 그림 B의 크라운 근심 절반에 포세린, 원심 절반에 글레이징 재료(포세린용)를 사용하여 글레이즈를 실시했다. 보통 포세린에 사용하는 글레이징 재료는 밑바탕인 포세린의 색을 방해하지 않기 위해서 색을 포함하지 않고 무색투명에 가까운 색으로 만들어졌다. 게다가 광택을 내기 위해 포세린보다 약간 용융점을 낮춰야 할 필요가 있기 때문에 소성 온도를 올리는 결정체 등은 거의 포함되어 있지 않다고 생각할 수 있으며, 이것도 내부에서 빛의 산란 반사를 줄이는 요인이다. 무색투명에 가까운 색이라서 두께가 있다 하더라도 밑바탕의 색이 보이고, 자연치와 같은 자연스러움은 없게 된다. 특히, 3Y-TZP와 4Y-TCZP 등의 재료에서는 자연치보다 불투명도가 높아 '탁한' 색이 된다. 이러한 경우는 포세린을 스프레이로 분사시켜 글레이징을 진행하는 것이 유리하다. 게다가 그 위에 사용하는 스테인 재료도 포세린이 포함된 것(리퀴드 포세린 등)을 사용함으로써 명도를 필요 이상으로 낮추지 않고 에나멜의 질감을 표현하기 쉬워진다.

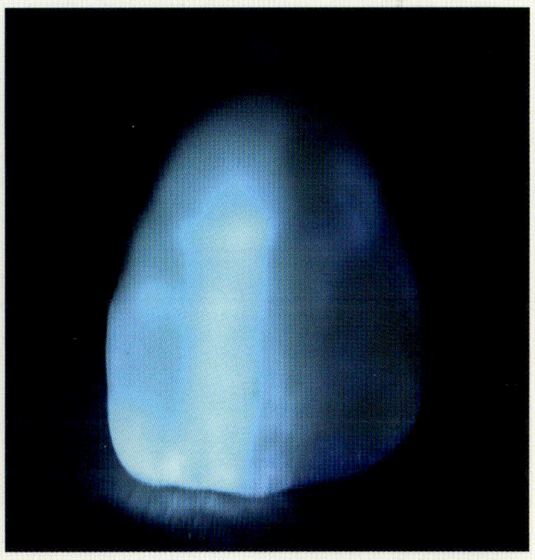

그림 D. 동일 크라운, 블랙 라이트 아래에서의 형광성. 지르코니아 자체가 형광성이 없고 원심 절반은 형광성이 적은 글레이징 재료를 사용하여 그다지 발광하지 못하고 약간 초록색을 띤다. 형광성을 가진 자연치와 비교할 경우 이 자외선에 대한 반응(발광량)에 차이가 생기기 때문에 자연치와의 shade 매치에서는 되도록 형광성이 강한 스테인이나 글레이징 재료를 사용하는 것이 바람직하다고 생각한다(에나멜 포세린이나 반투명 포세린도 형광성을 가지나 그다지 강하지 않으므로 함께 사용하는 것이 바람직하다). 단, 형광성을 포함한 글레이징 재료는 약간 희끗희끗하기 때문에 밑바탕의 색에 변화를 줄 가능성이 있다는 것, 강도가 포세린만큼 강하지 않다는 점에 주의가 필요하다.

03 PFZ 프레임 컬러링

중절치 싱글 크라운 증례와 같이 난이도가 높은 심미 수복 증례에서는 이 책이 출판되는 현재 시점에서도 포세린을 축성한 PFZ가 적용되고 있다. 컷백 디자인의 PFZ의 장점으로는 표와 같은 장점들이 있다.

초기에 등장한 3Y-TZP 등은 불투명도 강한 흰색이었으며 불투명하게 마무리되는 것을 피하기 위해 포세린 축성 공간을 많이 확보해야 했다. 하지만 최근의 그러데이션 블럭, 멀티레이어 블럭과 컬러링의 등장으로 프레임 단계에서 최종적인 색의 70~80% 정도를 재현할 수 있게 되었다. 이것으로 인하여 표 ⑤~⑦ 항목에서 거론되고 있는 것과 같이 필요한 축성 클리어런스(지대치의 삭제량)의 감소, 에나멜을 남긴 프렙, 보철물의 강도 확보라는 임상적 장점을 얻을 수 있게 되었다. 또한 내부의 착색은 보통 지르코니아가 노출, 투과하기 쉬운 설측면이나 절단면에서 자연스러움을 표현하기에 효과적이다.

필자가 PFZ를 제작할 때의 프레임 형태는 순측면에만 축성 공간을 확보하는 컷백 프레임으로 하고 있다. 단, 설측면을 절단면까지 뒷받침하는 관계로 PFZ라고 하더라도 후면(설측)에서의 빛의 영향을 표현할 수는 없다. 이와 같은 특징을 가지고 마모되지 않은 자연치라면 프레임을 기존의 코핑 형태까지 단축시켜 절단면을 포세린만으로 구성시킬 필요가 있는데, 이런 경우는 매우 드물며 대부분의 증례에서는 컷백 프레임으로 충분한 심미 재현이 가능하다. PFZ에 사용하는 주된 블럭은 강도가 있는 HT-3Y-TZP나 심미와 강도를 모두 만족시키는 4Y/5Y-TCZP 멀티레이어 블럭이다.

표. 컬러링을 이용한 컷백 디자인 PFZ의 장점

① 2층 구조의 입체적 재현
자연치가 가진 덴틴과 에나멜의 이중 구조를 모방하여 포세린 자체가 가지는 오팔 효과 등의 특징을 이용할 수 있다.

② 축성 작업의 간소화
섬세하고 개성적인 색 표현에 있어서 full contour 작업에 비하여 작업량이 적으므로 용이하게, 빨리, 효율적으로 제작할 수 있다.

③ 원 베이크 테크닉에 의한 소성 횟수 감소
포세린의 수축을 컨트롤하여 진행하는 원 베이크 테크닉을 응용하면 다색 축성이라 할지라도 몇 번이나 나누어 축성할 필요가 없다.

④ 치핑에 대한 저항성
프레임 절단부를 지르코니아로 구성함으로써 치핑 등도 방지할 수 있다.

⑤ 필요 축성량의 감소
컬러링의 병용으로 적은 축성량으로도 색 재현이 가능하다.

⑥ 지대치 삭제량 감소(에나멜 내 형성이 가능)
⑤와 관련하여 축성 공간을 최소한으로 하기 때문에 지대치의 필요 삭제량을 줄일 수 있다(에나멜을 남기는 것도 가능).

⑦ 프레임 확대에 의한 강도 확보
컬러링의 병용으로 프레임 내부에서 착색이 가능하므로 프레임을 크게 하여도 자연스러운 색 표현이 가능하다. 이로써 보철물의 강도를 높일 수 있다.

HT-3Y-TZP(3Y-TZP) 프레임 적용 및 주의 사항

1. 적응 증례와 재료

고강도 HT-3Y-TZP 프레임에 의한 PFZ는 상부에 축성하는 도재 선택의 폭이 넓어 다양한 증례에 대응할 수 있다. 특히 내부의 반사가 강한 치아 등이 가장 적합하고 경우에 따라서는 제2세대가 아닌 제1세대의 3Y-TZP를 사용할 필요성도 있다고 생각한다. Full crown 재료로는 다소 비쌌던 불투명도도 컬러링을 진행하면 빛 반사에 의한 영향을 비교적 줄일 수 있다.

중요한 것은 '프레임 착색 단계에서 최종 색의 70~80%가 표현 가능하다'는 것으로 이는 laminate veneer의 지대치와 거의 동등한 색 조건이다. 따라서 일반적으로 body 도재나 에나멜 반투명 도재라고 하는 덴틴 도재보다 빛 투과성이 높은 포세린을 사용한다. 단, 목표로 하는 인접치 덴틴의 불투명도가 강한 경우 등은 사용하는 포세린을 덴틴 도재나 Opacious 포세린으로 변경하고 포세린으로 불투명도를 확보하는 등의 대응을 한다. 그때에는 포세린에 의한 차폐 효과를 고려하여 베이스가 되는 프레임의 채도를 약간 높이는 것이 좋다.

2. 프레임의 형태

프레임 절연부는 지대치가 아래층에 없으면 축성 클리어런스를 충분히 확보할 수 있다. 절단면은 mamelon이나 에나멜의 투명감, 2차 덴틴에서 나타나는 착색 등 여러 가지 특징을 볼 수 있으므로 이 부분은 1mm 이상의 넉넉한 공간을 유지하는 것이 좋다. 그 외의 중앙부 포세린의 두께는 0.5mm 이하로 유지하고, 치경부와 마진부는 0~0.2mm 정도로 한다(그림 1, 2).

이미 설명한 바와 같이 컬러링을 한다면 축성 공간을 필요 이상으로 많게 설정할 필요는 없다. 지르코니아는 3Y-TZP의 성질상 현재에도 '고강도의 불투명한 재료'라는 인식이 널리 퍼져 있으며, 한때는 강도를 과신하여 극히 작은 디자인 프레임이나 연결부의 면적이 부족한 프레임도 볼 수 있었다(그림 3, 4). 파절 등의 트러블을 방지하는 관점에서도 재료의 특징을 숙지하고 충분한 강도를 가진 프레임을 디자인하는 것을 잊지 말아야 한다.

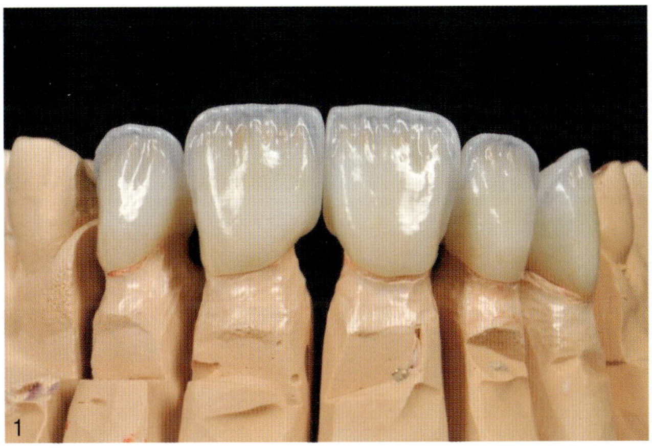

1

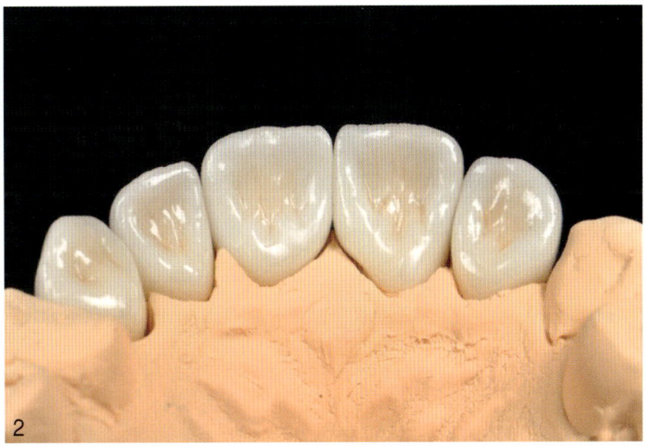

2

그림 1, 2. HT-3Y-TZP로 제작된 PFZ용 코핑. 컬러링, 신터링, 연마 후, 스테인으로 색상 조정과 'Tanaka Z-Luster'에 의한 글레이징을 실시하였다. 설측 절단면까지 지르코니아로 제작하는 것으로 강도를 확보하고 거기에 포세린으로 순면측을 제작하여, full zirconia에서는 어려웠던 색 표현이 가능하다. 절단면에 있어서는 세밀한 색 표현과 투명감을 내기 위해서 포세린의 두께가 1mm 이상이 되도록 디자인되어 있지만, 중앙부는 0.5mm, 치경부는 0.2mm 정도의 공간이다. 이것에 의한 작업의 효율화와 지대치 삭제량 감소가 가능하게 되어 남아 있는 지대치의 건강을 유지할 수 있다. 이것은 4Y-TCZP와 5Y-TCZP가 출시되기 전의 케이스로, 순면에 1층의 포세린을 축성하고 있지만 현재라면 full zirconia 크라운으로도 충분히 대응할 수 있다고 생각한다.

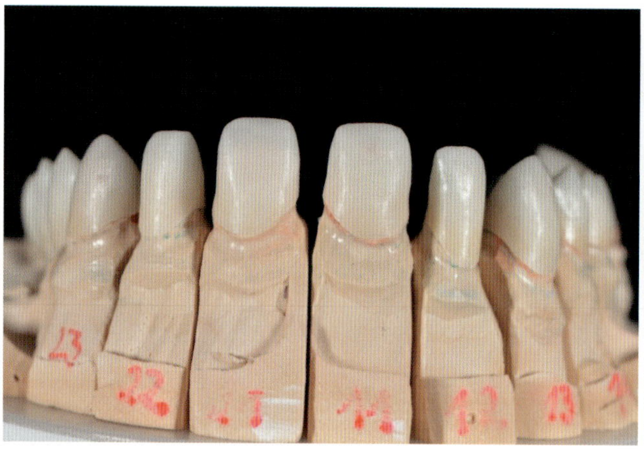

그림 3. HT-3Y-TZP로 제작된 포세린 축성용 코핑. HT-3Y-TZP가 나오기 시작할 당시에는 심미적으로 포세린의 스페이스를 중요시했기 때문에 코핑이 상당히 작다.

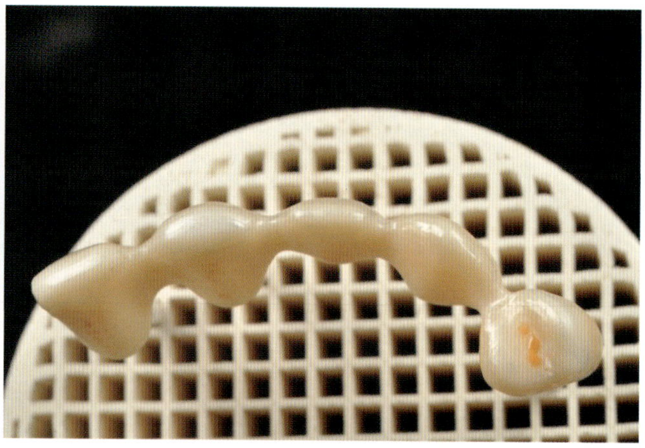

그림 4. 다른 lab에서 제작된 지르코니아 코핑. 연결부도 작고 강도적으로 충분하다고는 할 수 없는 디자인이다. 아직도 '지르코니아는 불투명하다'는 이미지가 강하므로, 포세린의 공간을 확보하는 것을 우선하여 프레임을 작게 제작한 것처럼 느껴진다.

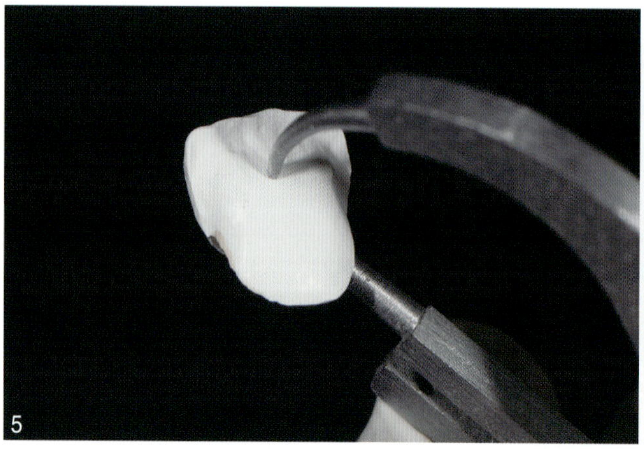

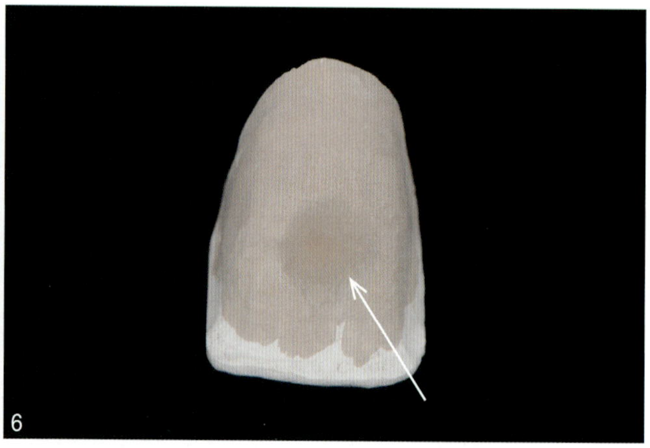

그림 5, 6. 지대치의 절단면은 특히 코핑이 얇아지기 쉬우므로 우선 두께를 확인해 둔다. 이때 0.7mm 미만 두께인 경우 일반적인 도포 횟수로는 그 부분이 너무 진해져 갈색 스폿이 될 가능성이 있으므로 조심해야 한다.

3. HT-3Y-TZP 프레임의 착색 포인트

HT-3Y-TZP를 사용한 PFZ용 프레임의 착색법은 기본적으로 HT-3Y-TZP full zirconia 크라운의 착색 방법과 거의 같다. 주의해야 할 것은 두께에 따른 도포 횟수이다. 절단연 등 '프레임이 얇은 곳'과 치경부~치관 중앙부의 '두꺼운 곳'을 똑같이 도포하면 절단면의 착색이 강하게 나타나서 그 부분에 갈색 스폿이 나타나 버릴 가능성이 있다. 신터링 전의 두께로 0.7mm 미만은 바르는 횟수를 줄여야 하므로 착색하기 전에 버니어 캘리퍼스 등으로 미리 두께를 확인하는 것이 좋다(그림 5).

HT-3Y-TZP 프레임 컬러링

사용 블럭 : Tanaka Enamel Zr Multi 5
컬러링 액 : Tanaka ZirColor
스테인재 : Tanaka ZirChrom

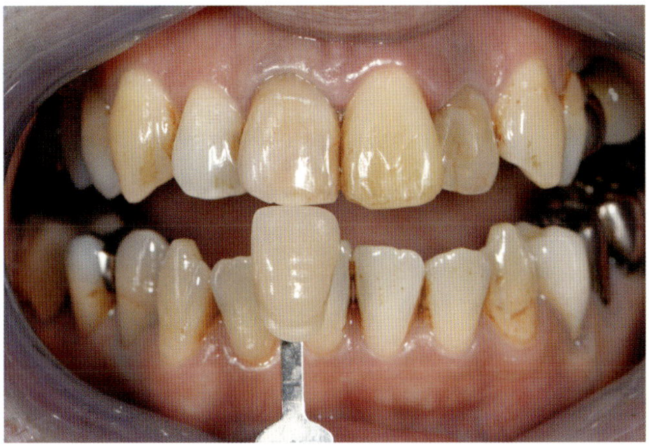

그림 7. #21 싱글 크라운 보철 증례. Shade guide는 VITA 3D Master의 5M2이다. 이를 기준으로 색을 관찰하면 치경부, 중앙부, mamelon부에 채도가 높은 곳이 확인된다. 표면의 에나멜은 5M2의 절단면색보다 흰색이 약간 강하며, 명도가 높고, 절단면의 투명감은 적어 코핑 재료는 무착색의 HT-3Y-TZP를 사용하기로 하였다. VITA classical 외의 shade에 대한 레시피 개념은 ChapterⅠ-2를 참고해 주길 바라며, A4에 비교하여 5M2가 붉은색이 강하고, 고채도이며, 명도는 낮다. 따라서 기본색인 A4의 도포 횟수를 늘려 채도를 올린 다음 분홍색(Tissue Pink)을 전체에 도포하여 전체의 색상을 레드 시프트시키고 어두운 에나멜색(Violet:Trans Grey=1:3)을 덧칠하여 명도를 낮추기로 하였다.

기본색 도포

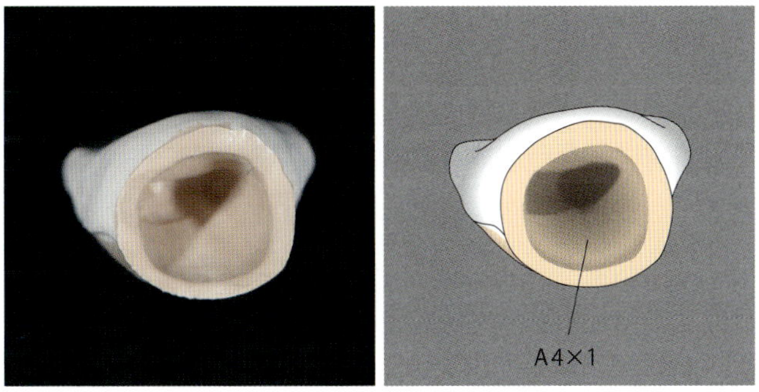

그림 8. 내면에 ZirColor Classic A4를 1회만 도포한다(이번에 사용한 재료는 full crown의 경우 4회가 기본 횟수). 너무 많이 도포해 버리면 두께가 얇은 순측면은 특히 색이 진하게 나오므로 조심할 필요가 있다.

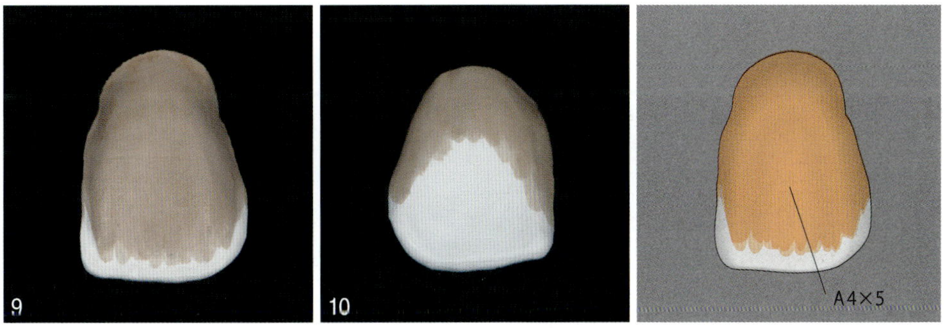

그림 9, 10. 절단면의 mamelon에서 치경부까지 ZirColor Classic A4를 가는 붓으로 5회 도포한다. 채도를 올리기 위하여 기본인 4회보다도 1회 더 도포하였다. 설측 치경부도 마찬가지로 ZirColor Classic A4를 가는 붓으로 5회 도포한다.

투명감 표현

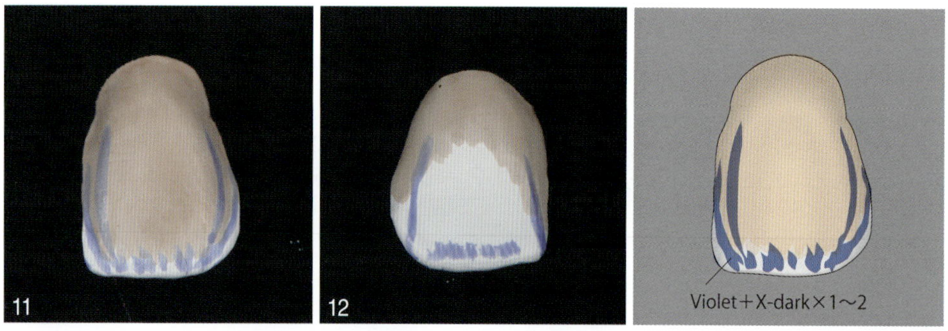

그림 11, 12. Violet과 X-dark를 1~2회, 양쪽 접촉면과 mamelon 사이에 가는 붓으로 칠하여 투명감을 표현한다. 설측의 절단면도 마찬가지로 도포한다.

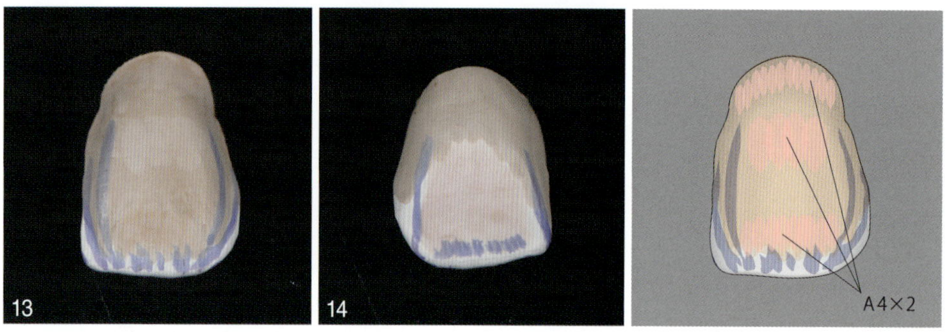

그림 13, 14. Supreme의 A4를 2회 정도 가는 붓으로 채도가 높은 절단면, 중앙부, 치경부에 도포한다. 설면와의 색은 Supreme의 A4를 4회 정도 가는 붓으로 칠하여 표현한다.

명도, 채도의 조정

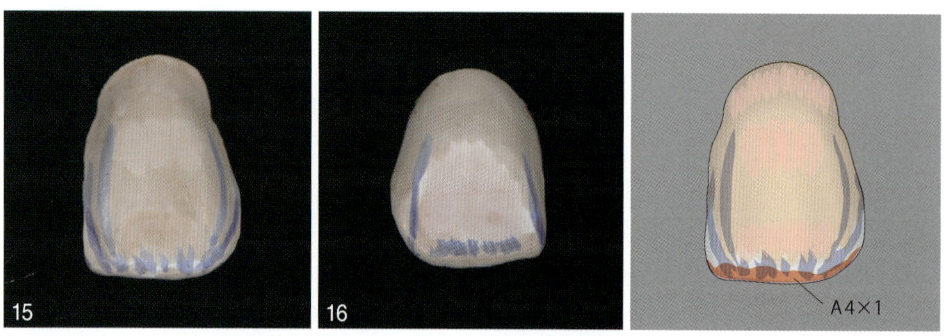

그림 15, 16. 아직 착색되지 않은 절단면에 ZirColor Classic A4를 가는 붓으로 1회 도포하여 색을 부여한다. 설측면도 마찬가지로 ZirColor Classic A4를 가는 붓으로 1회 도포한다.

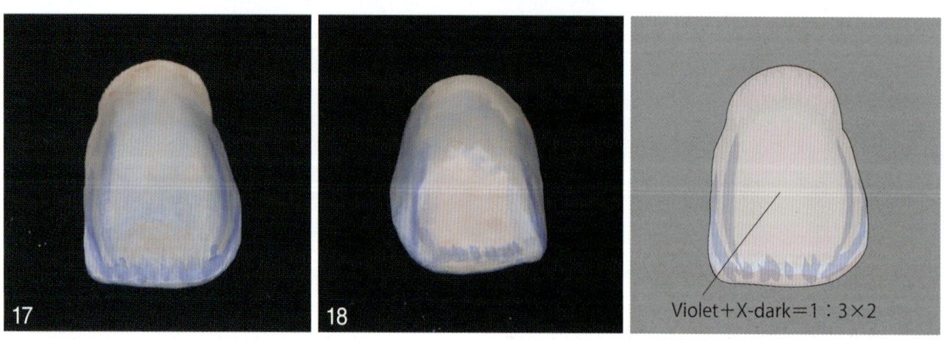

그림 17, 18. 전체적으로 명도가 낮기 때문에 Violet와 Trans Gray를 1:3으로 섞은 어두운 에나멜색을 만들고 전체에 가는 붓으로 2회 정도 착색한다. 설측면도 마찬가지로 어두운 에나멜색을 가는 붓으로 2회 정도 도포한다.

색상 조정

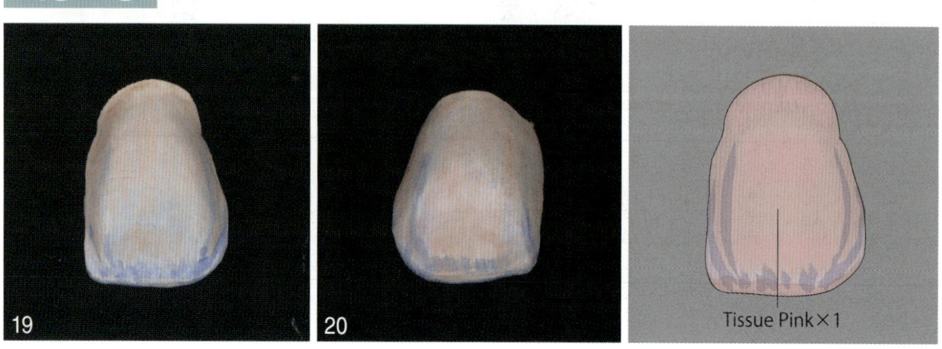

그림 19, 20. 목표로 하는 치아는 붉은기가 강하므로 전체에 넓은 붓으로 Tissue Pink를 1회 도포한다. 설측면도 마찬가지로 1회 도포한다.

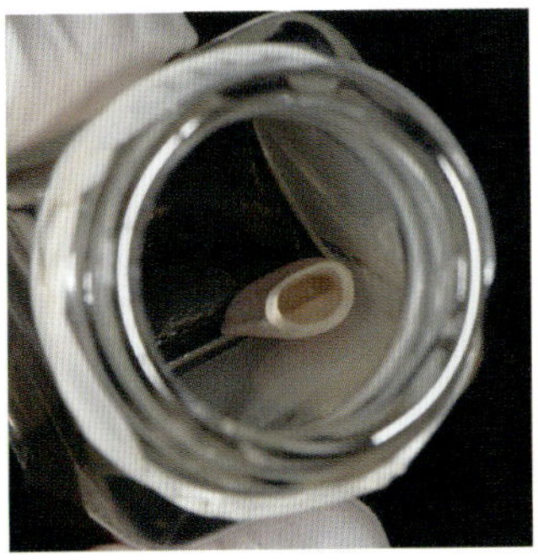

그림 21. 크라운을 ZirColor Classic의 시너(희석액)에 10초 정도 디핑 한다. 코핑이 시너를 흡수하여 표면에 존재하는 색의 피그먼트를 깊숙이 침투시킬 수 있다. 안쪽에서부터 발색되어 보다 자연스러움을 표현할 수 있고, 작은 조정으로 표면이 깎여나가 쉽게 흰색이 되지 않는다는 장점이 있다(이것은 수분 베이스가 아닌 Tanaka ZirColor 특유의 방법이다).

포세린의 축성

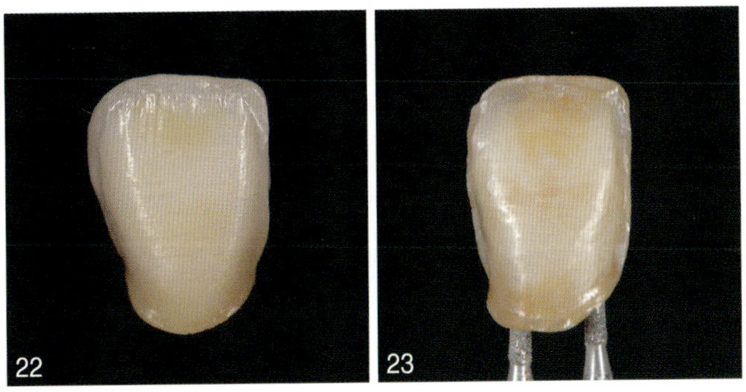

22 23

그림 22, 23. 신터링 후 표면의 흰색 막을 다이아몬드 버로 제거하고(**그림 22**), 전체적인 색을 스테인(Tanaka ZirChrom)으로 마감한다. 그 후 스프레이 글레이즈(Tanaka Z-Luster)를 1,000℃에서 열융착하였다(**그림 23**). 'Tanaka Z-Luster'는 실리카를 함유하고 있으므로 이 위에 쌓아올리는 포세린의 열융착 강도도 강고하게 할 수 있다.

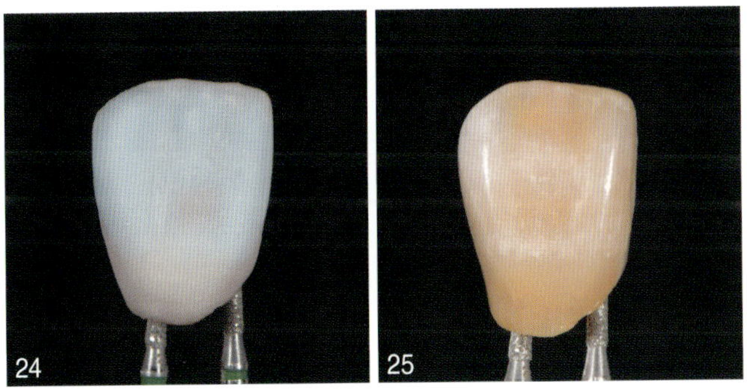

24 25

그림 24, 25. A4의 body색에 분홍빛이 섞인 포세린을 전체적으로 쌓아올려 어두운 에나멜 도재로 축성한다. 그 후 근원심 융선이나 부분적으로 희끗희끗한 명도가 낮은 곳을 에나멜 도재를 축성하여 표현한다. 소성 후 표면에 white spot 등을 스테인으로 글레이징 하여 완성하였다.

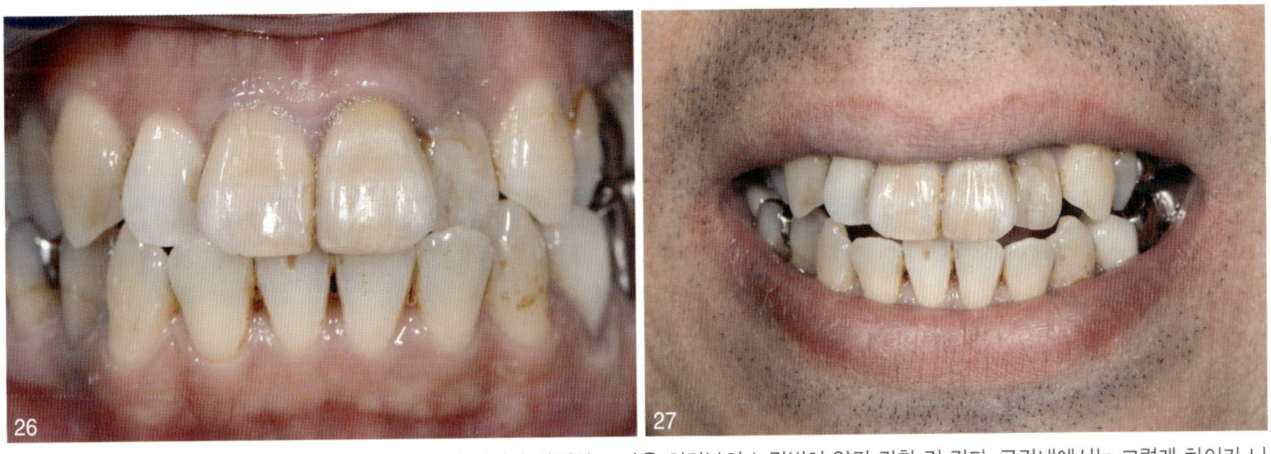

26 27

그림 26, 27. 구강내 장착 후. 전체적인 색은 맞는 것 같지만 사진상 크라운 치경부의 노란빛이 약간 강한 것 같다. 구강내에서는 그렇게 차이가 나지 않아 신경을 쓸 정도는 아니므로 크라운은 그대로 장착되었지만 스테인으로 분홍색을 칠하여 조정하면 색상이 더욱 맞을 것이라고 생각한다.

4Y/5Y-TCZP 프레임 적용 및 주의 사항

1. 적응 증례

필자는 보통 PFZ를 제작할 때 프레임 제작에 사용하는 재료로서 HT-3Y-TZP를 사용하는 경우가 많다. 그 주된 이유는 명도가 떨어지는 데 대한 우려이다.

4Y-TCZP는 자연치의 body부 또는 치경부와 불투명도가 맞는 경우가 많다. 이 외형은 덴틴과 에나멜의 색을 전부 합친 듯한, 포세린으로 말한다면 덴틴 도재가 아니라 body 도재의 불투명도에 가깝다고 할 수 있다. 이러한 재료를 프레임으로 사용하여, 순면부에 에나멜이나 반투명의 빛 투과성이 높은 도재를 축성하면 완성된 크라운 명도는 생각했던 것 이상으로 낮아질 가능성이 있다. 특히 자연치의 치관 중앙부나 치경부는 덴틴에 의한 빛의 반사가 있는 위치에서 영향을 받는 경우가 많으며 빛 투과성이 높은 5Y-TCZP의 명도 감소는 4Y-TCZP보다 크다.

그러나 치아의 색이 그다지 복잡하지 않고 보철물의 퀄리티를 생각하여 절단면의 특징이나 순면의 표면층의 차이 등을 표현하는 목적이라면 자연치의 불투명도에 가깝게 착색까지 되어 있는 4Y-TCZP 쪽이 프레임에 더 적합하다. 이 경우 포세린의 축성량은 0.5mm 정도로 하는 것이 바람직하며, 두께가 두꺼워지면 명도가 떨어지므로 주의해야 한다. 자연치를 모방하는 데 있어 명도가 가장 중요하기 때문에 이 컨트롤을 위한 프레임의 재료 선택은 매우 중요하다.

2. 프레임 형태

목표로 하는 자연치의 에나멜에 투명감이 있어 보철물을 두껍게 해야 할 필요가 있는 경우는 full zirconia 크라운 대응이 어려울 수도 있다. 4Y/5Y-TCZP는 그 빛 투과성과 불투명도가 자연치와 흡사하기 때문에 full zirconia의 재료로서는 적합하지만, 그렇다 하더라도 스테인과 글레이징 재료만으로 대응하는 데는 한계가 있다.

이러한 케이스는 4Y/5Y-TCZP를 프레임 재료로 사용하여 에나멜이나 반투명계의 포세린을 축성하는 PFZ가 적합하다. 프레임 자체에 빛 투과성이 있어 컷백양도 최소한으로 할 수 있다. 내부에서 mamelon의 색을 입체적으로 표현하고 싶은 경우는 순측면 절단부를 여유 있게 컷백하면 좋다. 단, PFM이나 3Y-TZP 계열의 프레임을 제작하는 감각으로 프레임 위에 너무 두껍게 포세린을 축성하면 명도가 떨어지는 것을 조심해야 한다.

4Y/5Y-TCZP 프레임 컬러링

사용 블럭 : Tanaka Enamel Zr Multi 5
컬러링 액 : Tanaka ZirColor
스테인재 : Tanaka ZirChrom

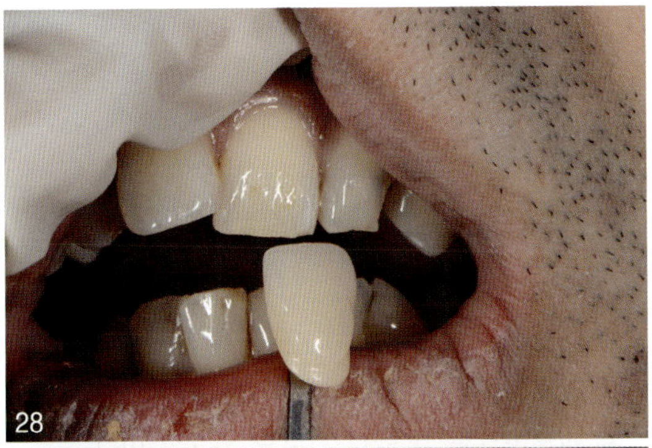

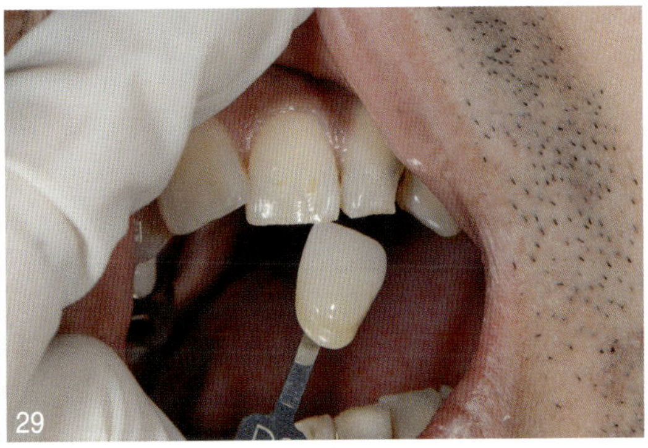

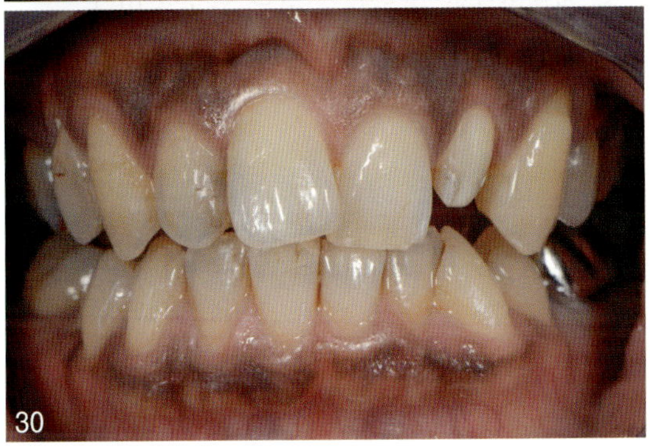

그림 28~30. #22 싱글 크라운 보철 증례(shade 탭은 **그림 28**이 A3, **그림 29**가 D3). 반대편 동일 명칭의 치아는 전체가 빛 투과성이 높은 에나멜로 덮여 있어 명도가 낮지만 내부의 덴틴은 A3 정도의 색상과 명도를 가지고 있다고 생각한다. 근원심 및 절단면에는 푸른 투명층, 순면 표면층에는 희미하게 우윳빛이 있고, 명도는 낮지만 빛의 세기에 의해 표면층의 에나멜이 반사되어 명도를 높이고 있다. 인접하고 있는 중절치는 명도가 높고 표면층에 우윳빛깔의 에나멜색 층이 있으며, 절단면에는 오렌지색 mamelon이 뚜렷하게 나타나는 것을 확인할 수 있다. 이러한 입체적인 색의 경우 포세린을 축성하는 것이 바람직하다고 필자는 생각한다. 이러한 점에서 덴틴을 A3로 결정하고 전체적으로 D3의 에나멜 도재를 축성하여 내부에는 오렌지색의 mamelon, 푸른빛을 띤 양 접촉면과 절단색을 표현하기로 결정하였다. 명도는 인접하고 있는 좌측 중절치와 동명 치아인 측절치의 중간색을 목표로 하였다. 전체적으로 투명감이 있고 명도가 낮으므로 HT-3Y-TZP가 아닌 4Y-TCZP를 메인으로 한 재료가 적절하다고 판단하였다.

블럭의 색을 고려한 프레신터 스테인

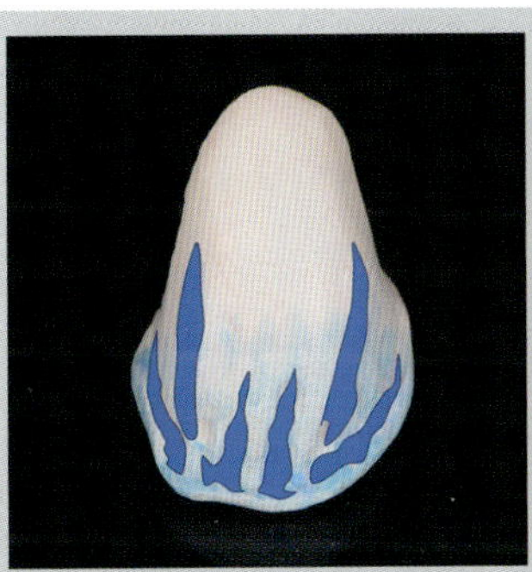

그림 31. Violet을 근원심 접촉면, 근원심 변연융선, 절단면과 mamelon 사이에 가는 붓으로 2회 도포하여 절연의 투명감을 표현한다.

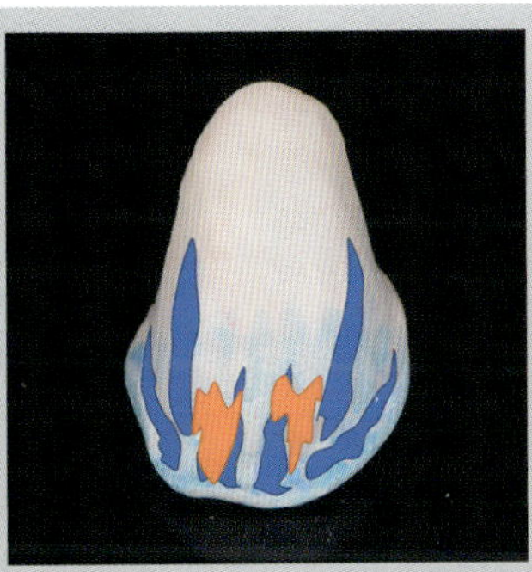

그림 32. Mamelon을 그리듯이 'ZirColor Supreme' A4에 Tissue Pink를 20% 섞은 액을 7~8회 도포한다.

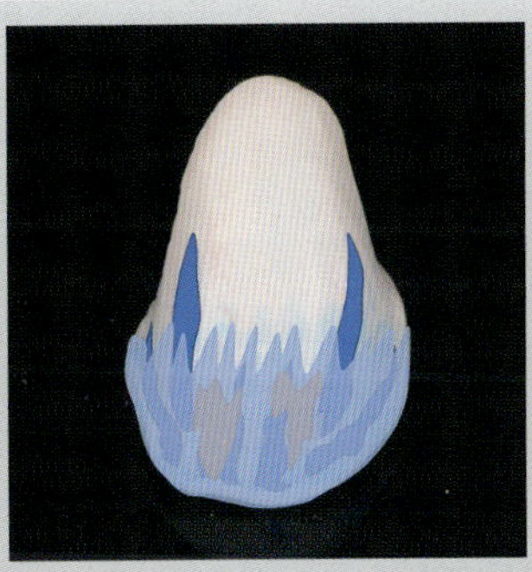

그림 33. 에나멜색의 표현. 보통의 full zirconia 크라운에서는 Trans Grey에 Violet을 섞은 액을 자주 사용하는데, 착색 후에 포세린을 축성하여 명도 조절을 하는 이번 증례에서는 Trans Grey 단독으로 2회 도포하였다.

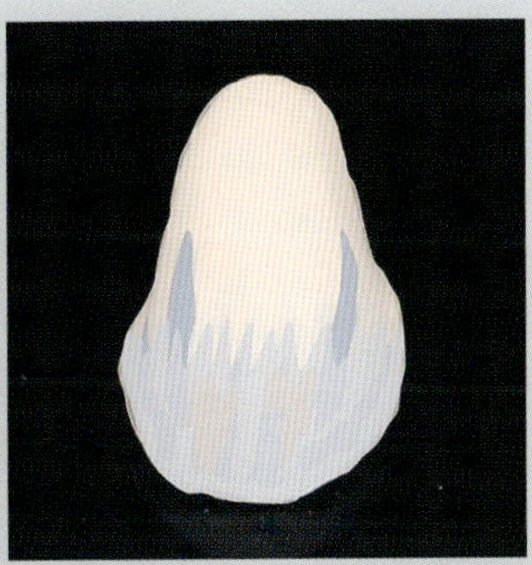

그림 34. 소성 후에 누렇게 변하는 블럭의 특징을 감안하여 Cherry Pink를 전체에 2회 도포하여 붉은색을 더한다.

그림 31~34. Pre-sinter stain. 이번 증례의 프레임에는 'Tanaka Enamel ZR Multi 5'를 사용하고, 색은 신터링, 글레이징에서의 색이 빠지는 것을 고려하여 A3.5를 선택하였다. 이번 증례와 같은 조건의 경우는 프레임으로 크라운색을 대부분 표현하고, 색을 보완하는 것으로서 얇게 포세린을 쌓아올리는 이미지로 제작하면 된다.

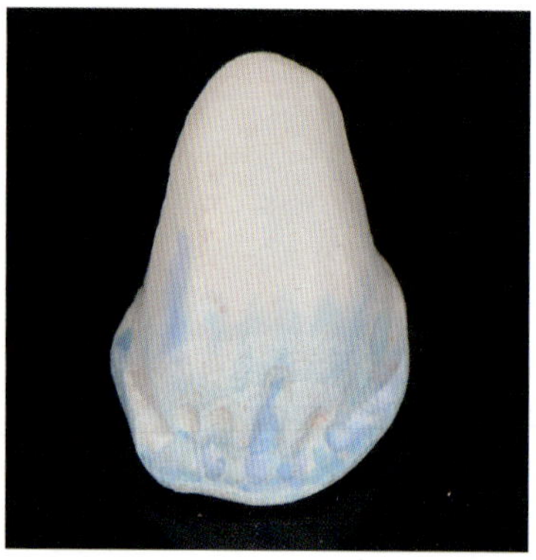

그림 35. Pre-sinter stain 후의 프레임. 순측면의 포세린 두께가 중앙부~치경부까지는 0.5~0.2mm 정도, 절단면과 양 접촉면은 1.0mm 정도가 될 수 있도록 결정하였다. 오렌지색의 mamelon, 푸른빛을 띈 융선을 표현하는 인접부와 절단면 부근 이외에는 재료 자체의 색을 활용하고 있다.

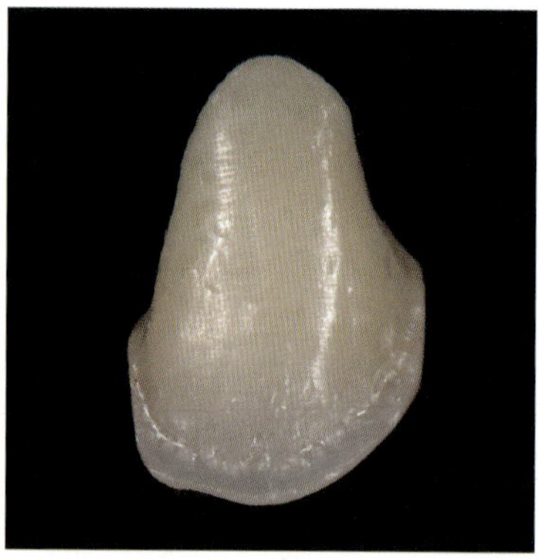

그림 36. 신터링 후, 설측면은 실리콘 포인트 등으로 연마하고 포세린을 축성하는 순측면은 다이아몬드 버로 표면층의 흰색 막을 제거하여 거친 면이 나오도록 마무리한다. 그 후 50㎛ 2~3압의 알루미나로 샌드 블라스팅 처리를 한다.

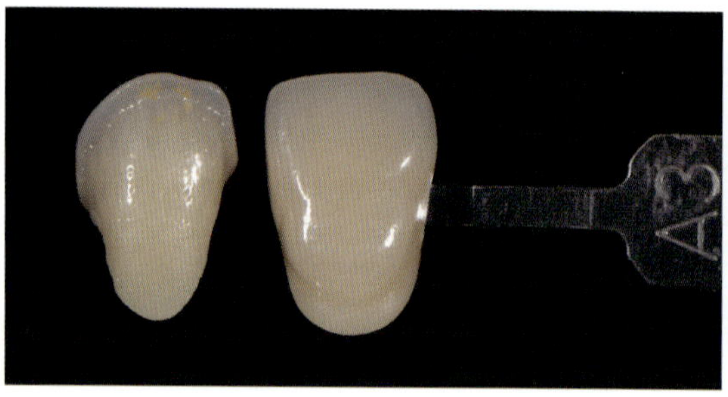

그림 37. 내부 스테인으로 색 조정을 마친 후에 포세린 전용 퍼니스(furnace)에서 스테인을 건조시키고 스프레이 글레이즈(Tanaka Z-Luster)를 전면에 뿌려 준다. 또한 실리콘으로 연마 후에는 글레이징 리퀴드 흡수성이 매우 나빠지는데, 이 방법을 실시함으로써 연마 직후의 면에도 글레이징을 쉽게 할 수 있다.

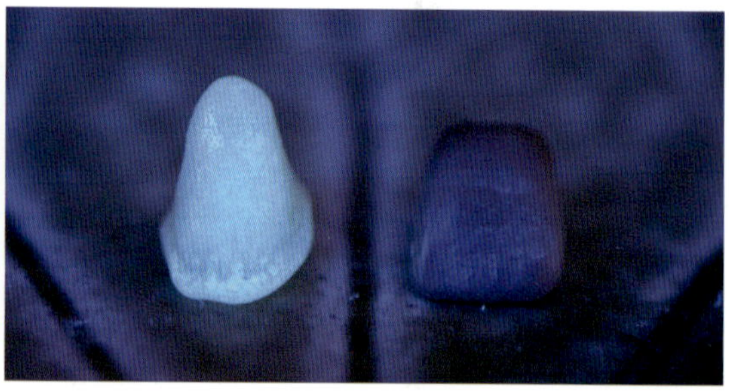

그림 38. 블랙 라이트 아래에서 코핑의 형광성. 'Tanaka Z-Luster'는 형광 성분을 가지고 있어 코핑 표면에 소결함으로써 형광성을 쉽게 효과적으로 표현할 수 있다(그림 중 왼쪽). PFZ의 경우 보통 포세린을 축성하므로 포세린 자체의 형광성을 기대할 수 있으나 이 증례와 같이 순면측에 얇게 포세린이 축성되는 PFZ의 경우 포세린의 형광성이 낮아지므로 형광성을 더욱 높일 필요성이 있다고 필자는 생각한다.

포세린의 축성

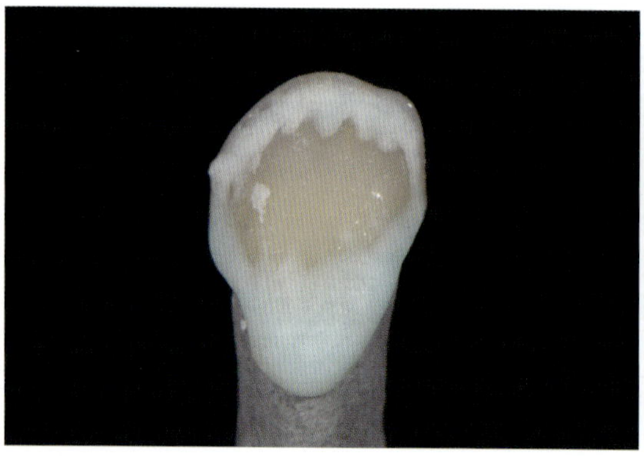

그림 39. 'Cerabien ZR'의 E3를 치경부에 축성하고 절단면에는 Aqua Blue 2를 축성한다. 여기서 여러 번 콘덴싱을 하여 소성 수축으로 마진부가 줄어드는 현상을 방지할 수 있다.

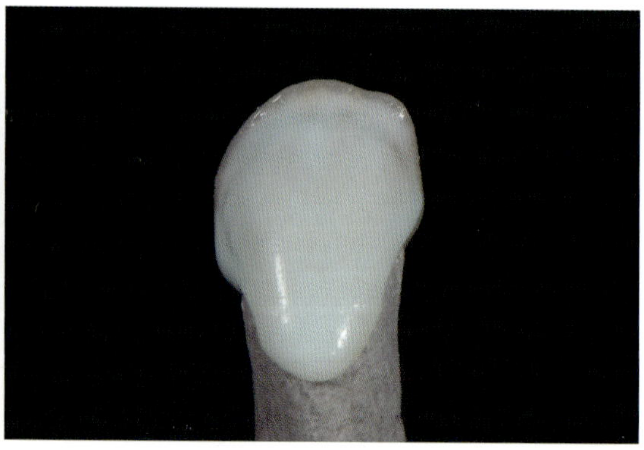

그림 40. 치관 중앙부~절단면에 E3를 축성하고 가볍게 두드려서 포세린을 프레임에 밀착시킨다.

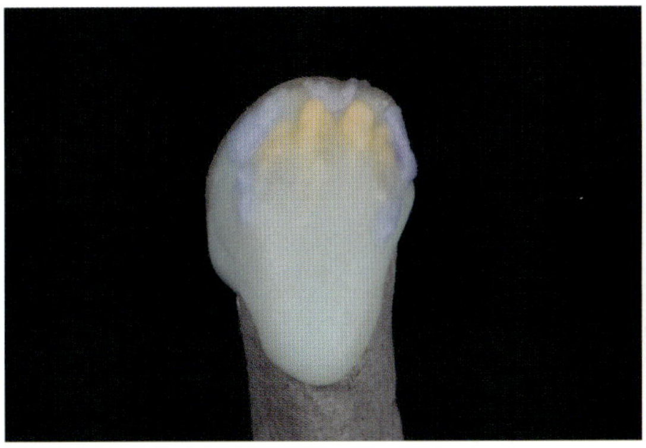

그림 41. Mamelon 2에 오렌지색을 더한 것을 mamelon의 형태를 만들면서 축성한다. 절단면과 근원심 변연 융선의 푸르스름한 색의 표현으로서 Aqua Blue 2와 LT Super Gray 섞은 것을 축성해 간다.

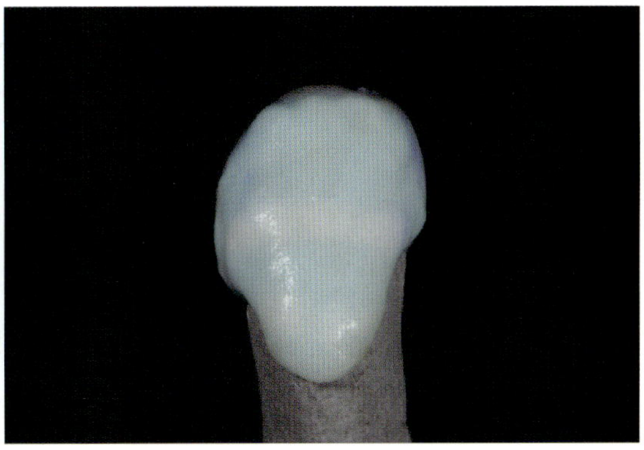

그림 42. 다시 E3로 표면을 덮고 최종 형태에 가까운 크기까지 축성한다. 중앙부 및 치경부의 희고 밝은 부분의 표현으로서 Silky E2를 띠 모양으로 축성한다.

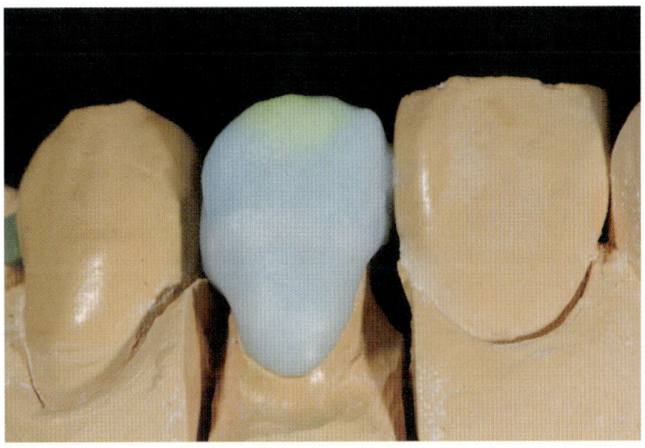

그림 43. 코핑을 모형 위로 올려놓고 절단면에 Sun bright를 더하여 절단면의 오렌지색을 표현한다.

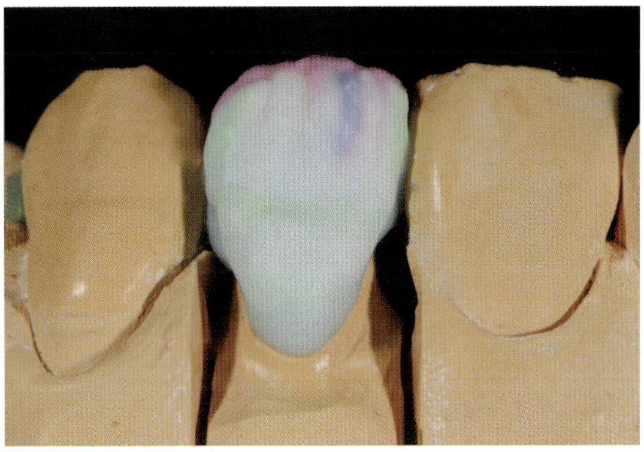

그림 44. LT0를 축성하며 수축량을 보상한다. 근원심 변연 융선, white line 등은 Silky E1을 얇게 쌓고, Silky E2와 A3B를 절반씩 섞은 것으로 incisal halo나 절연의 크랙 라인을 표현한다.

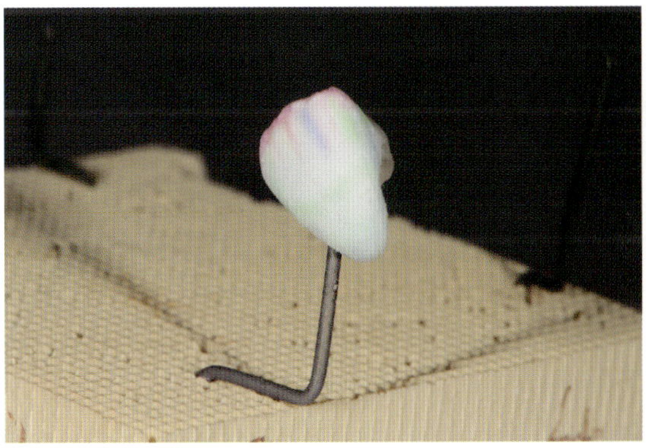

그림 45. 접촉면을 축성하고 최종적인 콘덴싱을 하여 소성한다. 콘덴싱이 살된 포세린은 열전도가 좋아지므로 소성 온도는 보통보다도 10~20℃ 낮게 설정한다.

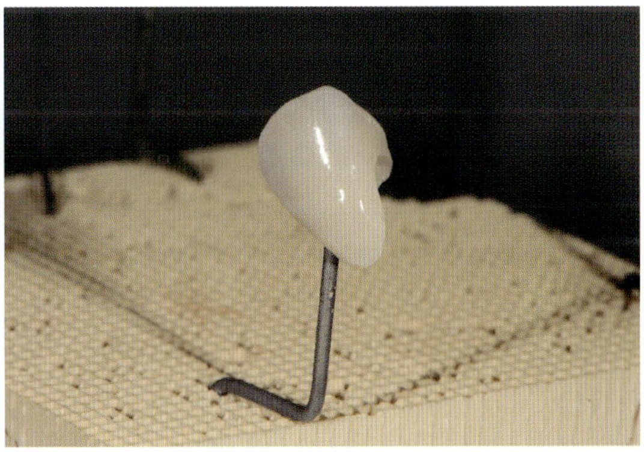

그림 46. 소성 후의 크라운. 도재 콘덴싱을 정확하고 적절하게 함으로써 수축을 컨트롤할 수 있고, 소성 후에도 소성 전과 동등한 형태를 유지할 수 있다. 이것으로 형태 수정도 빨라져 2차 소성을 하지 않고도 글레이징이 가능하다.

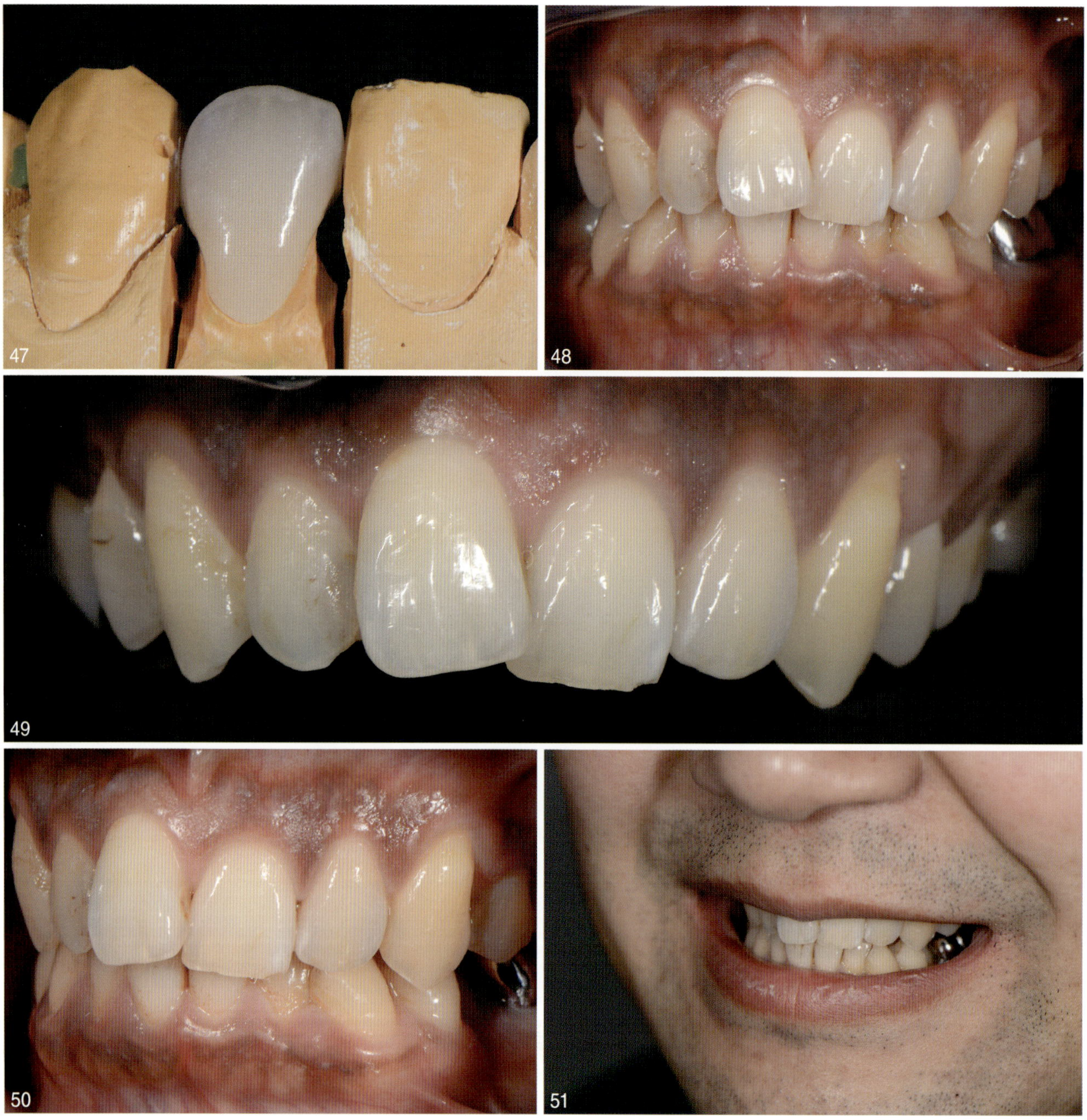

그림 47~51. #22 크라운 완성 후의 모형 및 구강내 장착 후 사진. 여러 종류의 포세린을 축성하여 언뜻 보기에 포세린의 두께가 두꺼워지는 것처럼 보이지만 실제로는 중앙부~치경부에서는 0.3~0.5mm의 범위 내에서 제작되었다. 포세린의 두께는 약간 얇아졌지만 명도, 채도, 색상 등은 거의 목표치로 하고 있던 범위 내에서 안정되었고 환자도 만족해하였다.

Full zirconia 구조는 아직까지 재료의 한계가 있으므로 필요에 따라서는 포세린을 축성할 필요가 있다고 필자는 생각한다. 이때 포세린으로 색을 표현하는 기존의 PFZ 방식을 활용하는 것이 중요하다.

컬러링을 진행함으로써 지르코니아의 프레임에 대해서도 심미를 추구할 수 있게 되었다. 이로써 지금까지 색 표현을 회피했던 큰 프레임 형태의 임상 응용도 가능해져 크라운의 더 높은 강도를 얻거나 필요한 두께의 감소로 인한 지대치의 삭제량의 감소, 나아가서는 치아 건강을 유지하는 것으로도 이어진다. 지르코니아의 색을 신터링 전에 컨트롤할 수 있다는 것은 단순히 기공소의 편의성을 개선할 뿐만 아니라, 환자의 건강을 지키는 우수한 보철 기술로 이어질 것이라고 필자는 확신한다.

CHAPTER IV

임상 증례

01 적당한 불투명도를 가진 중절치 싱글 크라운 증례 (4Y/5Y-TCZP 멀티레이어 블럭)

1. 증례 개요

환자는 40대의 남성. 사고로 손상된 #11의 치료를 목적으로 내원했다.

2. Shade taking

동명 인접 치아 #21의 색을 보면 치아 전체의 빛 투과성은 낮고 특히 뚜렷한 절단면의 투명감도 없다(그림 1, 2). 색상은 VITA shade의 A3에 가깝고, 치경부에서 분홍색을 띠는 것을 확인할 수 있다. 중앙 융선과 근원심 융선 사이, 치경부의 채도는 높고, A3의 body색에 분홍색을 더한 듯한 약간 붉은빛이 강한 오렌지색이다. 명도를 보면 근원심 융선은 우윳빛의 에나멜에 의해 희끗희끗한 색으로 나타나며, 중앙 융선을 포함하여 전체적으로 명도가 매우 높다(표).

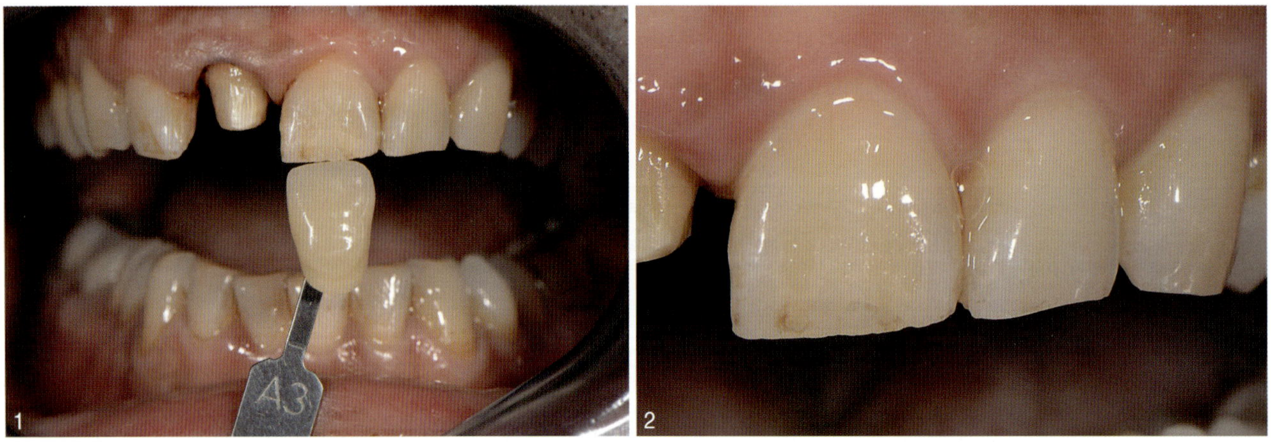

그림 1, 2. #11의 싱글 크라운 보철 증례. VITA classical shade A3에 가깝지만 약간 불투명도가 높고 표면층의 우윳빛 에나멜로 인해 A3 shade 탭보다 약간 명도는 높다. 절단면의 투명감은 거의 없다. 이러한 투명감이 약간 부족한 케이스에서는 지르코니아 블럭의 색과 빛 투과성을 살리는 편이 포세린을 축성하는 것보다 용이하게 색을 맞출 수 있다.

표. 목표로 하는 shade

Shade taking 항목	색 특징	대응 방법
덴틴색	A3+분홍색	Luxen Multi Premium A3의 색에 맞으므로 블럭의 색을 베이스로 하고 거기에 Enamel 3으로 분홍색을 더한다.
에나멜색	절단면의 투명감은 거의 없고 에나멜의 색은 투명감을 가진 유백색. 부분적으로 white spot이 약간 보임	유백색이 강한 부분에 White와 Amber를 혼합한 액을 도포한다. 최종적으로 표면 스테인으로 조정한다.
특징적 캐릭터	표면의 에나멜은 유백색이지만 밑바탕에는 투명감이 있음. 설측면 융선 사이의 에나멜이 얇은 부분에서는 내부 덴틴의 진한 색이 보임	4/5Y-TCZP 혼합 멀티레이어 블럭 절단면의 빛 투과성을 이용하여 순측면의 근원심 융선은 T-Glass를 발라 보다 높은 투명감을 만들고 그 위에 White와 Amber를 혼합한 액을 반복해서 칠한다. 나중에 표면 스테인으로 조정한다.

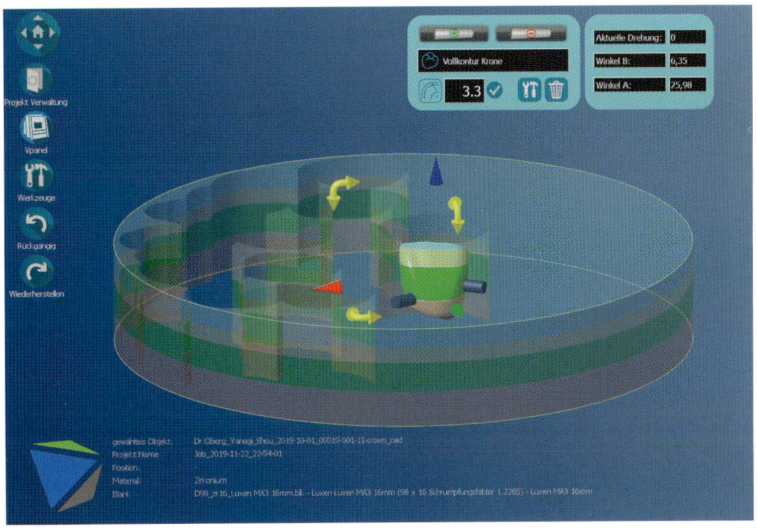

그림 3. 네스팅 포지션. 이번 케이스는 절단면의 투명도가 부족하므로 네스팅 포지션을 낮추어 1층 부분을 최대한 작게 하고 있다. 이와 같이 최종적인 보철물의 색에 맞추어 네스팅 포지션을 바꾸어 가는 것이 중요하다.

3. 재료의 선택과 네스팅에 대한 고려

이러한 색에 대해 보철물에 포세린을 축성할 경우 오히려 투명감을 억제하고 명도를 높일 필요가 있으며, 일반적인 A3의 덴틴, 에나멜 도재와 같은 축성 레시피로는 명도가 떨어질 가능성이 있다. 마찬가지로 5Y-TCZP도 명도가 낮아지기 쉽기 때문에 우선적인 선택 항목에서 제외된다.

그래서 이 증례에서는 최상층을 5Y-TCZP와 4Y-TCZP의 혼합층으로 하고 있는 멀티레이어 블럭 'Luxen Multi Premium A3'를 사용한 full zirconia 크라운으로 대응하기로 했다. 투명감의 표현이 조금 적은 부분이 좋고, 과도하게 컬러링을 하지 않아도 지르코니아 블럭의 색 그 자체가 인접 치아의 색에 잘 맞는다고 생각한다. 멀티레이어 블럭은 각 층의 채도, 명도가 다르기 때문에 싱글 크라운 증례 등에서는 네스팅 등에 의해 명도(불투명도)를 판별하여 주위의 자연치와 조화를 이루도록 네스팅 포지션을 설정할 필요가 있다. 이 케이스는 절단면의 투명감이 그다지 필요하지 않으므로 네스팅 시에 최상층의 사용을 최소한으로 자제하도록 했다(그림 3).

4. 크라운의 컬러링

이 증례에서는 기본적인 색, 채도는 블럭 본래의 색감을 기반으로 하기 때문에 전체의 기본색은 착색하지 않고 채도가 약간 강한 부분에만 덴틴색을 가하면 된다고 생각했다(그림 4~13). 이번에 사용하는 'Luxen 지르코니아 컬러 리퀴드'는 수분을 베이스로 하고 있으나 침투성도 좋고 색이 진하기 때문에 착색 횟수를 많이 할 필요가 없다. 전체적으로 1~3회 정도 착색을 하는 것이 기본이며, 채도가 나타나는 상황에 맞추어 도포 횟수를 조정한다. 채도를 올리는 부분에는 'Dentin A3'에 추가로 붉은빛의 'Enamel 3'을 반복해서 덧칠함으로써 오렌지색을 표현한다. 색 혼합으로 인한 색의 변화를 방지하기 위해 섞어서 바르는 것이 아니라 '덧칠하여 바르기'라는 것에 주의하자.

에나멜색에는 약간 초록빛 파란색 계열 T-Glass를 사용했고, 표면에 나타나는 우윳빛에는 White에 Amber를 3:1로 혼합한 것을 사용했다. 오렌지색 계열의 Amber를 섞어 주는 이유는 지나치게 흰색을 억제하고 자연스러움을 표현하기 위해서이다. 색이 너무 강하게 나와 버리면 신터링 후에 이 색을 지우기가 어렵다. 컬러링을 할 때는 도포 횟수를 약간 부족한 정도로 하고 모자라는 부분은 신터링 후 표면 스테인으로 조정하는 것이 좋다.

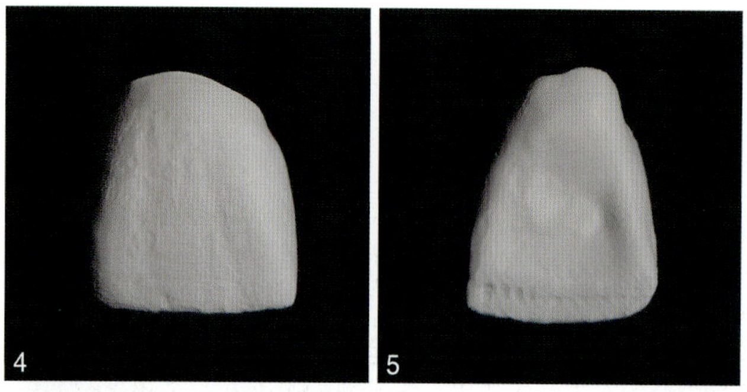

그림 4, 5. 크라운을 밀링 하고 실리콘 버로 마진을 조정한 후 필요에 따라 연마한다. 이후 낡은 다이아몬드 버로 표면 텍스처를 표현한다.

채도가 높은 부분 표현

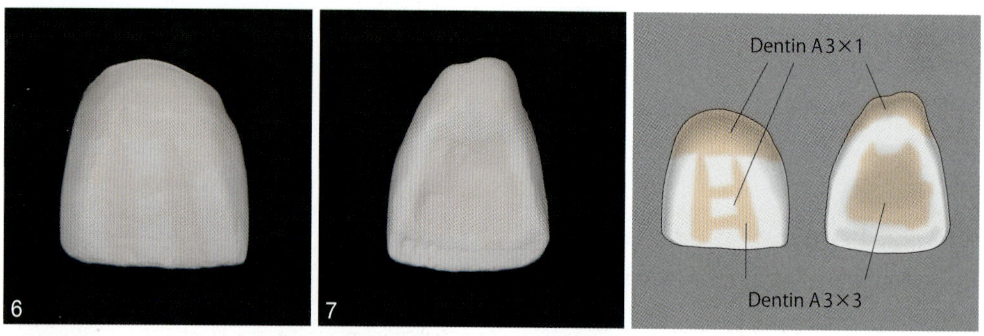

그림 6, 7. 치경부, 순면 중앙 융선과 근원심 융선 사이와 같이 채도가 높은 부분에 Dentin A3를 전용 붓펜으로 1회 도포한다. 기본적인 색은 블럭 본래의 색을 사용하기 때문에 약간 채도를 높이는 목적으로 1회만 도포한다. 보다 채도를 높게 하고 싶은 설면와 부분에는 3회 도포했다.

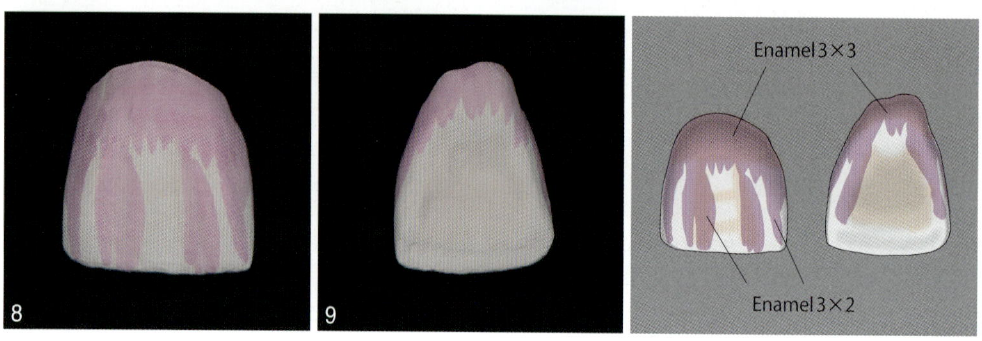

그림 8, 9. 분홍색 계열의 Enamel 3을 먼저 착색한 Dentin A3 위에 덧칠함으로써 색상을 보다 붉은 기가 강한 오렌지색으로 변화시킬 수 있다. #21을 관찰하면 치경부는 보다 분홍색이 강하다. 그래서 순측면 중앙 융선과 근원심 융선 사이나 순측, 설측면의 근원심 융선에는 전용 붓펜으로 Enamel 3을 2회, 분홍색이 강한 치경부에는 3회 정도 도포했다.

에나멜색 표현

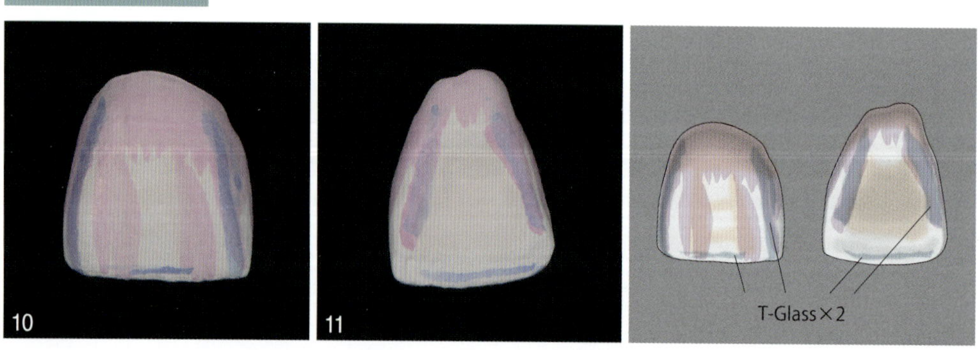

그림 10, 11. 분홍색 계열의 Enamel 3 위에 약간 초록색을 띤 파란색 계열의 T-Glass를 덧칠함으로써 입체적인 에나멜색을 표현할 수 있다. 순측, 설측면의 근원심 융선은 Enamel 3을 바른 후 T-Glass를 2회 도포했다.

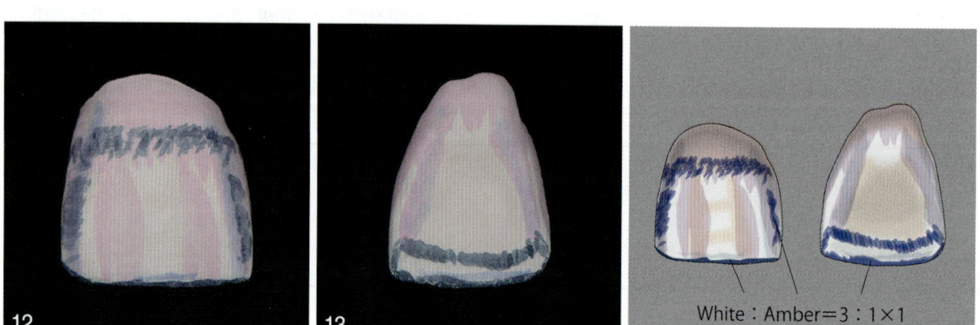

그림 12, 13. 순면 근원심 융선, 순면 중앙부의 치경부 근처의 횡주 융선(유백색이 있는 부분)과 incisal halo의 표현을 위해 White:Amber=3:1을 1회 도포한다(White 단독으로는 색상이 너무 희기 때문에 색을 섞음). 특히 흰색 계열은 도포 횟수가 조금 적은 정도로 하고 부족한 부분은 신터링 후 표면 스테인으로 조정하는 것이 좋다.

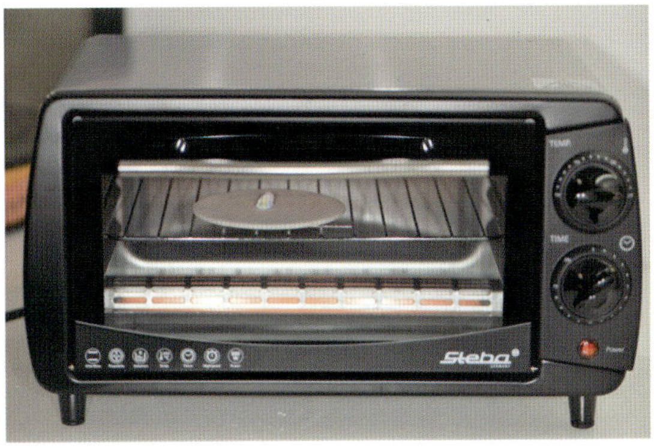

그림 14. 'Luxen CL'은 수분 베이스이지만 미량의 산을 포함하므로 신터링 전에 오븐 등(기성품으로도 가능)으로 200℃ 이상 가열하여 산을 소각한다.

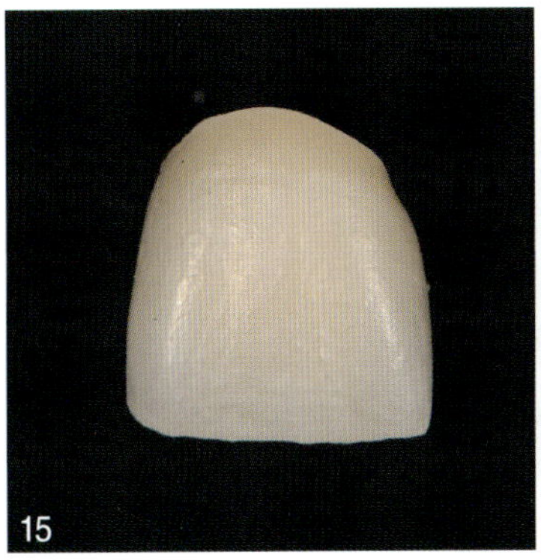

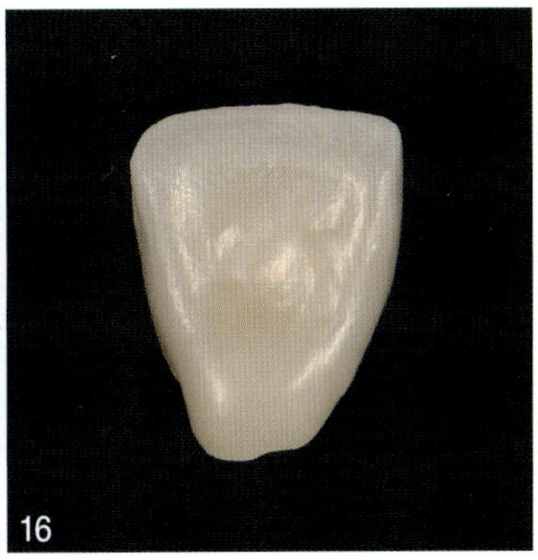

그림 15, 16. 신터링 후의 상태. 표면에 흰 막이 쳐진 것처럼 되어 있으며, 이것을 연마하면 지르코니아 본래의 색이 나타난다.

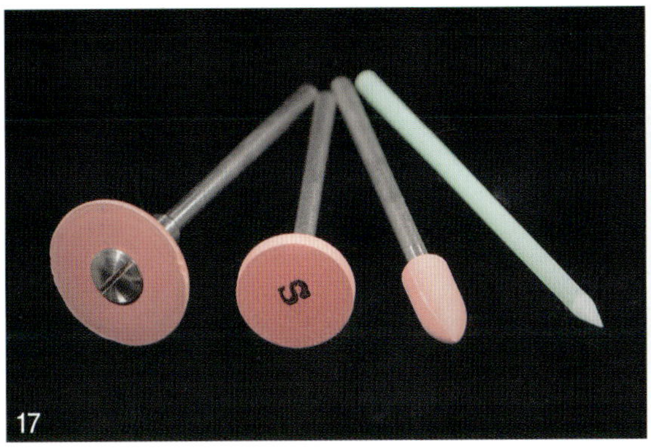

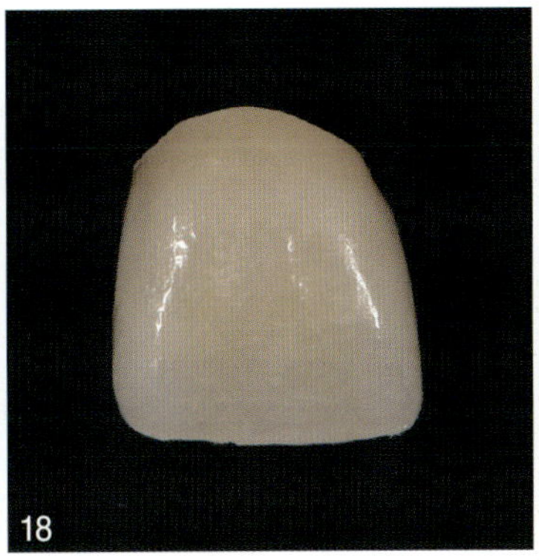

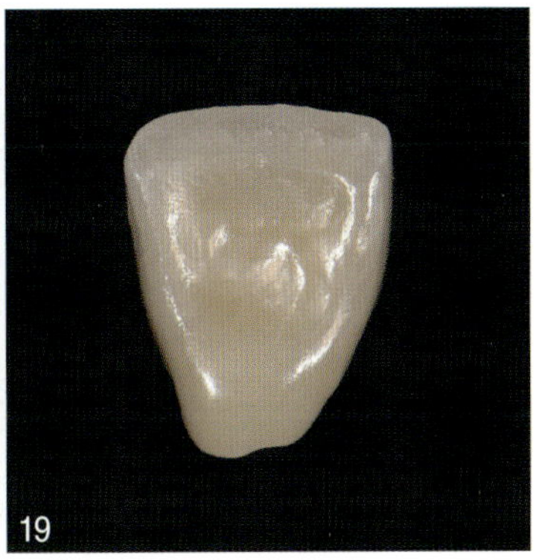

그림 17~19. 'PERLA-DIA S'(광택 연마용)과 '세라믹 파이버 포인트'(홈 가공용)(모두 MACHINE TOOL CHUO사 제품)을 사용하여 표면의 흰색 막을 제거한다. 신터링 전에 미리 연마하기 때문에 광택 연마용 포인트로 충분하다. 연마된 크라운은 본래의 색을 확인할 수 있다. 부분적으로 채도가 약간 약하나 컬러링의 결과물로서 채도가 너무 높아졌을 경우 수정이 매우 어려워지므로 채도는 약간 부족한 정도로 하고 최종적인 스테인에서 약간 색을 조정하는 것이 좋다고 생각한다.

5. 신터링 후 조정 및 연마

'Luxen CL'은 수분 베이스이지만 미량의 산을 포함하기 때문에 오븐 등(시판품에서 가능)으로 200℃ 이상으로 가열하여 사전에 산을 소각한 후에 신터링 한다(그림 14~16). 신터링 후, 수냉식 에어 터빈을 사용하여 내면과 마진을 조정하고 모형에 적합하게 맞춘다. 수냉식 에어 터빈을 사용함으로써 지르코니아에 열을 가하지 않고 효율적으로 깎아내거나, 조정할 수 있다. 신터링 후 크라운의 적합성은 양호해 보이지만 실제로는 주조한 메탈과 같은 피팅감은 얻을 수 없다. 이것은 스캐너의 정밀도나 밀링 버의 크기에 의한 CAD/CAM의 독특한 정밀도이므로 매뉴얼로 충분히 조정할 필요가 있다. 지르코니아 자체가 강도가 있어도 지대치와 몇 개의 접으로만 적합한 경우 크라운에 가해지는 응력이 그 몇 개의 접점에만 집중되어 버리기 때문에 마진의 파절로도 이어진다고 생각된다. 고강도 재료라 할지라도 적합 조정은 꼼꼼하게 할 필요가 있는 듯하다.

그 후, 표면을 가볍게 연마하고, 리퀴드 세라믹 'MIYO'를 사용해 절단면의 착색 표현과 유백색 에나멜색의 조정만을 실시하고, 글레이징을 실시한다(그림 17~22). 블럭 자체의 색을 살린 컬러링을 실시함으로써 스테인 전 단계에서 최종 단계에 가까운 색을 표현할 수 있기 때문에 소량의 표면 스테인의 1회 소성으로 스테인, 글레이징을 마칠 수 있다.

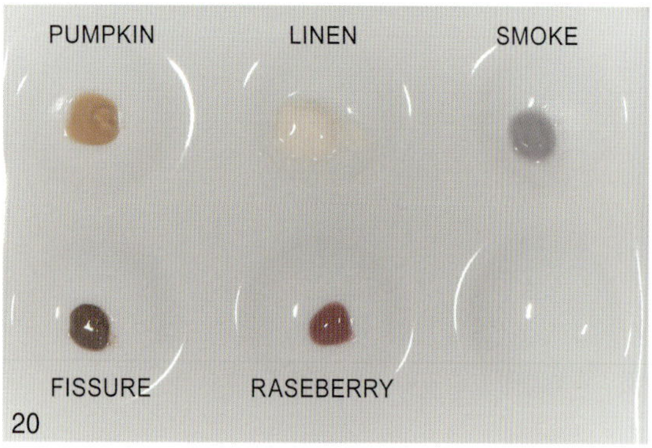

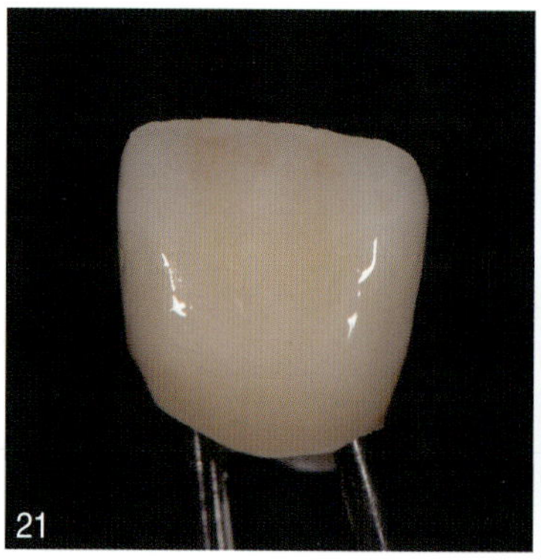

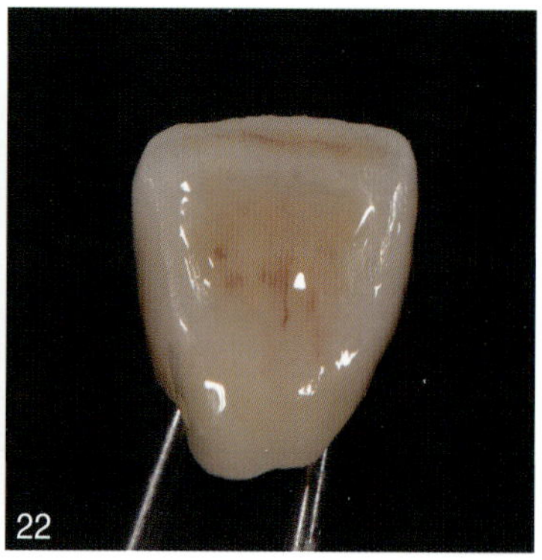

그림 20~22. 이 증례의 표면 스테인은 리퀴드 세라믹 'MIYO'가 표기한 색을 이용했다. 처음 전체에 글레이징 재료인 InSync를 도포하고 PUMPKIN으로 순측면 중앙 융선과 근원심 융선 사이, 설면와의 채도를 올리고 순측면 절단면의 착색 및 설측 절단면의 착색은 PUMPKIN과 적갈색의 FISSURE를 혼합하여 표현한다. 인접부 설면와의 스테인 표현도 FISSURE를 사용하고 유백색 에나멜의 표현과 incisal halo의 색 조정은 LINEN을 사용하였다. 근원심 융선의 내면에서 오는 투명감을 SMOKE로 표현하고, 치경부의 분홍빛을 띤 색은 RASBERRY를 사용하였다. 블럭의 색이 맞고, 거기에 컬러링을 함으로써, 최종적인 스테인은 최소한으로 마칠 수 있어 1회의 소성으로 완성이 가능하다.

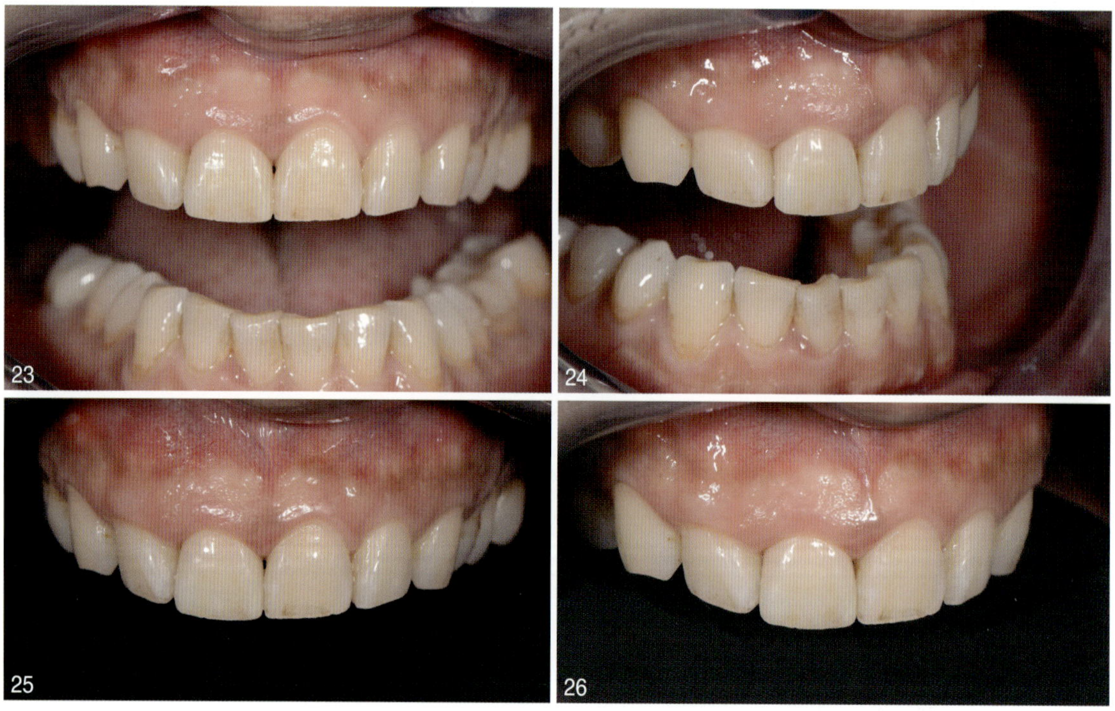

그림 23~26. 구강내 장착 후 사진. 인접 치아인 #21의 절단면 균열로 인한 변색이나, 치경부의 에나멜이 결여된 질감과 채도가 높아진 색 등 네거티브한 특징은 일부러 자제하며 표현하여, 되도록 구강내에서 조화를 이루는 아름다운 크라운을 제작하려고 시도했다. 결과적으로는 full zirconia 크라운이지만 구강내에서 충분히 조화되어 환자도 만족할 수 있는 보철물로 완성되었다고 생각한다.

6. 구강내 장착

Full zirconia 크라운을 'PANAVIA V5'로 구강내에 접착하였다(그림 23~26). 인접 치아인 #21은 절단면에서 근원심으로 뻗어 있는 크랙 라인의 변색, 치경부 에나멜 결손부에서 약간 높은 채도 등을 확인할 수 있으나, 이번에는 그러한 특징은 선명하게 표현하지 않아 주위와 조화를 이룬 '아름다운' 보철물을 제작하여 환자도 충분히 만족할 수 있었다. 투명감이 부족한 full zirconia 보철은 덴틴과 에나멜의 이중 구조에서 비롯된 복잡한 색의 재현은 어렵다. 그러나 이 증례와 같이 투명하지 않은 단조로운 색의 경우라면, 오히려 shade 매칭 작업도, 난이도도 모두 쉬워지지 않을까 생각한다.

COLUMN Vol.02

30배 마이크로스코프에 의한 적합 조정

적합이라는 것은 접촉점의 집합체로 접촉점이 많을수록 면접촉에 가까워진다. 좋은 적합은 마진부에서 교합압을 넓게 분산하여 지대치에 전달함으로써 국소적인 과도한 스트레스를 방지하고 충분한 margin sealing에 의해 2차 충치 예방으로 이어지므로 보철물의 수명 연장(longevity)에 기여한다. 특히 구치부에서는 강한 교합압이 가해지므로 적합성이 중요하다. 메탈 등의 재료는 과도한 힘에 대응하도록 변형을 일으킬 수 있으나, 세라믹 등의 취성 재료는 굴곡 강도의 한계점을 넘어선 시점에서 파절된다. 고강도라고 알려진 지르코니아 보철물의 적합은 신중해야 한다고 필자는 생각한다.

최근에는 CAD/CAM 기술의 진보로 지르코니아 크라운의 지대치에 대한 적합이 매우 높은 수준에 도달하였다. 하지만 육안으로는 적합된 것처럼 보여도 확대해 보면 접촉되지 않은 부분이 확인되는 경우가 많으며 그것은 점접촉이기 때문에 지대치나 보철물의 파절로 이어질 가능성이 있다. 이러한 이유로 필자는 30배의 마이크로스코프에 의한 적합 조정을 진행하고 있다. 30배의 필요성에 대해서는 찬반이 있을 수 있지만 육안으로는 보이지 않는 조기 접촉점 등도 핀 포인트로 확인하고 조정할 수 있기 때문에 작업 효율이 좋다. 실제 거래하고 있는 치과의사에게 적합이 좋다는 말을 듣는 경우도 많이 있다.

적합 조정에 있어서 지르코니아는 메탈과는 다르게 버니싱(burnishing) 가공으로 연장이 불가능하여 비록 마진이라도 조기 접촉부를 깎아내고 빈 부분에서 접촉되도록 조정할 필요가 있다. 내면이 닿는 경우에는 내면도 조정한다. 조기 접촉점의 파악을 편하게 하기 위해 필자는 마킹재를 사용하고 있다. 또한 지대치의 가장 윗부분(절단면, 교합면)은 마진 정밀도를 불문하고 크라운 장착 시 들뜨게 되므로 절대로 크라운과 접촉되지 않도록 CAD에서 충분한 공간을 만들어 둔다. 만약 크라운 마진의 안정이 나쁘고 약간 크라운이 돌아가는 상태일 경우에는 지대치의 윗부분이 조기 접촉하여 전체가 가볍게 뜬 상태라고 보는 것이 좋다.

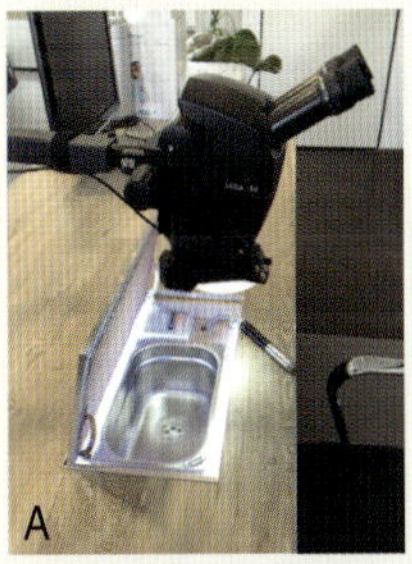

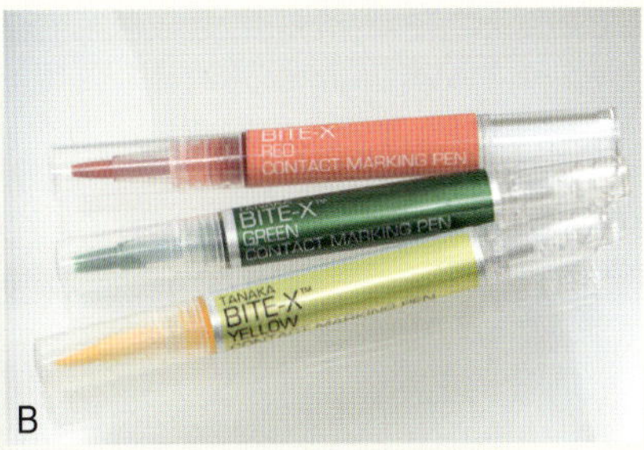

그림 A, B. 필자가 사용하고 있는 Leica A60 마이크로스코프와 Tanaka Bite-X. 30배까지 확대하면 조기 접촉된 부분을 핀 포인트로 제거할 수 있기 때문에 작업 효율은 좋다. 적합 조정에서 자주 있는 실수로 육안으로 보일 정도로 마킹재가 넓게 붙어 있는 곳을 조정하는 경우가 있는데, 이는 접촉점이 아니라 코핑과 지대치 사이의 약간의 틈새에 마커가 남아 있던 것으로 조기 접촉점은 아니다. 실제로 적합 조정이 필요한 조기 접촉 부분은 매우 작기 때문에 접촉점을 보기 쉽게 하는 마커와 마이크로스코프의 병용은 꼭 필요하다고 생각한다.

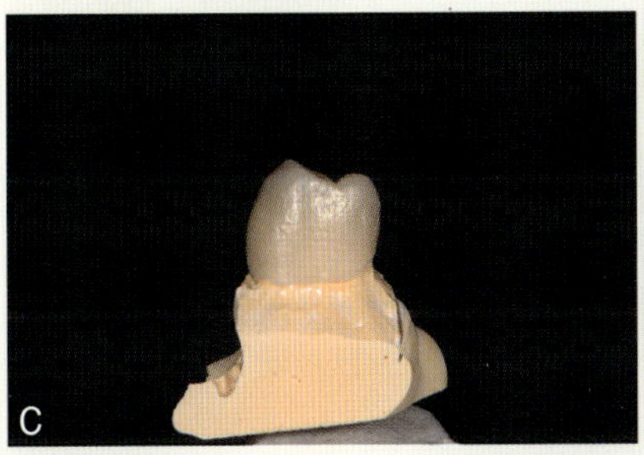

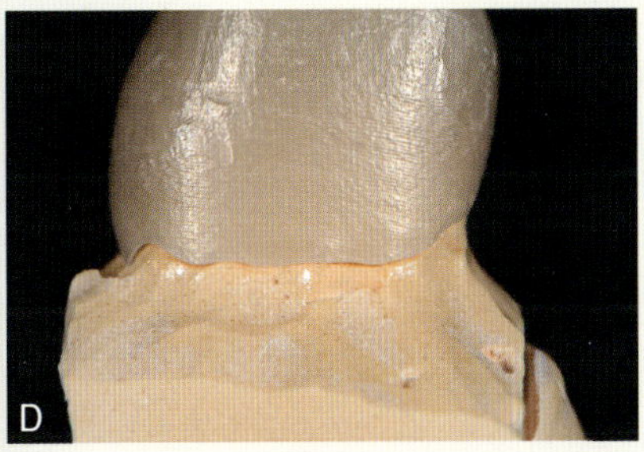

그림 C, D. 신터링 직후의 full zirconia 크라운. 육안으로 보는 상태에서는 적합이 좋아 보이지만, 배율을 바꾸어 보면 실제 적합은 아직 조정이 필요한 상황이다. 몇 개의 접촉점에서의 적합은 그 작은 접촉 포인트에 교합압이 집중되어 버리기 때문에, 취성 재료인 지르코니아에서도 과도한 스트레스로 파절될 우려가 있다.

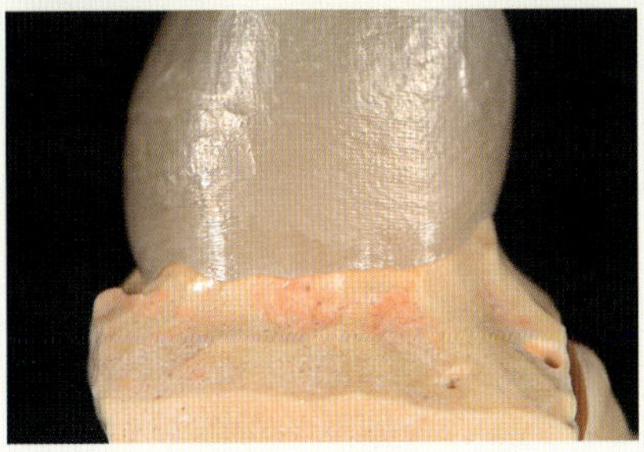

그림 E. 마이크로스코프로 조정한 full zirconia 크라운. 배율을 높게 한 상태에서도 양호한 적합을 확인할 수 있다. 지르코니아는 메탈과 다르게 버니싱 가공으로 연장이 불가능하기 때문에 틈이 비어 있는 경우는 조기 접촉하고 있는 부분을 그 부분이 마진이라 하더라도 깎아내고 전체를 내리도록 하여 조정할 필요가 있다. 그때 내면이 닿는 경우는 내면도 조정한다. 지대치의 가장 윗부분은 절대로 크라운과 접촉되지 않도록 CAD에서 충분한 공간을 확보해 둔다. 그렇지 않으면 장착 시 들뜸으로 이어져 버린다.

02 덴틴-에나멜의 자연치 구조 표현
(4Y/5Y-TCZP 멀티레이어 블럭)

1. 증례 개요

환자는 50대 초반의 남성으로, #11, #12에 장착되어 있던 오래된 PFM 크라운이 사고로 파손되어 새로운 보철 치료를 희망하여 내원하였다(그림 1, 2). 보철 부위에 한쪽 중절치가 포함되어 있으므로 그 반대쪽 중절치를 모방하여 크라운을 제작할 필요가 있다.

2. Shade taking

인접 치아인 #21, #22를 보면 중절치 쪽이 측절치에 비해 명도가 높은 것을 확인할 수 있다. 이는 중절치의 에나멜이 약간 유백색을 가지고, 중앙에서 치경부까지 평행하게 뻗어 있는 여러 개의 얇은 white line에 의한 것으로 보이며, 아마도 내부의 덴틴색은 양쪽 치아 모두 마찬가지일 것으로 추측할 수 있다(그림 3~6). 중절치 절단면에는 설측면 마모 부위에서 착색에 의한 오렌지색을 확인할 수 있다. 중절치, 측절치 모두 순측면 근원심 융선에 푸른빛을 띠는 색이 보이고 뚜렷한 mamelon은 보이지 않는다.

앞의 내용을 토대로 하여 에나멜은 강한 빛 투과성, 낮은 명도이며, 셰이드는 측절치가 D3에 해당한다고 판단되었다. 중절치는 유백색을 띠는 에나멜색과 white line으로 약간 명도를 높여 재현한다. Body의 색으로는 중절치가 VITA 3D Master인 4M2, 측절치가 4L2 정도의 채도이며, 측절치가 약간 명도가 낮고, 채도가 높지만, 이것은 에나멜의 색 차이에 의한 것으로 생각된다. 따라서 내부 덴틴의 색은 4L2를 기준으로 하여 크라운 전체의 색을 만들어 가는 것으로 했다. 또한 이 증례의 반대편 동명치는 투명감이 있는 에나멜이 전체를 감싸고 있기 때문에 빛의 세기에 따라 내부 덴틴에서의 반사량이 달라지고 치관 표면의 색이 변화하는 것을 생각할 수 있다. 따라서 덴틴과 에나멜의 이중 구조에 의한 특징을 크라운에도 확실히 재현할 필요가 있다.

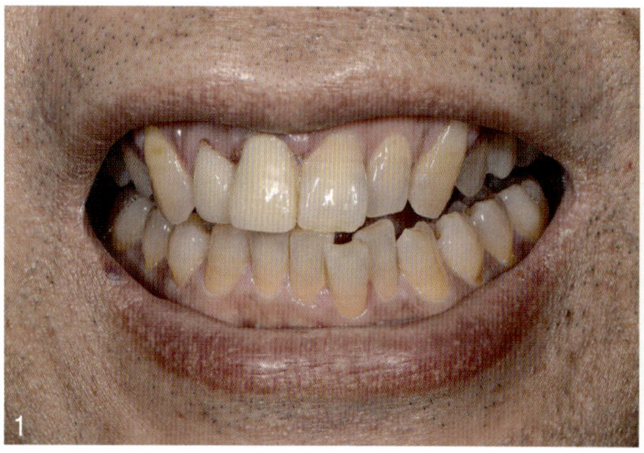
1

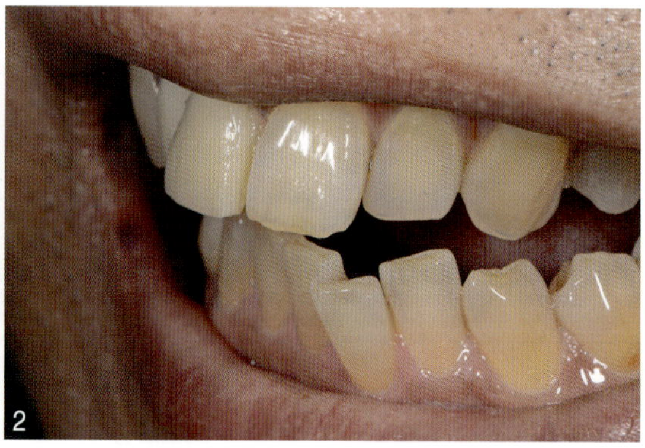
2

그림 1, 2. 시술 전 사진. #11, #21의 오래된 PFM이 파손되어 환자는 새로운 보철물을 희망하여 내원하였다.

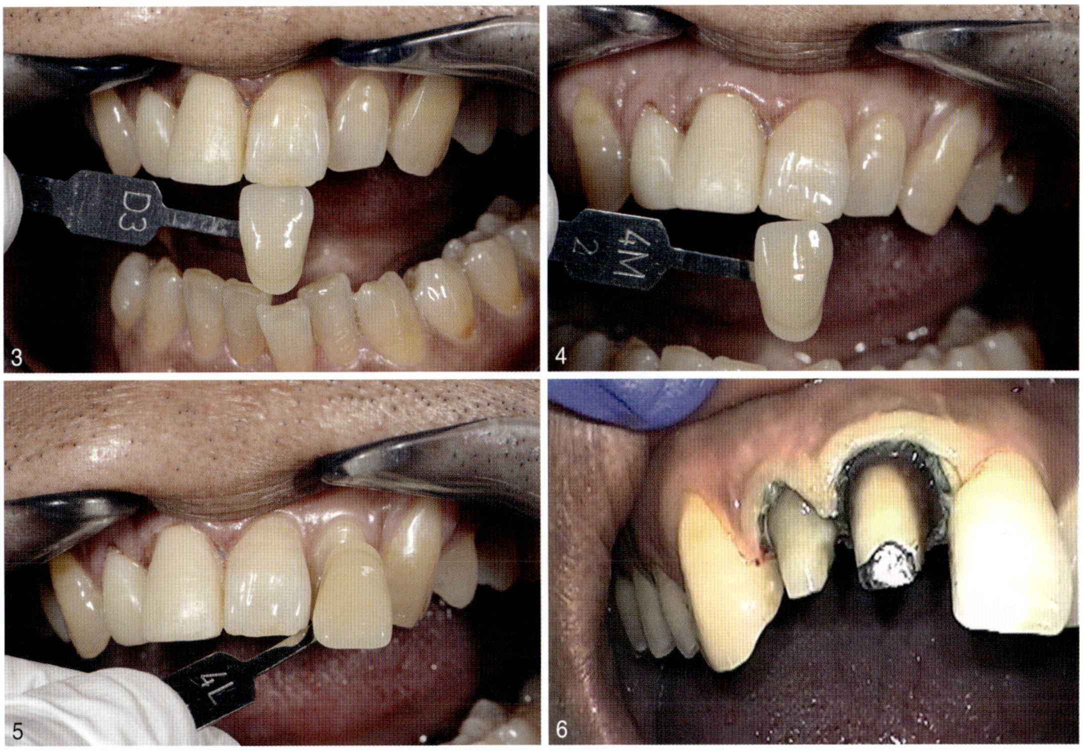

그림 3~6. Shade taking. Body의 색으로는 중절치가 4M2, 측절치가 4L2 정도의 채도이며, 측절치는 약간 명도가 낮고, 채도가 높다. 중절치의 에나멜이 약간 유백색을 띠는데, 중앙에서 치경부까지 평행하게 뻗어 있는 여러 개의 얇은 white line에 의한 것으로 생각되며, 내부의 덴틴색은 양쪽 치아가 모두 같다고 추측할 수 있었으므로, 내부 덴틴의 색은 4L2를 기준으로 하여 크라운 전체의 색을 만들어 가기로 했다. 또 지대치는 메탈 코어이기 때문에 크라운 제작에서는 지대치색의 마스킹도 필요하다.

표. 목표로 하는 shade

Shade taking 항목	색 특징	대책법
덴틴색	#21: 4M2+분홍색 #22: 4L2.5+분홍색	덴틴의 색은 #21: 4M2, #22: 4L2.5이나, 절단에서 중앙까지 에나멜의 영향으로 A3 정도의 채도이다. 4Y/5Y-TCZP 혼합의 멀티레이어 블럭(Luxen Multi A3)을 사용하여 컬러링으로 채도를 조정한다.
에나멜색	#21: D3의 에나멜색을 바탕으로, 표면층은 약간 유백색으로 밝다. #22: D3 에나멜색으로 투명감이 강함	Enamel 3과 T-Glass를 크라운 전체에 넉넉하게 도포하여 에나멜의 색을 표현한다.
특징적 캐릭터	#21은 순측면 근원심 융선이 유백색을 띤다. #22보다도 약간 명도가 높다. 치경부 부근에 2개의 유백색 white line, 절단면에는 오렌지색 착색이 있으나, mamelon은 특별히 뚜렷하지 않고 절단면의 투명감은 없다. #22은 전체적으로 투명도가 높은 에나멜로 덮여 있으며 치경부의 채도는 #21보다도 높고 순측면 근원심 융선은 푸른빛을 띠고 있다.	Enamel 3과 T-Glass를 도포하여 에나멜의 색을 표현하고, 신터링 후 포세린과 리퀴드 세라믹을 사용하여 표면의 글레이징을 두껍게 하여 에나멜의 투명감을 표현한다. 유백색 에나멜의 색은 리퀴드 세라믹(MIYO 등)에 의한 스테이닝으로 한다.
지대치색	#11의 지대치 선단부에는 메탈 코어가 노출되어 있으며 치경부는 적갈색으로 강하게 변색되어 있다. #12은 선단부가 레진으로 수복되어 있으나 전체적으로 초록색 계열 색으로 변색되어 있다.	#11, #12 모두 지대치의 변색이 강하여 보철물의 색에 영향을 미치기 때문에, 지대치의 색을 차폐할 필요가 있다. 크라운 내면에는 컬러링 시에 White Opaque를 도포한다.

3. 지대치의 색과 프렙(preparation)

#11에는 근관 치료가 이루어져 메탈 포스트 코어가 들어 있다(그림 6). 또한 이전에 사용하던 PFM으로부터의 메탈 오염으로 #12은 초록색 계열의 어두운색, #11은 치경부에 짙은 갈색계의 변색이 확인된다. 지르코니아 크라운은 그 빛 투과성에 의해 자연스러움을 표현할 수 있는데, 이러한 까맣게 변색된 지대치에서는 그 색이 크라운에게까지 영향을 끼치므로 막을 필요가 있다. 변색치의 프렙은 마스킹을 하여 두껍게 할 수 있도록 삭제량을 약간 크게 할 필요가 있다. 또한 지르코니아 보철물은 빛 투과성이 있기 때문에 심미적으로 치은 가장자리 아래 깊숙한 곳에 마진을 설정할 필요는 없지만, 이러한 지대치색이 나쁜 경우는 반드시 마진을 치은 연하로 설정한다.

4. 재료 선택

투명감 있는 에나멜이 전체를 덮고 있는 경우 5Y-TCZP 사용이 효과적이다. 그러나 이 크라운은 두께가 두꺼워 5Y-TCZP의 그러데이션 블럭을 사용하면 내부 덴틴의 반사광이 감소되어 명도가 부족할 수 있다. 치관 중앙부에서 치경부까지는 그다지 명도가 낮다고 생각되지 않기 때문에 5Y/4Y-TCZP 혼합 멀티레이어 블럭이 중앙부에서 치경부까지 명도를 유지하기 좋다고 생각했다.

이러한 점을 고려하여 블럭은 'Luxen Multi Premium'을 사용하였다. 절단면에서 중앙부, 중앙부에서 치경부의 채도 차이가 강하나, 블럭의 색상 선택은 채도가 낮은 색에 맞추어 실시하고, 채도가 높은 부분은 컬러링으로 채도를 높이도록 한다. 이 증례에서는 절단면에서 중앙부의 채도가 D3보다 약간 높고 붉은 기운의 색상으로 시프트한 색이라고 할 수 있다. D3은 A3의 덴틴 위에 투명하고 명도가 낮은 에나멜이 존재하는 색으로 필자는 파악하고 있기 때문에, 블럭의 색은 A3으로 했다.

5. 컬러링

에나멜의 빛 투과성이 높은 경우에는 아무리 5Y-TCZP를 사용하여 착색을 했어도 표면에서 투명감이 느껴진다. Full zirconia 크라운으로 덴틴과 에나멜의 색을 확실히 나누어 주고 싶은 경우 크라운만의 색뿐만 아니라 최종적으로 부여하는 글레이징의 층에서도 투명감을 주고 입체감을 부여하는 것이 중요하다. 따라서 컬러링 시에는 최종적인 글레이징 영향도 고려해서 색을 만들어 내는 것을 생각해야 한다. 투명감 표현 자체는 어느 정도 글레이징 단계에서도 표현이 가능하다.

이 케이스에서는 중절치의 에나멜이 유백색이고 표면에 희미한 white line이 존재하기 때문에 중절치와 측절치의 명도가 약간 다르다. 이들 에나멜 표면의 특징은 스테인으로 충분히 표현할 수 있기 때문에, 컬러링으로 하는 표현은 이번에는 하지 않았다. 컬러링으로도 표현 자체는 가능하지만, 표현이 너무 강했을 경우 제거하기가 곤란하기 때문에, 착색에 의한 표현은 가급적 단순하게 마무리하는 게 좋다.

또한 이 증례에서 중요한 지대치의 마스킹과 내부 덴틴의 반사를 돕기 위해 내면의 불투명도를 높일 필요가 있다. 따라서 White보다 불투명도가 높은 White Opaque를 내면에 도포했다. 단, 이 내면에서의 반사가 표면층의 색(명도)에 지나치게 영향을 주면 불투명한 크라운이 되기 때문에 본래의 목적인 투명감 있는 에나멜색을 내는 의미에서도 어두운 에나멜색을 치관 전체에 뿌릴 필요가 있다. 이 색을 부여하는 것으로 나중에 표면층에 더해질 글레이징 재료로 깊은 투명감이 표현되는 효과도 기대할 수 있다(그림 7~19).

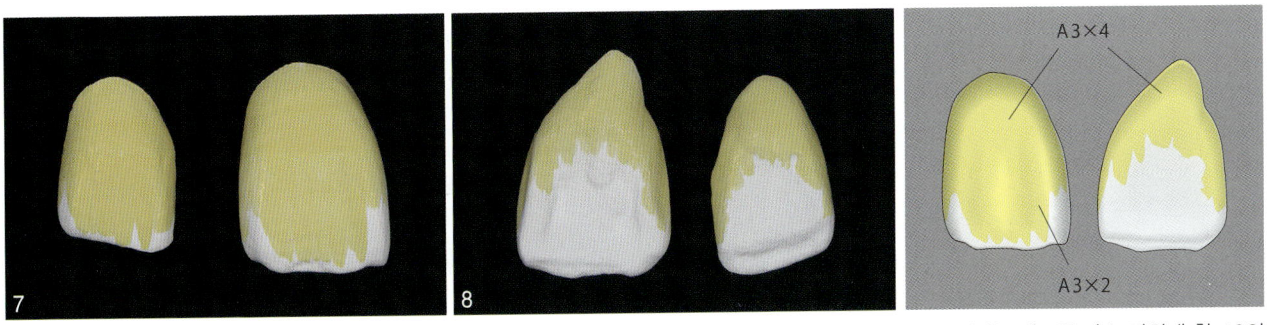

그림 7, 8. 절단면에서 중앙부까지는 D3에서 붉은 방향으로 시프트된 약간 채도가 높은 색이지만 컬러링 단계에서는 채도를 다소 강하게 한 A3의 색을 목표로 한다. 중앙부에서 치경부까지는 4L2.5에 해당하기 때문에 A4를 목표로 한다. A3의 블럭을 사용하고 있지만, 블럭 자체의 채도는 약간 낮다고 생각되는 것과, 전체적으로 에나멜색을 도포함으로써 밑바탕인 body색의 채도가 내려가는 것이 예상되기 때문에, 이들을 고려하여 우선 절단면에서 치경부까지 A3을 mamelon 형태를 생각하여 2회 도포한다. 측절치는 치경부 쪽의 중앙부에서 치경부까지, 다시 2회 정도 더 도포함으로써 보다 높은 채도를 표현한다. White line이 존재하는 중절치는 white line과 white line 사이의 채도를 높이기 위해 수평 방향으로 A3의 액을 2회씩 도포한다(A4 등 다른 색상 액이라도 상관없다).

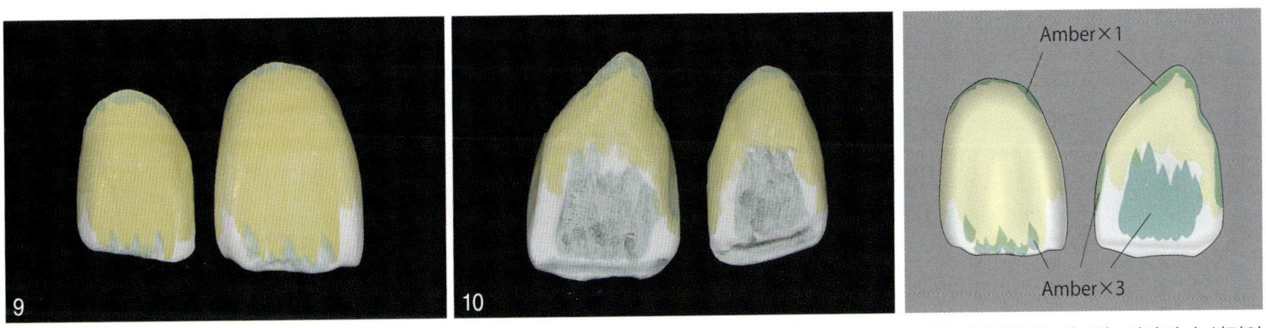

그림 9, 10. 치경부의 마진 부근이나 절단면 설면와는 더욱 채도가 높은 오렌지색을 띠고 있으므로 Amber를 각각 치경부에 1회, 절단면과 설면와에 3회 도포한다.

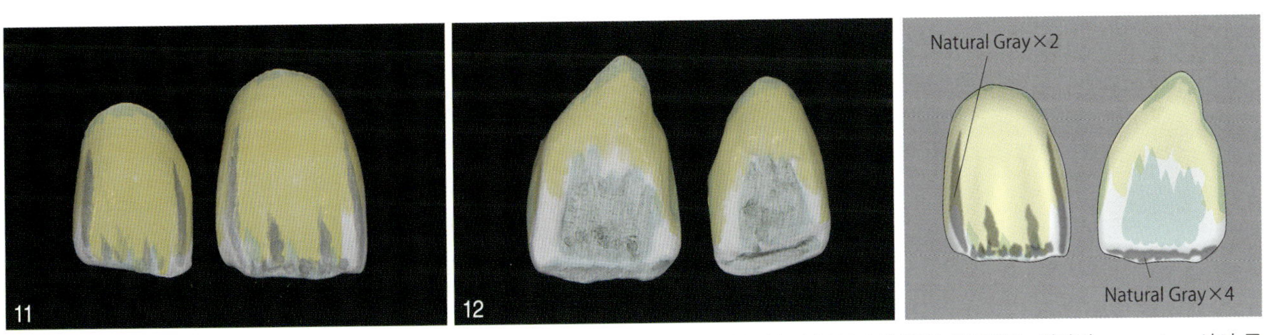

그림 11, 12. 순측면 근원심 융선의 푸르스름한 색을 재현하기 위하여 Natural Gray를 가는 붓으로 2회 정도 도포한다. 절단면, mamelon 사이 등의 투명감이 강하게 나온 부분에도 명도를 낮추는 의미에서 Natural Gray를 가는 붓으로 4회 정도 도포한다.

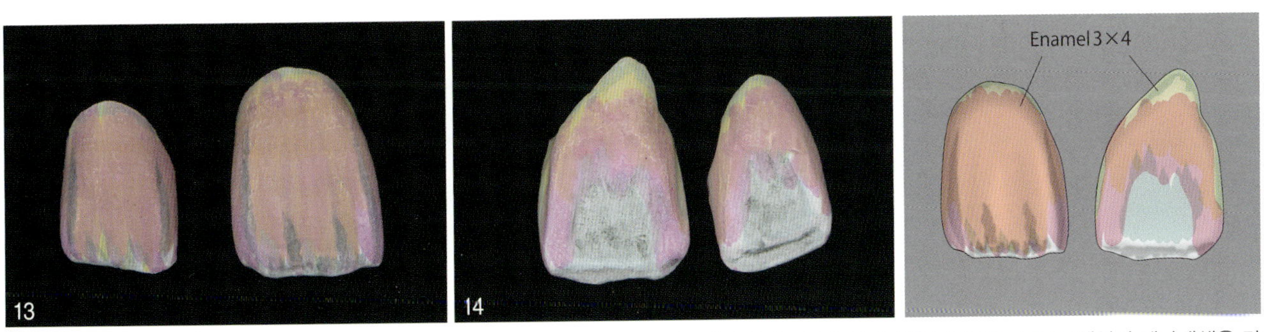

그림 13, 14. 치관 표면의 에나멜색을 표현하기 위해 크라운 전체에 Enamel 3을 기성 붓펜으로 빠르게 4회 도포한다. 보통 D계열의 에나멜색을 만드는 경우 도포는 3회 실시하지만 이번에는 분홍색 계열의 Enamel 3을 1회 더 도포함으로써 색상이 약간 붉은색 쪽으로 시프트되는 것을 기대했다.

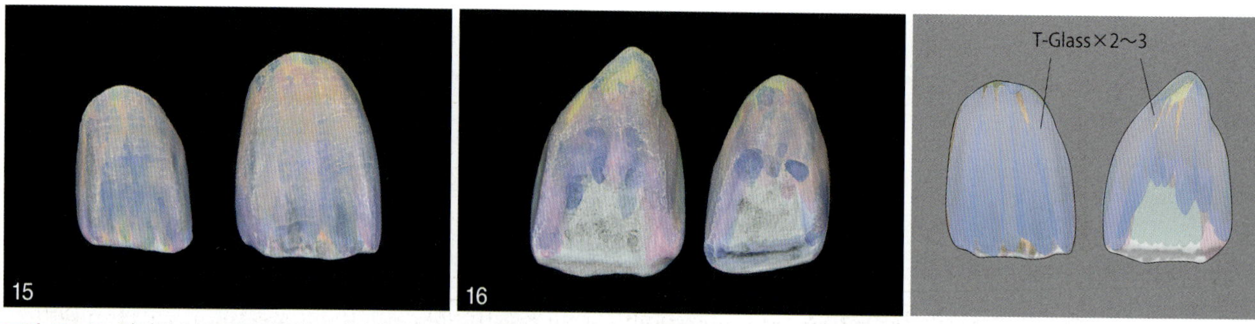

그림 15, 16. 전체적으로 투명감 있는 에나멜을 표현하기 위하여 T-Glass를 중절치에 2회, 측절치에는 3회, 기성 붓펜을 빠르게 움직여 도포한다. 중절치 쪽이 측절치보다 명도가 높으므로 2회만 실시한다.

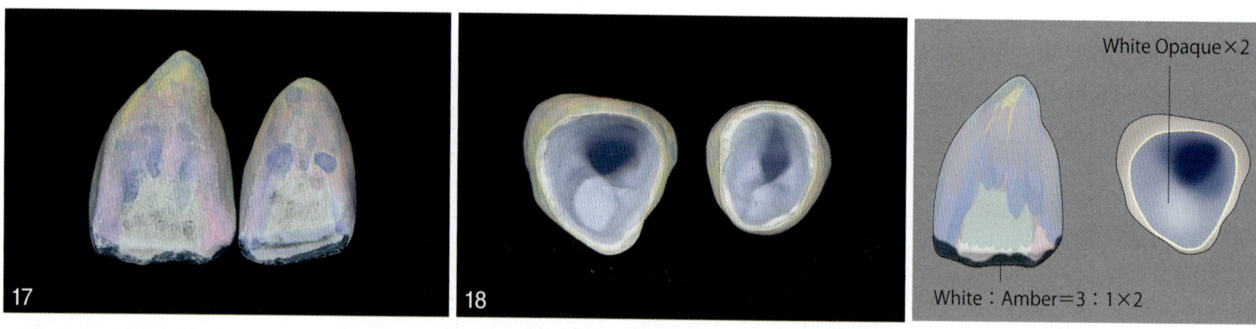

그림 17, 18. 절단면의 incisal halo는 White에 Amber를 30% 정도 섞은 액을 2회 정도 도포하여 표현한다. 내면에는 마스킹을 위해 White Opaque를 2회 정도 도포한다. 보통은 크라운 전체의 채도가 내려가는 것을 고려하여 White Opaque에 Amber를 혼합하고 있으나 변색치 차단을 목적으로 불투명도를 높이면서 채도가 지나치게 강해지는 것을 피하기 위하여 이번에는 Amber를 혼합하지 않았다.

6. 글레이징

신터링 후 내면 조정을 실시하여 지대치에 적합하고, 크라운의 표면을 실리콘 포인트로 연마하여(그림 19~22) 글레이징을 한다. 이 증례는 투명감 있는 에나멜을 가지고 덴틴·에나멜의 이중 구조를 만들어 광원에 의한 명도 변화에 대한 영향도 표현할 필요가 있으므로 글레이징이 매우 큰 의미를 갖는다. 크라운 순측면에 에나멜색 등의 명도를 낮추는 색을 부여해도, 그것은 착색에 의한 모방한 평면적인 표현이기 때문에 대각선 방향에서 볼 때의 입체적인 투명감까지 다 표현할 수 없다. 그러므로 먼저 에어브러시를 사용하여 포세린을 크라운 표면에 분사하여 에나멜/트랜스계 포세린이 갖는 재료학적 특성을 지르코니아 크라운 표면에 부여한다. 이 증례에서는 트랜스계의 포세린으로 오팔 효과를 갖는 'Cerabien ZR'의 LT1을 사용하였다(그림 23~25). 일반적인 글레이징 재료는 유리 성분이 많아 빛 투과성이 높지만, 너무 투명하면 투과하는 빛이 많아 밑바탕에 닿아 반사를 일으킨다. 따라서 밑바탕의 색이 비칠 만큼의 효과만 나타나 입체감을 표현하기 어렵고, 너무 강한 투명감은 전체의 명도 저하로 이어질 우려도 있다.

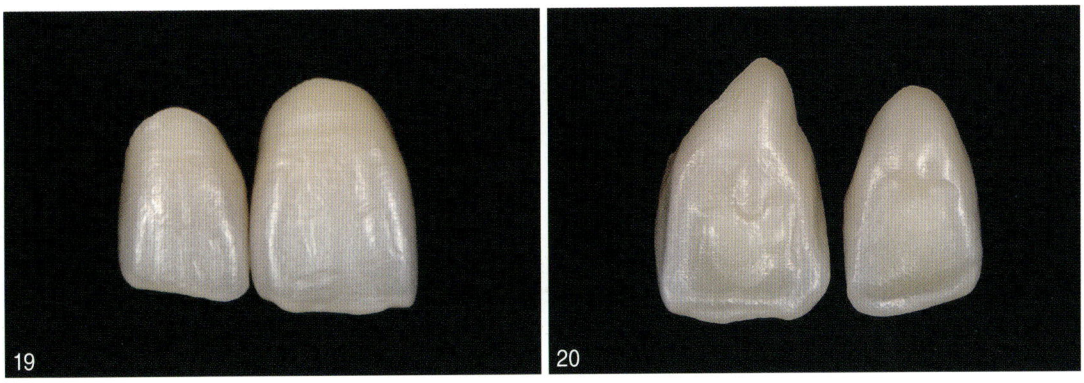

그림 19, 20. 신터링 직후 full zirconia 크라운. 지대치에 적합시킨 후에 표면층을 연마하여 흰 막을 제거한다.

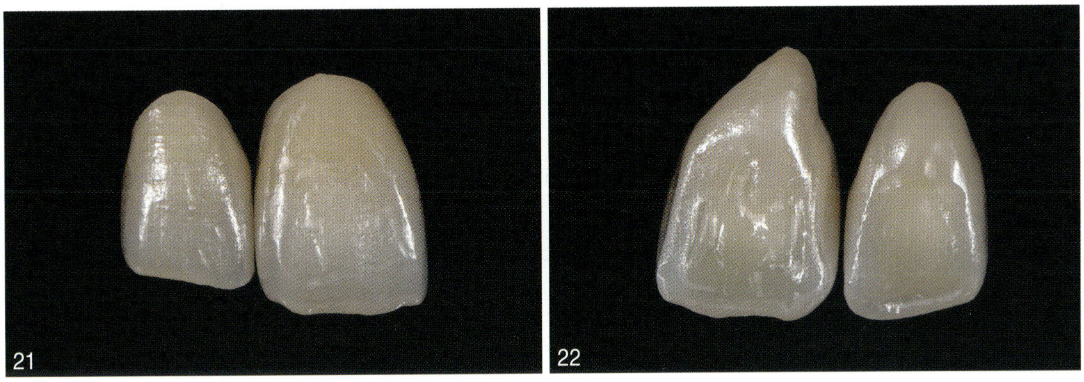

그림 21, 22. 실리콘 포인트를 사용하여 연마된 full zirconia 크라운. 연마함으로써 비로소 실제 색을 확인할 수 있다. 본래 목표로 하는 색에 비해 채도가 높고 명도가 낮아 보이지만 이후의 글레이징으로 인해 채도가 낮아지고 명도가 올라갈 것을 고려하여 제작하였다.

그러나 포세린에는 내부에 색가루와 류사이트가 들어 있기 때문에 내부에 들어온 빛이 그것들과 부딪쳐 표면층에서 난반사를 일으킨다. 이것은 자연치도 가지고 있는 특성이며, 이로 인해 명도를 유지하여 자연스러움을 표현할 수 있다. 지르코니아는 열전도가 좋지 않고, 특히 얇게 뿌려진 포세린은 열량을 빼앗기기 쉬워서, 광택을 내기 위해 표면을 약간 오버 글레이즈시킬 필요가 있다. 따라서 필자는 온도를 올리는 속도는 30℃/분, 최종 온도는 1,100℃에서 2분 30초의 가열 시간으로 포세린 글레이즈를 실시하고 있다. 이 스케줄이라면 1회 소성으로 깨끗하게 마감할 수 있다.

포세린 글레이즈 후 리퀴드 포세린 'MIYO'에 의한 post-sinter 컬러링을 실시하여 보철물을 완성하였다(그림 26~28). 이것은 포세린과 스테인의 중간에 위치하며 에어브러시로 분사한 포세린과 동일한 효과를 기대할 수 있다.

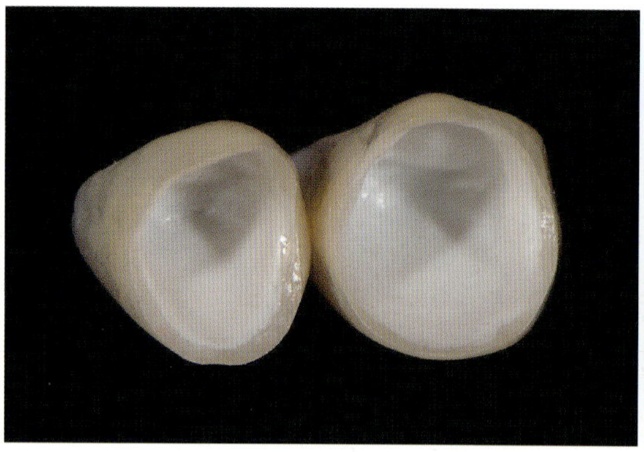

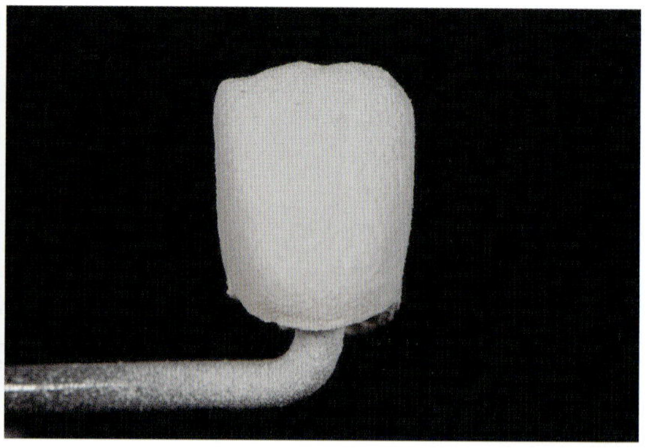

그림 23. 내면에는 지대치의 까맣게 된 변색으로부터의 영향을 방지하기 위하여 White Opaque를 도포하고 있다. White Opaque는 너무 깊이 스며드는 것을 억제하기 위해 글리세린을 함유하고 있어 도포된 부위에 미묘한 변형을 일으킨다(내면 조정을 하면 수정 가능한 정도). 너무 많이 바르지 않는 것이 좋다고 생각되므로 필자는 임상 기공에서 주로 White를 사용하고 있는데, 이 증례와 같이 변색되어 까맣게 보이는 정도가 강한 경우는 White Opaque를 사용해야 한다고 생각한다.

그림 24. 크라운 연마 후 페그로 소성 핀에 고정하고 포세린 전용 퍼니스로 가열한 후에 에어브러시를 사용하여 포세린을 분사시킨다. 이 증례에서는 표면의 빛 투과성과 색으로 따뜻한 느낌을 유지하기 위해 'Cerabien ZR'의 LT1을 사용하고 있다. LT1은 반투명계의 Luster 포세린으로 오팔 효과를 갖는다.

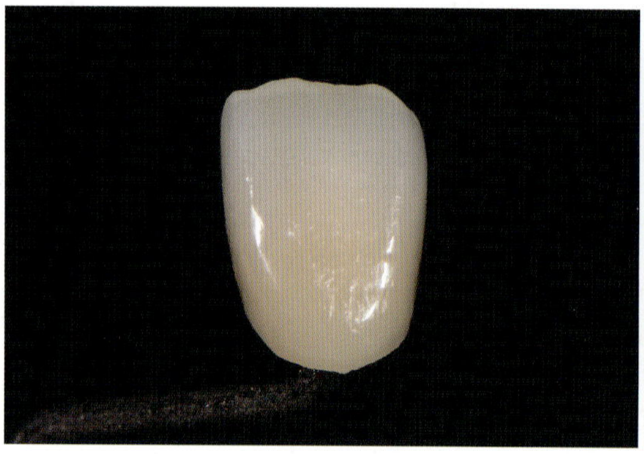

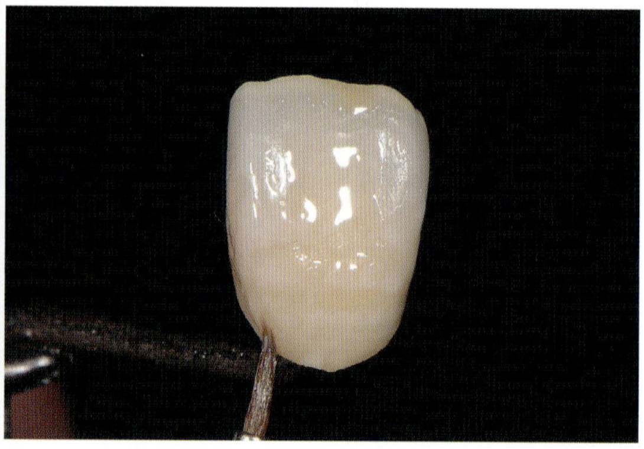

그림 25. 표면에 분사된 포세린에 의해 글레이징된 상태. 지르코니아는 열전도가 나쁘고, 분사된 포세린양도 매우 적어 열량을 지르코니아에 빼앗긴다. 그러므로 천천히 온도를 올리고 일반적인 포세린보다 더 높은 소성 온도로 장시간 가열해 주지 않으면 글레이징 재료를 사용했을 때와 같은 광택이 나지 않는다.

그림 26. 글레이징 후 'MIYO'를 사용하여 절단면의 오렌지색이나 흰색 띠, 유백색 에나멜 등의 캐릭터라이징을 한다. MIYO는 포세린과 스테인재의 중간 정도 재료로 포세린을 축성하듯이 색을 입히면 어느 정도의 두께를 확보할 수 있다. 두께를 확보함으로써 투명감 있는 에나멜의 입체감 있는 표현이 가능하다.

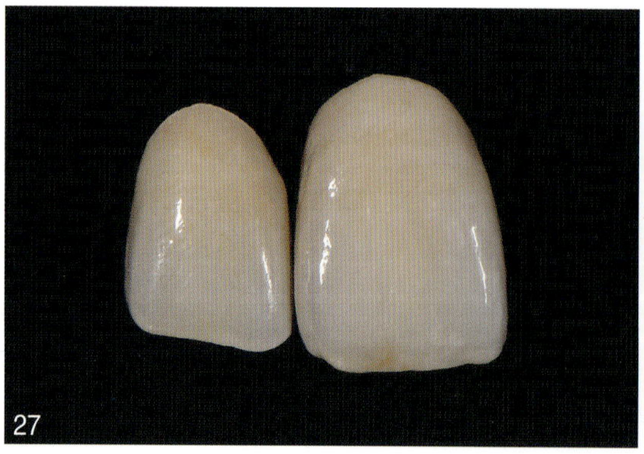
27

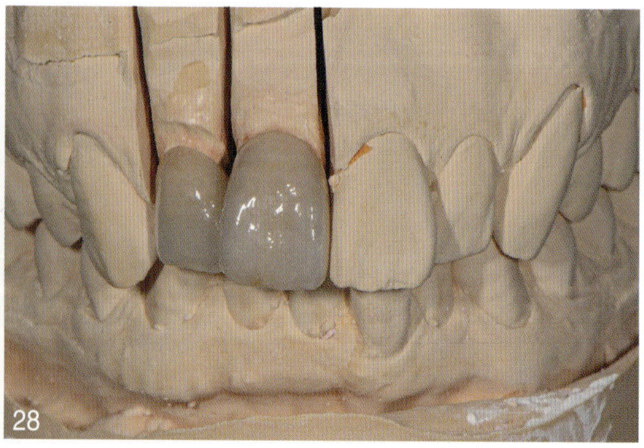
28

그림 27, 28. 스테이닝을 마치고 제작 완료된 full zirconia 크라운.

7. 구강내 장착

크라운을 구강내에 시적해 본 결과, 보철물인 중절치가 반대편에 비해 약간 어두웠다. 내면에 White Opaque를 착색하여 까맣게 변색된 지대치가 크라운에 미치는 영향을 막으려 했으나 충분하지 않았다. 일반적으로 내면에 White Opaque를 도포하는 경우 마진까지 도포하면 에나멜의 박리로 하얗게 보이는 현상이 발생하기 때문에 바로 전에 멈추도록 한다. 그러나 이번처럼 변색이 강하고 마진 설정이 치은 연하일 경우에는 마진까지 White Opaque를 도포했어도 좋았을 것이다. 여러 가지로 아쉬운 점이 많았던 케이스였지만 환자가 만족했기 때문에 그대로 세팅하게 되었다(그림 29~34).

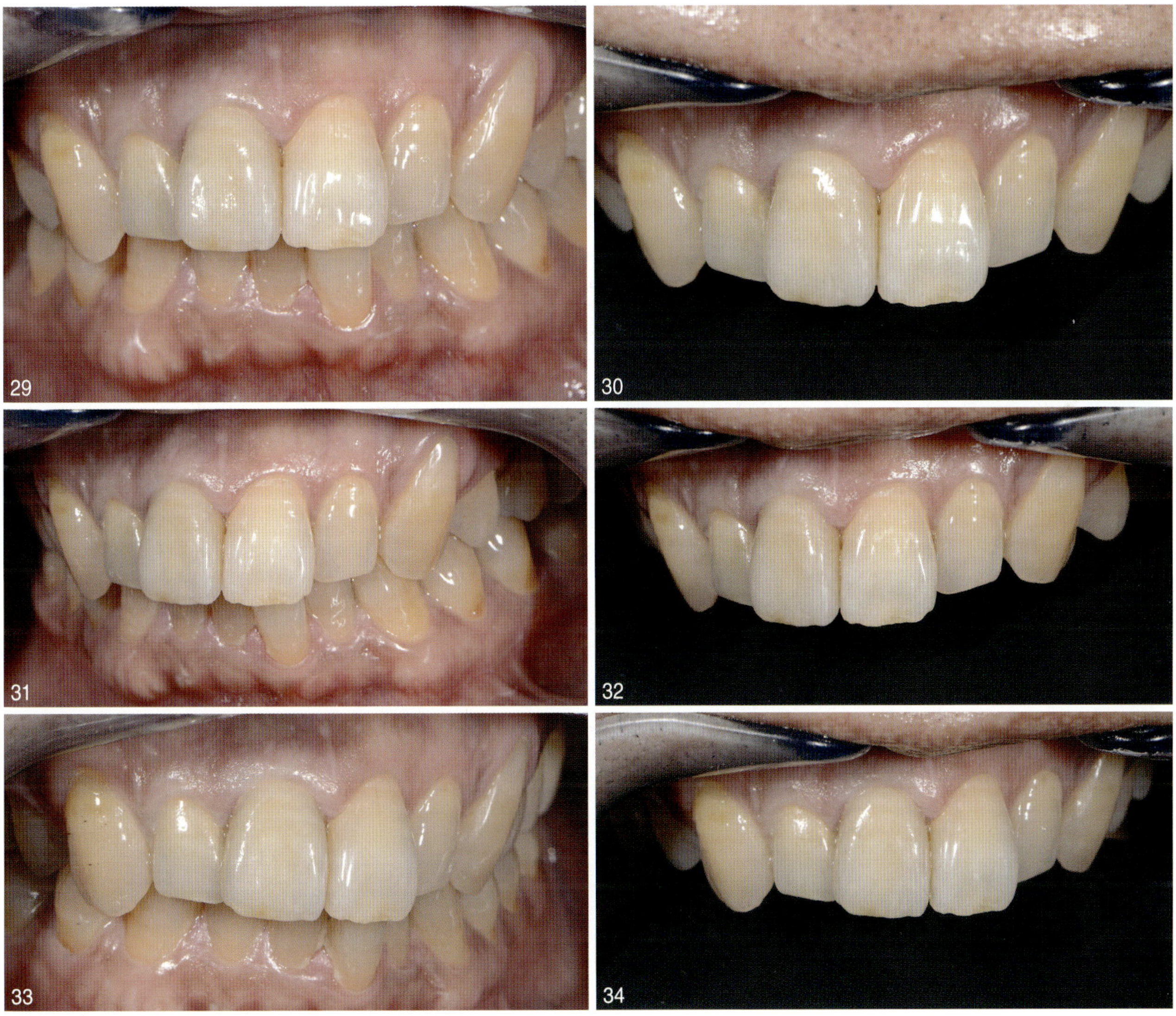

그림 29~34. 구강내 장착 시. 내면에 White Opaque를 착색하여 까맣게 변색된 지대치가 크라운에 미치는 영향을 막으려 했지만, 그럼에도 중절치에서는 지대치에서 나오는 초록빛이 돈다. 일반적으로 내면에 White Opaque를 바르는 경우는 마진까지 도포하면 에나멜의 박리로 하얗게 보이는 현상이 발생하기 때문에 미진 비로 전끼지 도포히고 있지만, 위와 같이 번색이 강해 미진 설정이 치은 연하인 경우는 마진까지 White Opaque를 도포해도 좋지 않았을까 하는 아쉬움이 남는다. 그러나 환자가 만족해하여서 그대로 세팅하였다.

03 Full Zirconia Laminate Veneer
(4Y/5Y-TCZP 멀티레이어 블럭)

1. 증례 개요

환자는 60대 초반의 여성으로, 양쪽 중절치의 중앙부에 크고 깊은 에나멜 크랙이 십자형으로 존재하며, 치경부에서도 에나멜이 일부 박리되어 있다. 이는 전치부 교합 시 강한 교합압이 가해진 것이 원인이라고 생각되었다. 상악 전치부 중 중절치 2개만 채도가 높아, 환자는 이 심미 개선을 위한 보철 치료를 희망해 내원했다(그림 1, 2).

환자의 습관적인 교합 양식에 의해 양쪽 중절치에 특히 과도한 힘이 가해지는 것은 술전 상황들에서 쉽게 예견할 수 있다. 단, 큰 결함이 있거나 충치가 존재하지 않았기 때문에 남아 있는 치아에 대한 침습을 최소화하는 것을 고려하여 laminate veneer로 보철을 제작하기로 하였다. 보철물의 강도를 고려할 때, full zirconia를 이용한 laminate veneer 제작은 이러한 경우에서 매우 효과적이라고 필자는 생각한다.

2. Shade taking

보철 부위인 양측 중절치의 채도가 높기 때문에 환자는 측절치의 색을 기준으로 약간 밝고 깨끗한 색을 요구하였다. 특히 보철물의 자연스러움을 중요시했다. 보철물의 기본색이 되는 측절치는 매우 투명감이 강하며 명도가 낮은 에나멜을 가지고 있다. Shade 탭에서는 D2가 가장 비슷한 색이라고 판단하였으나 실제로는 D2보다 붉은 기가 강하며 중앙부에서 치경부까지 D2보다 약간 채도가 높다. 따라서 측절치의 덴틴은 A3+분홍색의 색으로 가정하였다. 에나멜은 D3보다 약간 투명감이 있고 절단면과 근원심부의 순측 융선에는 푸르스름한 색이 확인되었다. 또한 지대치가 되는 양측 중절치의 채도는 측절치보다 전체적으로 높으며 에나멜을 통해서 비치는 body색으로는 약간 붉은빛을 띤 D3에 가까운 색으로 생각된다. 내부의 덴틴의 색으로는 VITA 3D Master의 4M2 정도의 채도로 생각되며, 형성 후의 지대치도 4M2에 가까운 색이었다(그림 3~6). 이러한 특징을 토대로 하여 최종 보철물의 색은 측절치의 색을 바탕으로 약간 채도를 낮추고, 명도를 높인 색을 목표로 하였다.

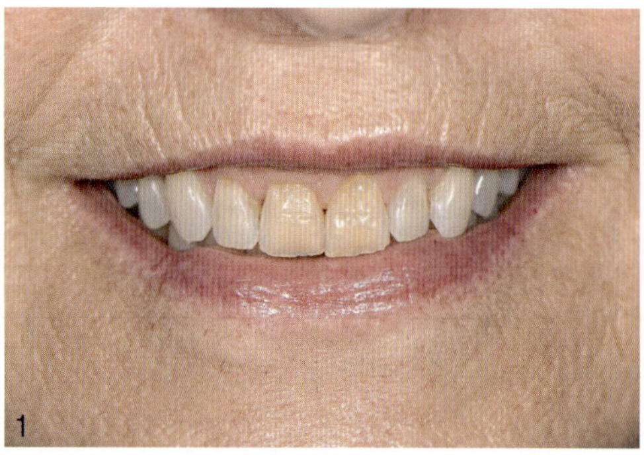

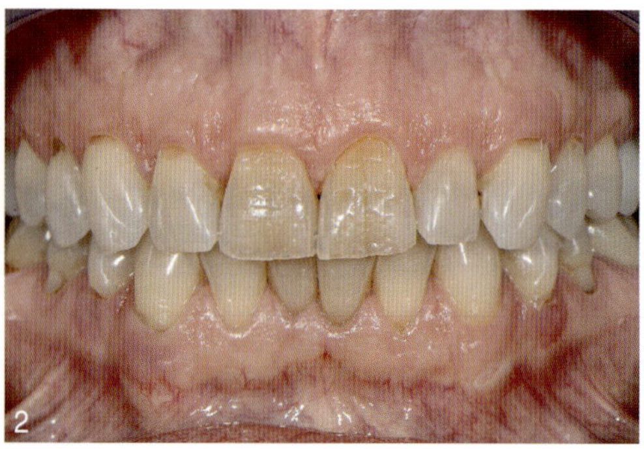

그림 1, 2. 초진 시 구강내. 60대 초반의 여성 환자로 전치부의 심미 개선을 희망하에 내원하였다. 양쪽 중절치 중앙부에는 크고 깊은 에나멜 크랙이 십자형으로 존재하며, 치경부에서도 에나멜이 일부 박리되어 있다. 이것은 전치부 교합 시 강한 교합압이 가해진 것이 원인이라고 생각되었다.

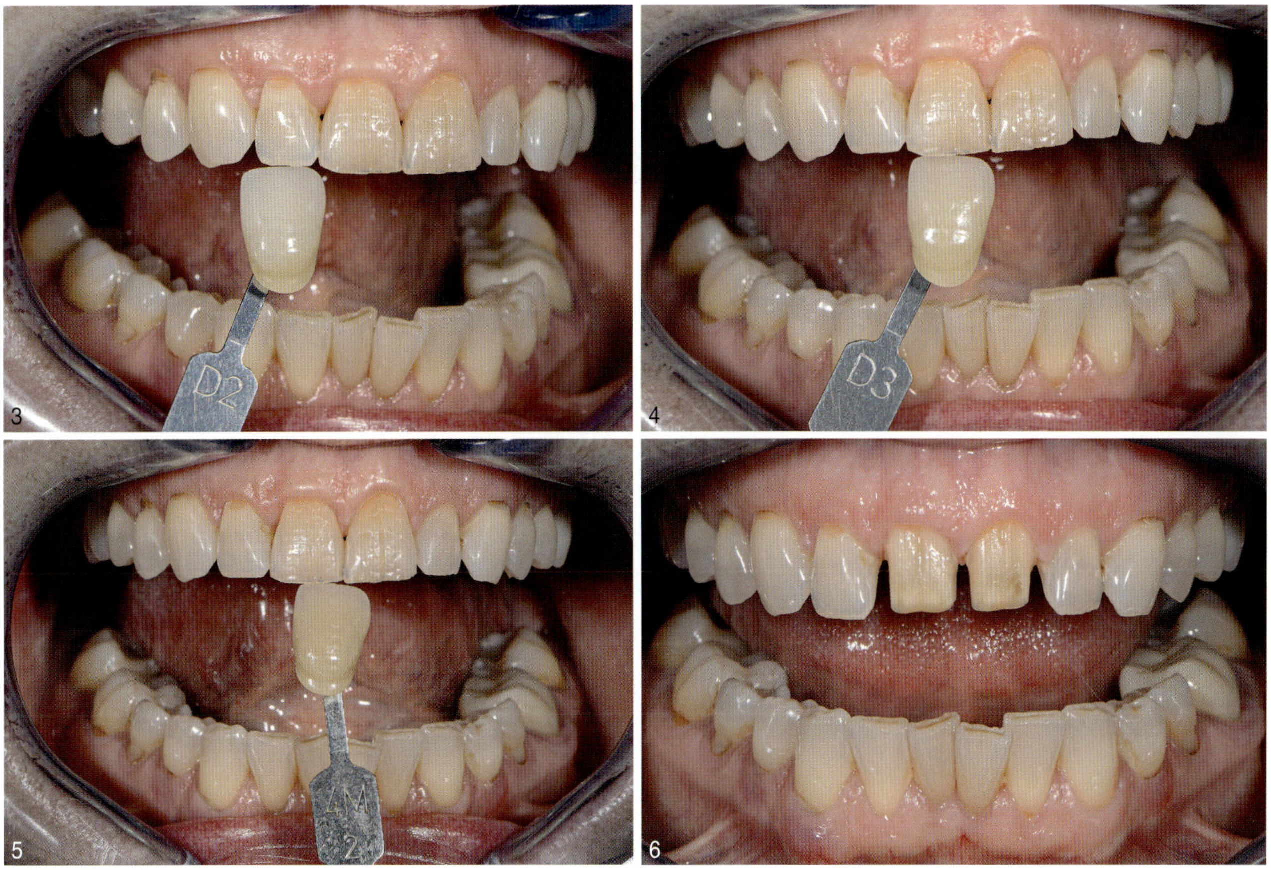

그림 3~6. Shade taking. 측절치의 색을 기준으로 약간 밝고 깨끗한 색을 환자가 원했기 때문에 측절치를 베이스로 한 목표색을 결정한다. 측절치는 매우 투명감이 강하며 명도가 낮은 에나멜을 가지고 있다. VITA classical shade의 D2보다 붉은 기가 강하며 중앙부에서 치경부까지 D2보다 약간 채도가 높은 것에서, 측절치의 덴틴은 A3+분홍색으로 가정하였다. 에나멜은 D3보다도 약간 투명감이 있고 절단면과 근원심부 순측 융선에는 푸르스름한 색이 관찰되었다. 지대치가 되는 양측 중절치의 채도는 4M2에 해당하여 측절치보다 높으므로 이 영향을 억제하면서 크라운의 색을 재현할 필요가 있다.

표. 목표로 하는 shade

Shade taking 항목	색 특징	대책법
덴틴색	최종 목표색인 #12, #22의 덴틴은 약간 붉은빛을 띤 D3에 가까운 색이다.	#11, #21의 지대치색은 4M2로 채도가 높으므로 veneer 내부에 White Opaque를 도포하여 지대치의 색을 차단한다. 지르코니아 블럭의 색과 컬러링으로 D3+분홍색을 최종 목표로 한다.
에나멜색	최종 목표색인 #12, #22의 에나멜은 D2의 에나멜보다 투명감이 더욱 강해 푸르스름한 색이다.	최종 목표인 에나멜의 투명감이 강하므로 4Y/5Y-TCZP 혼합 멀티레이어 블럭의 위쪽에 네스팅 하여 빛 투과성을 약간 더한다. 전체적으로 Enamel 3나 T-Glass를 컬러링 시에 도포하여 에나멜색을 만든다.
특징적 캐릭터	전체적으로 투명감이 강한 푸른빛을 띠는 에나멜을 가짐으로써 내부 덴틴색의 영향이 강하다. 오렌지색의 mamelon도 절단면에서 확인할 수 있다.	글레이징 시에 투명감 있는 트랜스 블루 계열의 포세린을 뿌려서 글레이징을 실시하고, 리퀴드 세라믹으로 표면의 에나멜 두께를 표현하여 입체감을 표현 한다. 절단면의 오렌지색 mamelon은 컬러링으로 White와 Amber를 섞은 액으로 표현하고, 리퀴드 세라믹에 의한 스테이닝으로 최종 조정을 실시한다.
지대치색	4M2에 해당하고, 최종적인 목표색인 측절치의 색에 비해 상당히 채도가 높으나 색으로는 나쁘지 않다.	Veneer 내부에 White Opaque를 도포하여 지대치의 색을 차단함과 동시에 4Y/5Y-TCZP 블럭으로 White Opaque에 의한 불투명도의 영향을 억제하면서 최종 목표인 D3+분홍색을 목표로 한다.

3. 재료의 선택과 지대치 형성

이 증례는 목표로 하는 인접 치아가 전체에 걸쳐 투명도 높은 에나멜로 덮여 있기 때문에 광원에 의한 치아의 색 변화가 예상된다. 이 색 표현은 보철물을 자연스럽게 보이기 위해 완수해야 하는 중요 과제이지만, laminate veneer에서 지대치의 색이 이상적이지 않은 현 상황에서 매우 어려운 과제이다. 지르코니아 블럭의 선택에서는 투명감의 표현을 고려해 5Y-TCZP의 그러데이션 블럭을 사용하는 것이 어떨지 생각했지만, 채도가 높은 지대치에 의한 내부로부터의 영향을 억제할 수 없다고 판단했다. 내면에 White 등을 바르는 방법도 있지만, 빛 투과성이 높은 5Y-TCZP를 veneer용으로 엷게 하면 내면의 불투명도가 표면에 강하게 영향을 주는 상황을 예상할 수 있었다.

그래서 5Y/4Y-TCZP 혼합 멀티레이어 블럭의 사용을 시도했다. 'Luxen Multi Premium'은 5Y-TCZP를 포함한 층이 많기 때문에 네스팅 시 약간 위쪽으로 세팅하여 투과성 있는 5Y-TCZP를 포함한 층을 치경부까지 가져오게 하여 적절한 투명도를 부여하였다. 또 laminate veneer는 크라운처럼 전체를 감싸는 형태가 아니라서 장기 예후를 위해서는 접착이 중요하다. 그 핵심이 되는 것은 에나멜이며, 남아 있는 에나멜의 양이 많을수록 접착 효과는 높아진다. Full zirconia laminate veneer일지라도 최소한 순측면에 1mm 이상의 두께가 필요하므로 보철물의 형태도 구상하면서, 에나멜을 최대한 남길 수 있도록 삭제량을 결정했다(그림 7, 8).

지르코니아의 강도를 고려할 때 치경부에서는 knife edge로 대응 가능하다고 판단했다. 또한 접착 문제를 커버하기 위해 인접면도 슬라이스 커팅하여 laminate veneer로 감싸며, 지대치를 꽉 붙잡아 줄 수 있는 프렙이 중요하다.

4. 컬러링

최종적인 목표가 되는 색은 D2보다도 약간 채도가 높은 색이다. D2의 색상을 A, 채도를 A1.5 정도로 필자는 생각하기 때문에, 이번 최종적인 색의 목표 색상을 A색+분홍색, 채도를 A2 정도로 설정하였다. 전체적인 투명감을 올리기 위해서 블럭의 위쪽에 네스팅을 하고 있으므로 A2 블럭 본래의 채도보다 낮은 점을 주의하여 컬러링을 진행할 필요가 있다. 또한 컬러링에서는 ① 내면에 White 도포, ② 표면층 에나멜색 도포에 의해 채도 저하와 불투명성이 나타날 가능성이 높으므로, 이를 고려한 색상, 채도를 만들어 낼 필요가 있다(그림 9~17).

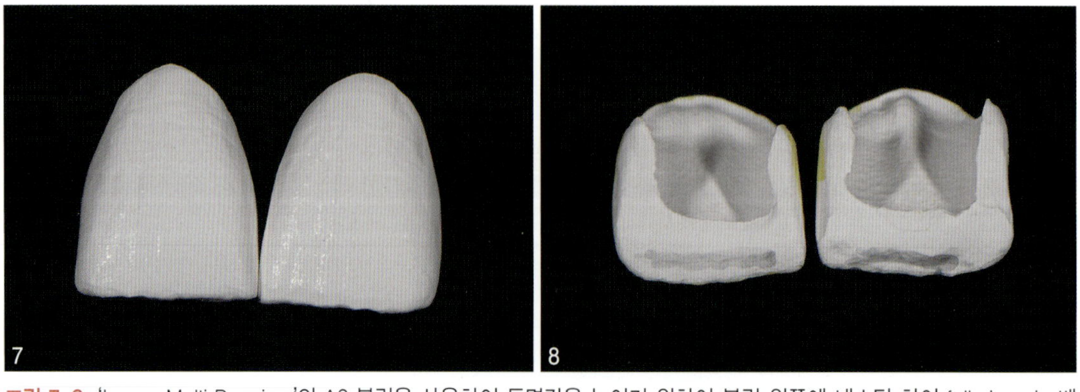
7 8

그림 7, 8. 'Luxen Multi Premium'의 A2 블럭을 사용하여 투명감을 높이기 위하여 블럭 위쪽에 네스팅 하여 full zirconia 베니아를 깎아냈다.

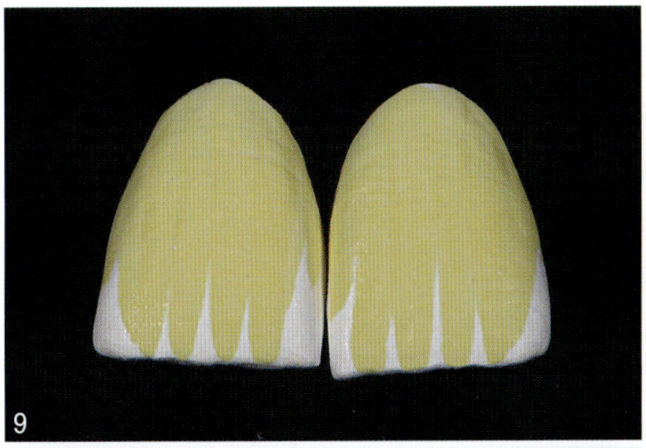
9

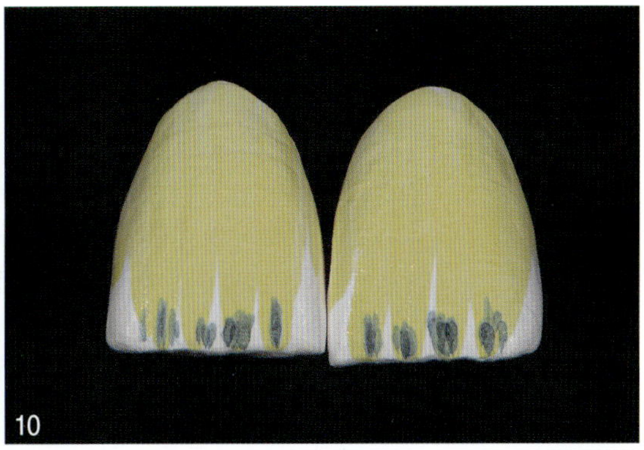
10

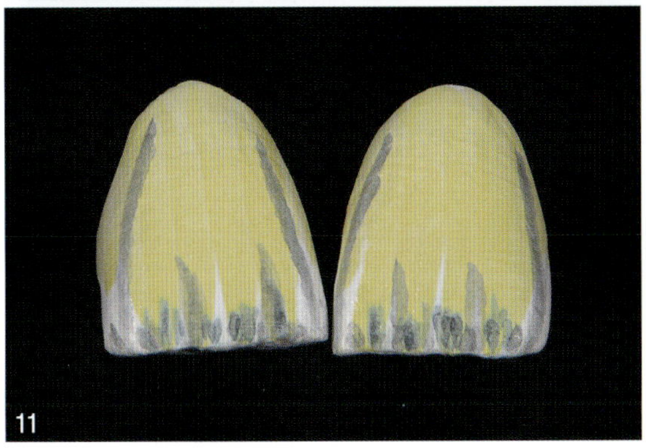
11

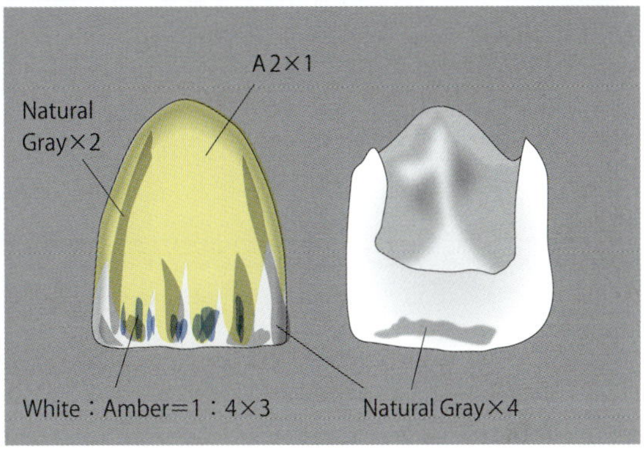

그림 9~11. 최종적인 색은 A색+분홍색의 색상, A2 정도 채도로 설정하였다. 전체적인 투명감을 올리기 위해서 블럭 위쪽에 네스팅을 하고 있기 때문에, A2 블럭 본래의 채도보다 낮아진 데다 컬러링에서 ① 내면에 White 도색, ② 표면층에 에나멜색 도포로 채도 저하와 불투명성이 나타날 가능성이 높다. 이를 고려하여 블럭의 채도를 보충하고 표면 색상을 맞추는 의미로, A2 body색을 순측면에 mamelon을 그리듯 1회만 도포한다(**그림 9**). 그 mamelon의 색을 부각시키기 위해서 Amber에 White를 20%가량 섞은 것을 mamelon 끝부분에 가는 붓으로 가볍고 빠르게 3회 정도 도포한다(**그림 10**). 순측면의 근원심 융선의 푸르스름한 색은 Natural Gray와 T-Glass를 반씩 혼합한 액을 가는 붓으로 2회 정도 도포하여 재현한다. 절단면, mamelon 사이 등의 투명감이 강하게 나온 부분에는 명도를 낮추는 의미에서 Natural Gray를 가는 붓으로 4회 정도 도포한다(**그림 11**).

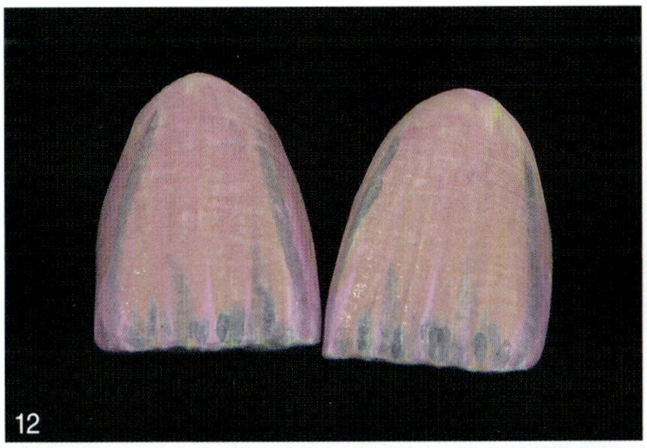
12

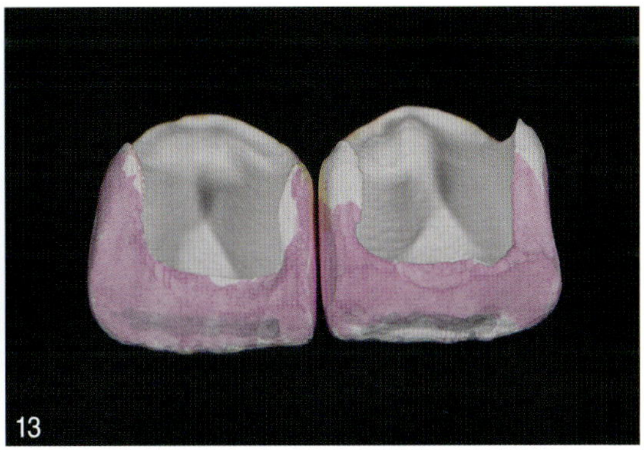
13

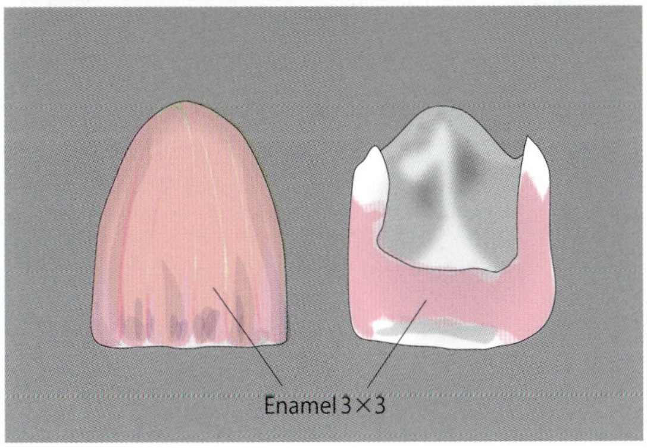

그림 12, 13. 치관 표면 전체의 에나멜을 표현하기 위해 크라운 전체에 Enamel 3을 4회 기성 붓펜으로 빠르게 도포한다. D계열 에나멜색을 만드는 경우 보통은 3회 도포하지만 Enamel 3은 분홍색 계열 색이므로 이번에는 1회 더 도포함으로써 색상을 약간 분홍색 방향으로 시프트시킨다.

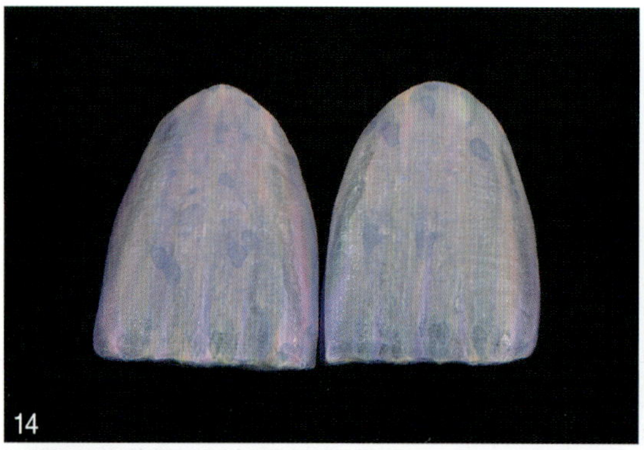

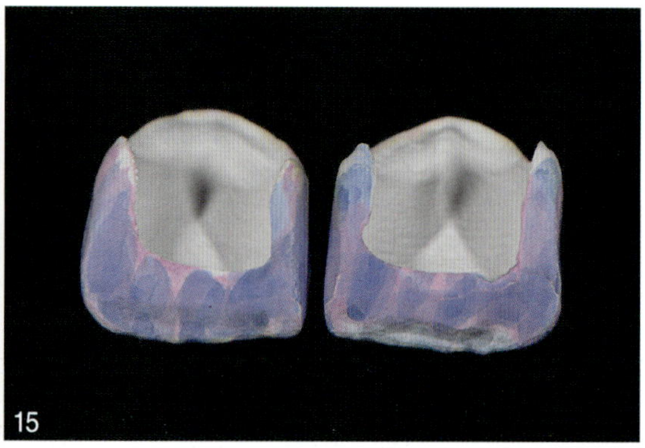

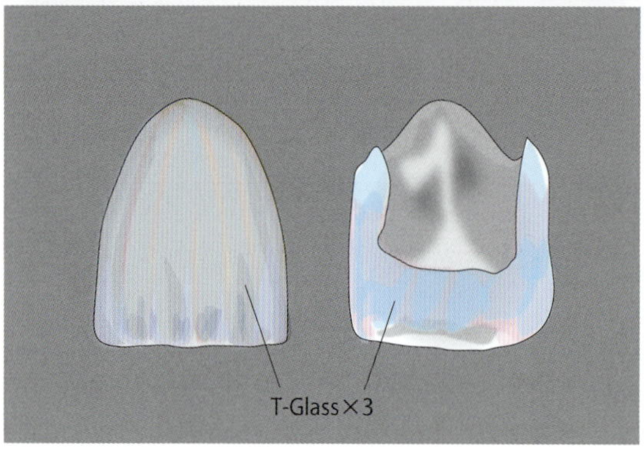

그림 14, 15. 전체적으로 투명감 있는 에나멜을 표현하기 위하여 T-Glass를 3회 기성 붓펜으로 빠르게 도포한다.

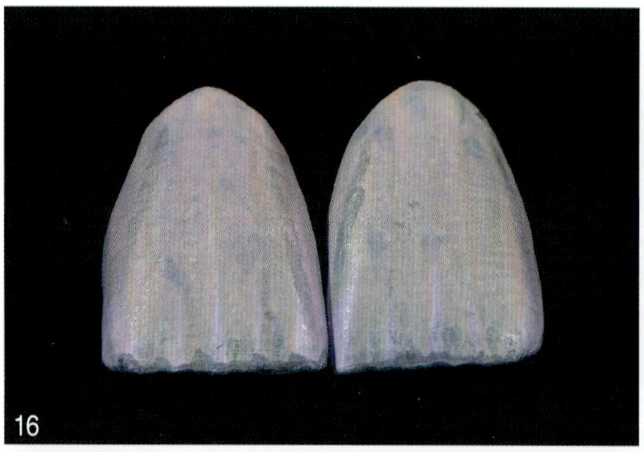

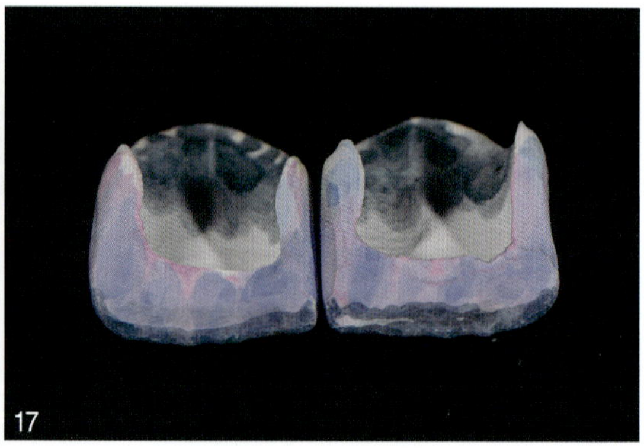

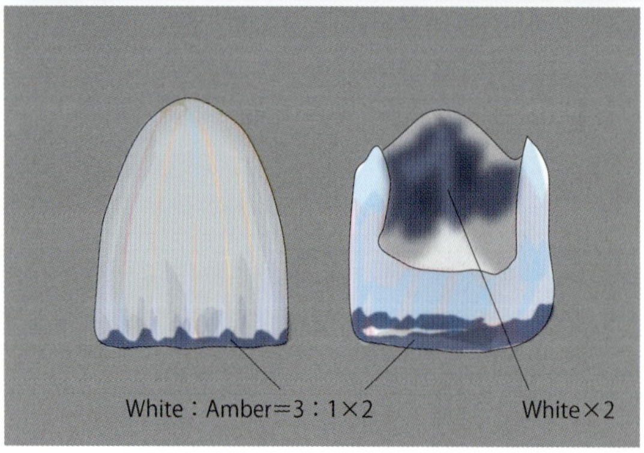

그림 16, 17. 절단면의 incisal halo는 White에 Amber를 30% 정도 섞은 액을 2회 정도 도포하여 표현한다. 채도가 높은 지대치의 색이 표면에 미치는 영향을 방지하기 위해 내면에는 White를 2회 정도 도포한다. 이 laminate veneer는 빛 투과성이 강하고 두께도 얇으므로 White Opaque를 사용하면 표면에 미치는 영향이 강해지므로 White를 사용하였다.

5. 글레이징

신터링 후의 크라운은 채도가 조금 높고 명도가 낮은 상태가 되도록 하고 있다. 이는 1,000℃ 이상의 고온에서 하는 글레이징 때문에 색이 날아가 버리는 것을 고려한 것이다. 필자는 항상 글레이징을 포함한 최종적인 색을 고려하고 있다.

내면을 조정하여 모형에 올려놓은 후 표면을 실리콘 포인트 등으로 연마한다(그림 18, 19). 이미 이 책 안에서 설명하였으나, 신터링 후의 크라운 표면에 존재하는 흰색 막을 제거하지 않으면 실제 색은 나오지 않는다. 연마 후, 에어브러시를 사용하여 포세린을 분무하여 글레이징을 실시한다. 이 케이스는 laminate veneer이기 때문에, 접착제로 full zirconia laminate veneer의 구강내 장착을 하기 위해 내부에도 포세린 파우더를 분무·소성하여 내면의 에칭 처리가 가능하게 했다. 표면층(순측면)에는 푸른 투명감이 있는 'Cerabien ZR'의 Aqua Blue 2, 내면에는 지대치색의 영향을 완화하는 A2 Body, 이렇게 외부와 내부에서 다른 포세린을 사용하기 때문에 포세린 분무·소성은 2회로 나누어 실시한다(그림 20~27).

내부 소성 후, 표면의 색 조정을 위해 'MIYO'를 사용하여 스테이닝을 실시하였다(그림 28). MIYO는 리퀴드 세라믹이라는 이름이 붙은 것에서 알 수 있듯이 포세린과 스테인 중간 느낌의 재료이다. 따라서 일반적인 스테인보다 두껍게 도포할 수 있고, 표면에 입체적인 투명감을 갖게 할 수 있다.

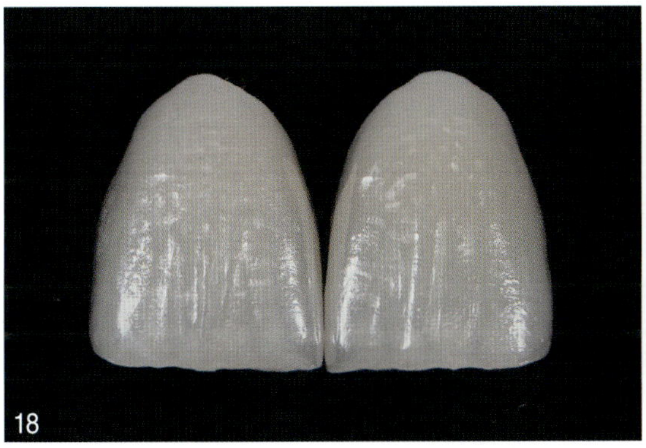
18

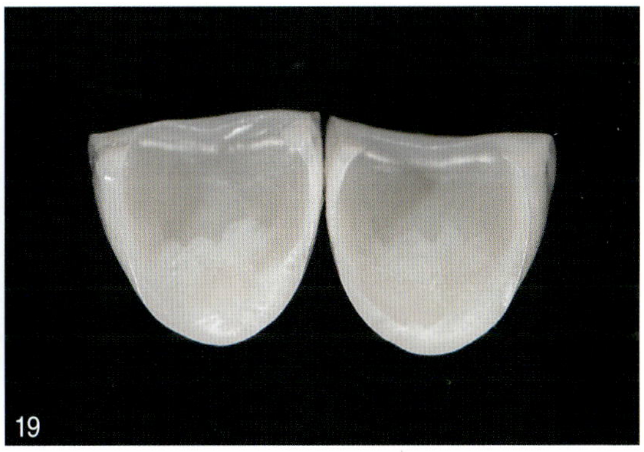
19

그림 18, 19. 신터링 후 내면 조정을 실시하여 실리콘 포인트 등으로 표면을 연마한 양쪽 중절치 laminate veneer. 내면에는 White가 도포되어 있으므로 희고 불투명도가 높은 상태로 되어 있다.

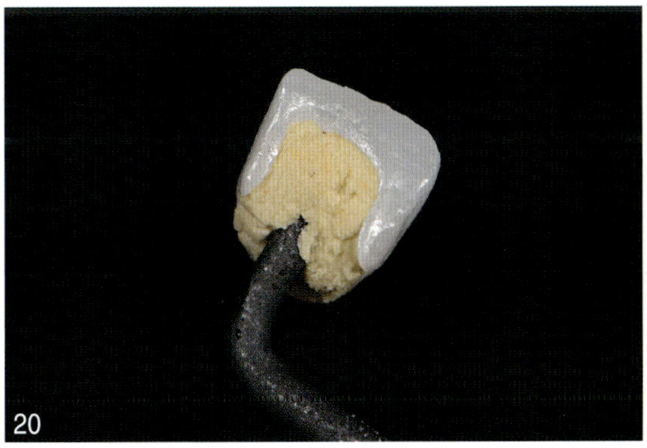
20

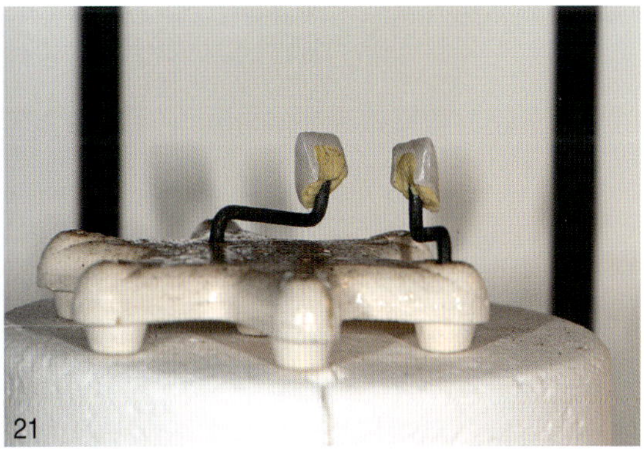
21

그림 20, 21. 신터링 전에 페그를 사용하여 보철물을 소성 핀에 고정한다. 그 후 소성 트레이에 핀을 고정하고 포세린 전용 퍼니스로 건조시킨다(수십 초 정도면 된다). 동시에 지르코니아 보철물이 가열된 것을 확인한다.

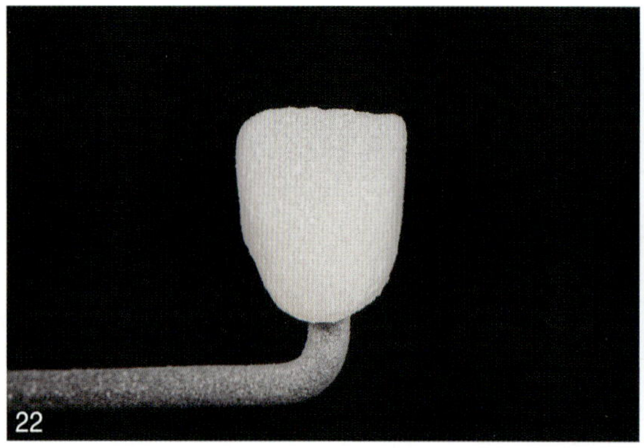

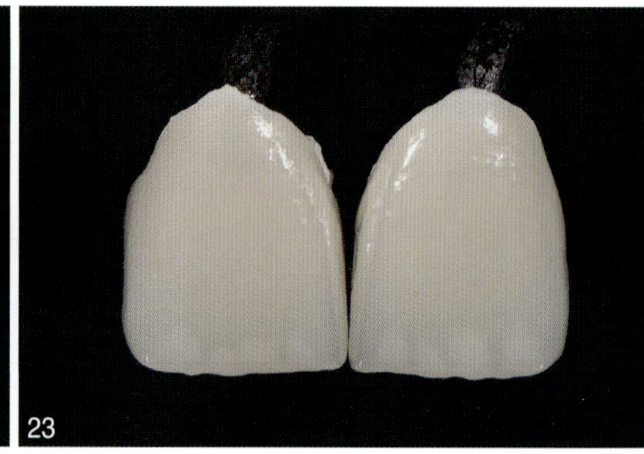

그림 22, 23. 소성 핀을 겸자로 고정하고 가열된 지르코니아 보철물에 15cm 정도의 거리에서 에어브러시로 에탄올과 섞은 포세린 Aqua Blue 2를 분무하고 소성 온도는 1,100℃에서 2분 30초 가열, 온도 상승 속도는 30℃/분으로, 진공 상태에서 소성했다. Aqua Blue 2는 푸른빛을 띤 트랜스계 포세린으로, 표면에 투명감이 있는 에나멜을 표현한다. 부착된 포세린은 가열된 크라운의 열에 의해 바로 증발해 버리기 때문에 엷고 균등한 포세린층을 부착시킬 수 있다.

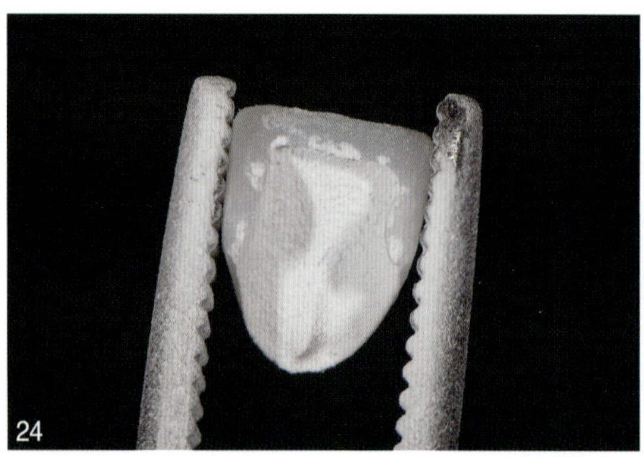

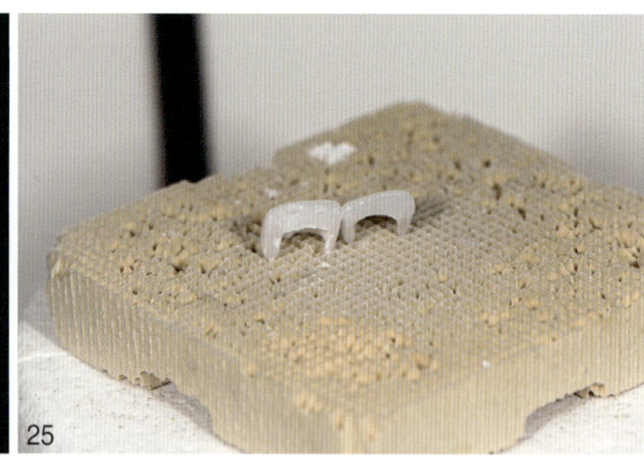

그림 24, 25. 바깥면의 글레이징 종료 후, 같은 순서로 내면에 A2 Body를 분무·소성한다. 이 케이스는 지대치의 색이 최종 목적인 색보다 강하여 그 영향이 표면에 나타나는 것을 조금이라도 억제하기 위해 A2 Body를 선택하였다. 핀에 고정을 할 수 없기 때문에 소성은 트레이 위에서 했다. 같은 포세린을 안과 밖으로 사용하는 경우, 한 번의 소성으로 마칠 수 있다.

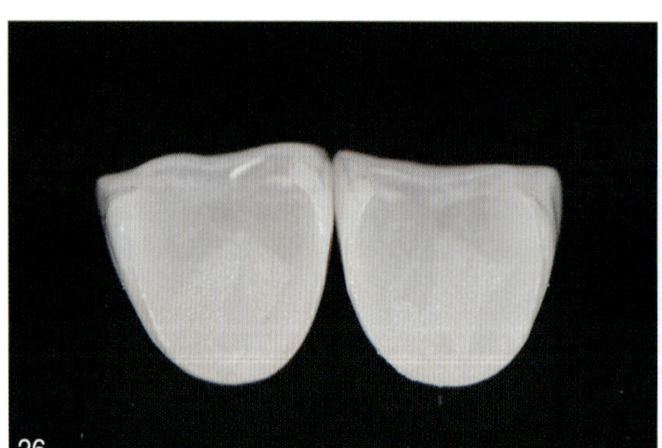

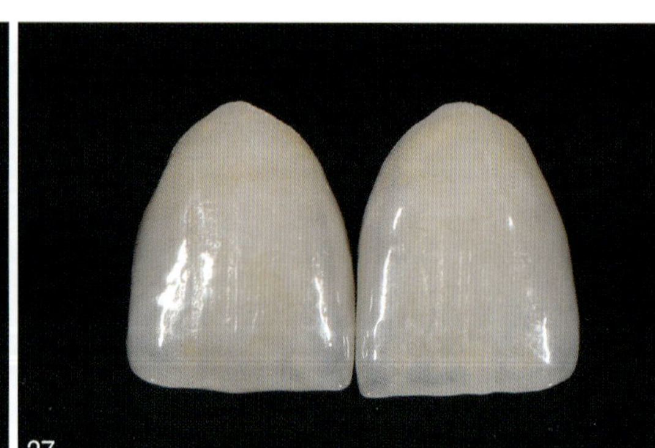

그림 26, 27. 포세린 소성 후 다시 지대치에 적합 확인을 할 필요가 있다. CAD로 디자인할 때에는 여유 공간을 30㎛ 정도 여분으로 설정하고 있지만, 확인과 재조정은 중요하다. 내면에 샌드블라스트를 2 Bar 정도로 하여 초음파 세척 등으로 세척한 후에 에칭 처리를 한다.

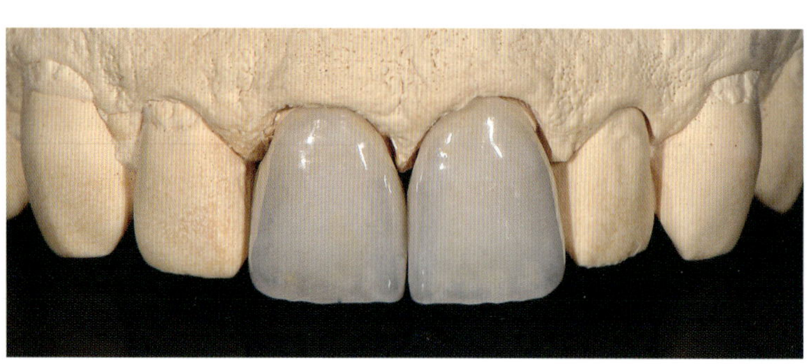

그림 28. 글레이징 후 'MIYO'를 사용하여 캐릭터라이징을 가볍게 실시하고, 마무리한 full zirconia veneer.

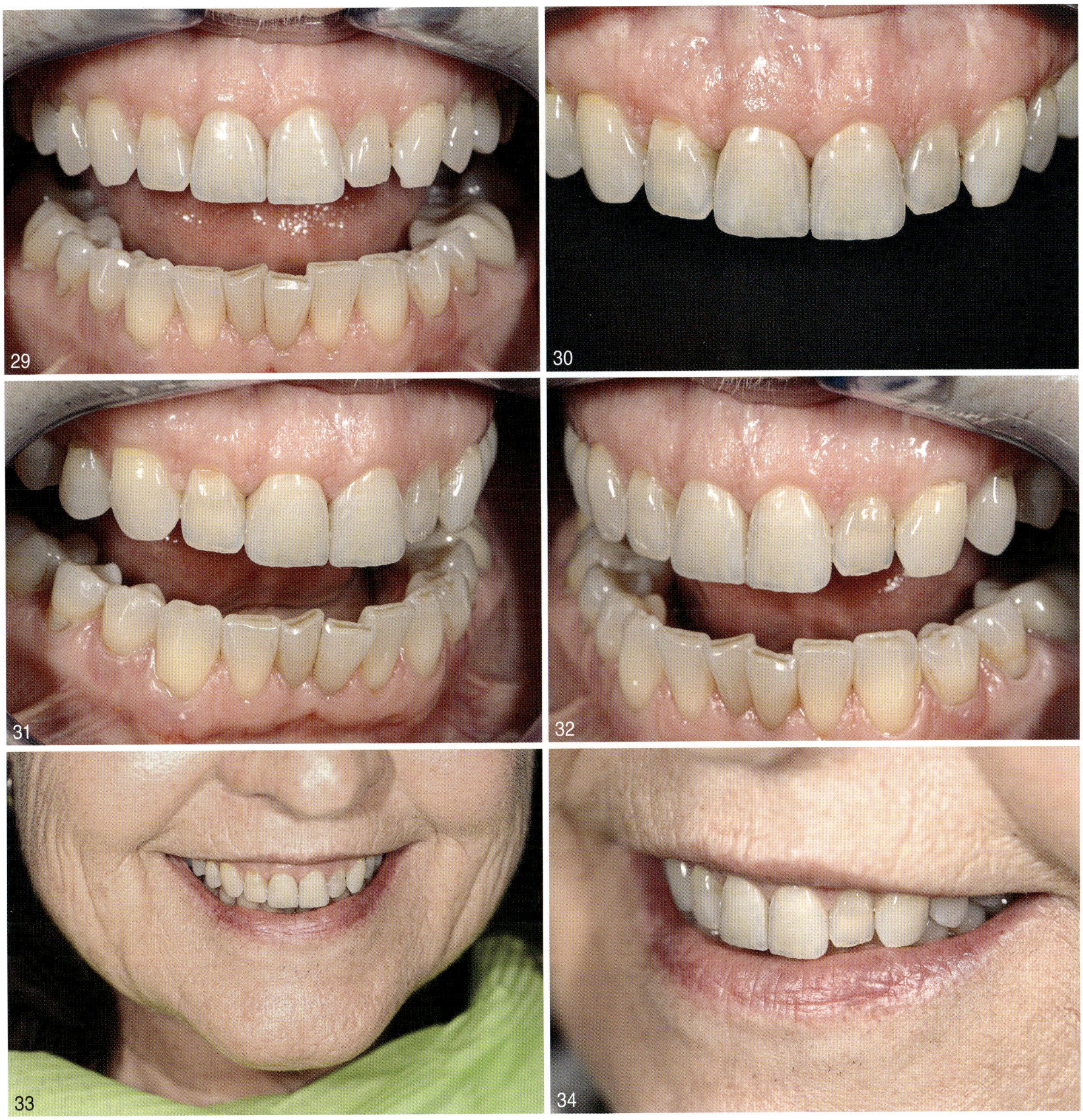

그림 29~34. 구강내 장착 후(#11, 12 full zirconia laminate veneer). 과제였던 투명감도 표현되고 자연스러운 보철물이 장착되었다고 생각한다. 환자는 시술 전에 자연치와 같은 보철물을 만들 수 없다고 생각하여 불안해하였는데, 자연스러운 느낌으로 마무리되었다고 기뻐하였다.

6. 구강내 장착

완성된 크라운은 내면에도 포세린이 분무·소성되어 있기 때문에 에칭 처리를 할 수 있다. 기존의 지르코니아는 에칭 처리가 어려웠지만 이러한 기계적인 유지를 줌으로써 보다 접착 강도를 높일 수 있다. 에칭 후의 크라운은 일반적인 절차에 따라 구강내에 세팅되었다(그림 29~34). 환자는 시술 전 자연치와 같은 보철물을 만들 수 없다고 생각해 불안해했는데, 시술 후 자연스런 느낌으로 완성되었다고 기뻐하였다.

04 지대치 삭제량이 많은 전치의 불투명도 컨트롤 (5Y-TCZP 그러데이션 블럭)

1. 증례 개요

환자는 50대 후반의 여성으로, 전치부의 컴포지트 레진 수복이 시간이 지남에 따라 노후화되면서 심미성까지 손상되었는데, 2차 충치를 동반하고 있었다. 또한 CR 충전부 외의 장소에 새로운 충치도 있어, 상악 견치의 치경부에는 쐐기 결손도 확인되었다. #12, #21은 무수치이기 때문에 다른 치아에 비해 뚜렷하게 변색을 보이고 있다. 환자는 충치의 치료와 #13~#23의 심미 회복을 희망하여 내원하였다(그림 1~3).

2. Shade taking

치아의 색으로는 하악 전치부가 깨끗했기 때문에 상악 전치부 보철물의 색에 참고하기로 했다. 색상 및 채도는 VITA classical shade의 A2~A3 정도이나 표면의 에나멜은 투명도가 높고, 절단면에는 푸른색을 발하는 오팔 효과가 보인다. 또한 연한 오렌지색 계열의 mamelon이 관찰되며, #31에 관해서는 절단면 마모에 의한 오렌지 계열 색의 2차 덴틴이 확인된다. 에나멜의 빛 투과성이 높기 때문에 언뜻 보기에 명도가 낮은 D계열 색상으로 보였지만 빛이 직접 치아에 닿는 경우는 내부 덴틴의 반사로 밝은색도 나타난다. 이와 같은 색은 보철물에 덴틴과 에나멜 각각의 광학적 특성을 부여하지 않으면 재현하기 어렵다(표).

3. 재료 선택

전치부 충치 치료와 보철 치료에 의한 심미 회복을 실시함에 있어 longevity를 고려하여 강도가 있는 full zirconia 크라운을 사용하게 되었다. 목표로 하는 하악 전치부는 절단면에서 치경부까지 에나멜의 빛 투과성이 높고, 4Y-TCZP나 그것을 포함한 멀티레이어 블럭에서는 빛 투과성이 불충분하다고 생각한다. 설령 컬러링을 실시해도 빛의 가감에 의한 명도의 변화에 대응하지 못하고, 치관 전체 또는 치경부만이 명도가 높아질 가능성이 높다.

따라서 이 치아가 갖는 특징을 표현하는 데에는 5Y-TCZP의 빛 투과성이 매우 적절하다고 생각한다. 단, 이 증례는 지대치 삭제량이 많고 크라운 두께가 두꺼워져 지대치 덴틴으로부터의 반사광량이 줄어든다고 생각되므로, White Opaque나 White를 사용하여 내면에 불투명도를 올릴 필요가 있다. 이에 따라 자연치의 에나멜과 덴틴이라는 2종류의 다른 물성을 가진 구조를 재현하는 것이 이 증례의 색 재현에서 가장 효과적이라고 생각한다.

또한 실활치아인 #12, #21은 지대치의 채도가 강한 상태이다. 크라운의 두께가 있어서 크게 영향을 주지 않을 것으로 생각하지만, White Opaque나 White를 사용하여 지대치색의 영향을 조정하는 것이 바람직하다. 그래서 이 증례에서는 지르코니아 블럭 중에서도 비교적 빛 투과성이 높은 'SHOFU 블럭 Lucent FA' SHOFU사의 Light를 선택하였다. 강도도 1,000MPa로 매우 높기 때문에 크라운의 두께가 늘어나는 증례에서도 사용하기 쉽다.

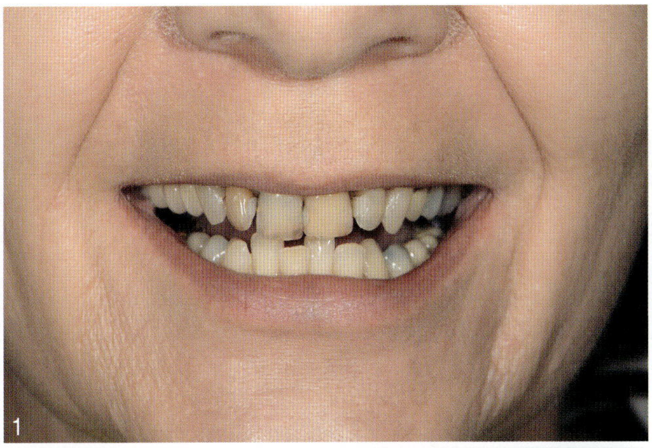
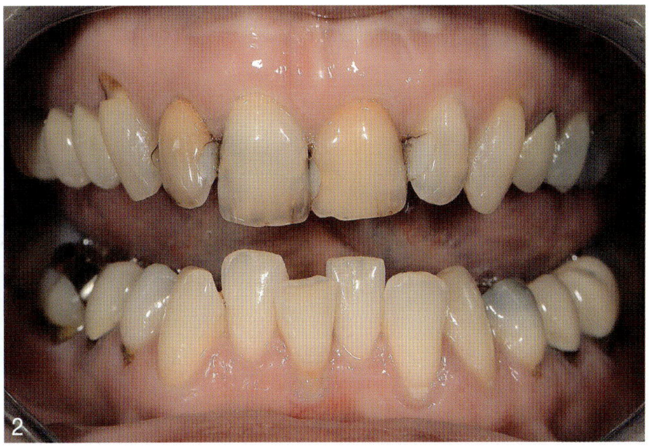
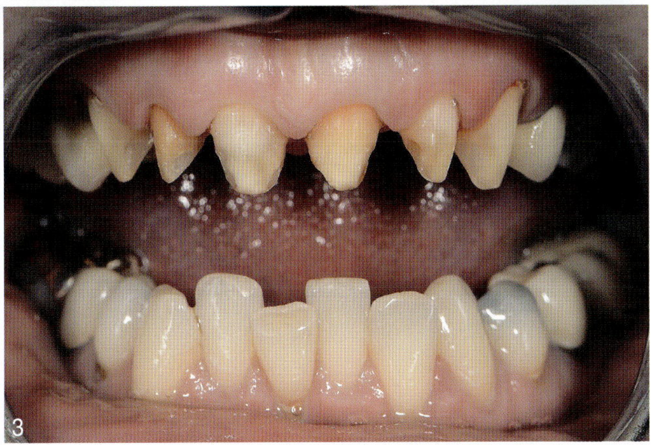

그림 1~3. 환자는 50대 후반의 여성으로 심미 회복이 주소이다. 삭제량이 많고 보철물의 두께가 높아지므로, longevity를 고려하고 #13~#23까지 강도가 있는 full zirconia crown으로 보철 치료를 하기로 하였다. 목표로 하는 하악 전치부의 색을 관찰하면, ① 색상 및 채도적으로는 VITA classical shade의 A2, A3 정도, ② 표면의 에나멜은 투명도가 높고, 연한 오렌지색 계열의 mamelon도 관찰되며, ③ 절단면에는 푸른색을 내는 오팔 효과가 보인다. 에나멜의 투과성이 높기 때문에 명도가 낮은 D계열색으로 생각되었으나 빛이 직접 치아에 닿는 경우는 내부 덴틴의 반사에 의한 밝은색도 나타난다. 이러한 색은 보철물에 덴틴과 에나멜 각각의 빛에 대한 반응의 차이를 주지 않으면 재현이 어렵다. 투과성이 높은 5Y-TCZP 단독 블럭을 사용하여 White나 White Opaque의 액으로 내면으로부터의 명도 조정을 실시하는 것으로 자연치의 구조를 유사하게 재현하는 것이 적절하다고 판단하였다. 보철물의 채도는 치관 중앙부가 A2, 치경부는 A3 정도를 목표로 하고, 절단면에는 오렌지색 계열의 mamelon을 표현하며, mamelon 사이 근원심부에는 파란색 계열의 투명감을 부여한다.

표. 목표로 하는 shade

Shade taking 항목	색 특징	대책법
덴틴색	최종 목표색으로 하는 하악 전치부의 색은 A2~A3 정도이다.	빛 투과성이 높은 'Lucent FA Light'에서는 약간 채도가 부족하므로 컬러링 시에 색을 조정한다.
에나멜색	최종 목표색으로 하는 하악 전치부는 전체가 투명감이 강한 에나멜로 덮여 있다.	에나멜의 투명감은 5Y-TCZP의 빛 투과성을 이용하여 표현한다.
특징적 캐릭터	치아 전체에 투명감이 강한 에나멜이 존재하며 빛의 반사에 의하여 내부 덴틴의 색이 표면에 영향을 미친다. 지대치 삭제량이 많았기 때문에 크라운 두께가 늘어나는 것에도 주의가 필요하다.	빛 투과성이 높은 5Y-TC ZP를 사용하는데, 크라운 두께가 늘어나면 덴틴에서 반사한 빛이 감소하여 크라운 전체의 명도가 낮아질 가능성이 있다. 따라서 내면에 White Opaque를 도포하여 내부에 입사된 빛의 반사량을 늘린다.
지대치색	#12, #21은 실활치로 채도가 매우 높으나 색상은 문제가 없고 나머지 부분은 최종 목표색에 가까운 색이다.	White Opaque와 Amber를 3:1로 혼합한 액을 내면에 도포하여 지대치색을 되도록 차단하고, 어떤 크라운의 색과도 비슷하게 한다.

4. 컬러링

보철물의 채도는 치관 중앙부를 A2, 치경부를 A3 정도로 한다. 블럭 자체의 색은 중앙부에서 치경부까지 채도가 A1 정도이고 절단면은 더욱 희끗희끗한 색을 하고 있다. 절단면에 오렌지색 계열의 mamelon을 표현하고, mamelon 사이의 근원심부에는 파란색 계열의 투명감을 주면서 전체의 채도를 높일 필요가 있으나, 신터링 후에 채도를 낮추는 것은 어렵기 때문에 컬러링 시 채도를 약간 낮게 잡는 것이 유리하다(그림 4~13).

베이스색의 착색

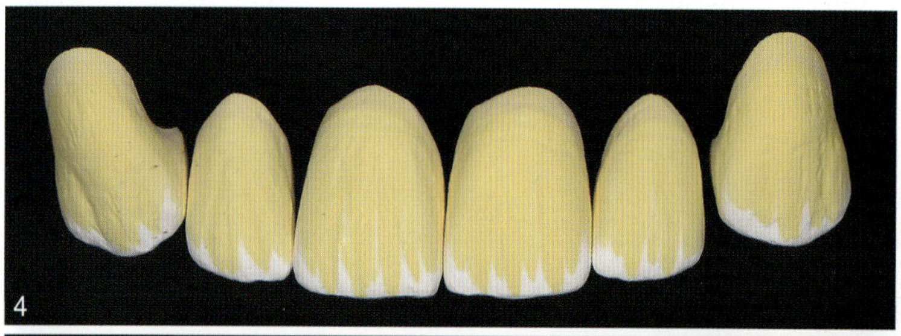

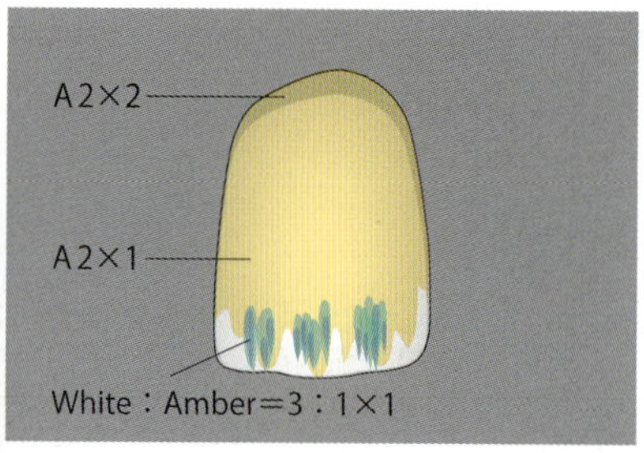

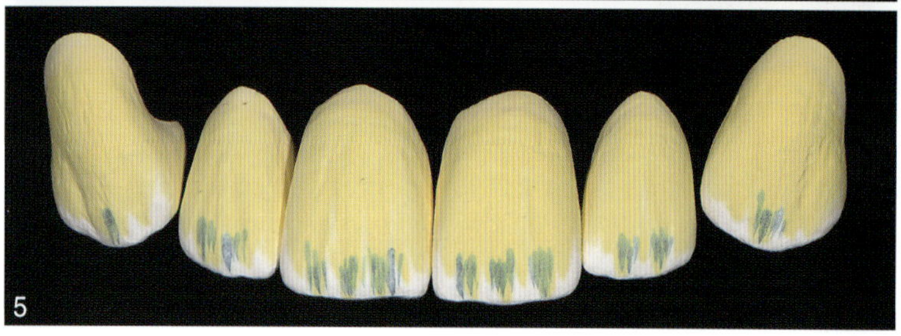

그림 4, 5. 순측면에 mamelon 모양을 그리면서 치경부까지 A2 덴틴을 1회 도포한다. 그 후 치경부에 채도 A2 덴틴을 전체에 도포한다. 설면와에는 채도를 올리기 위해 cervical을 2회 정도 도포한다(**그림 4**). Mamelon 선단부는 White와 Amber를 3:1로 혼합한 액을 가는 붓으로 1회 도포하여 색을 표현한다(**그림 5**). 도포 횟수를 늘리거나 액의 양을 늘리면 신터링 후에 진하게 나오기 때문에 자제하는 것이 좋다.

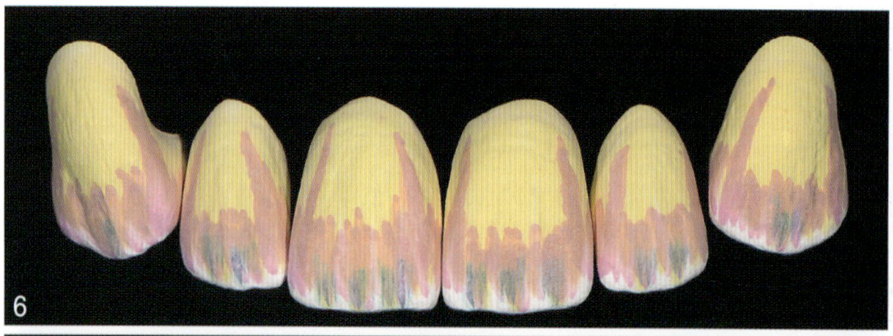

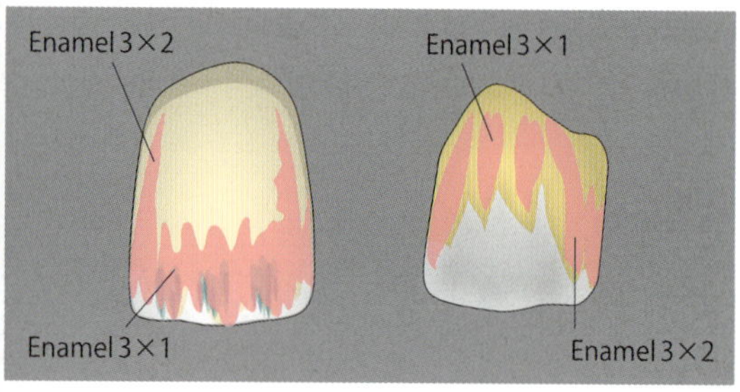

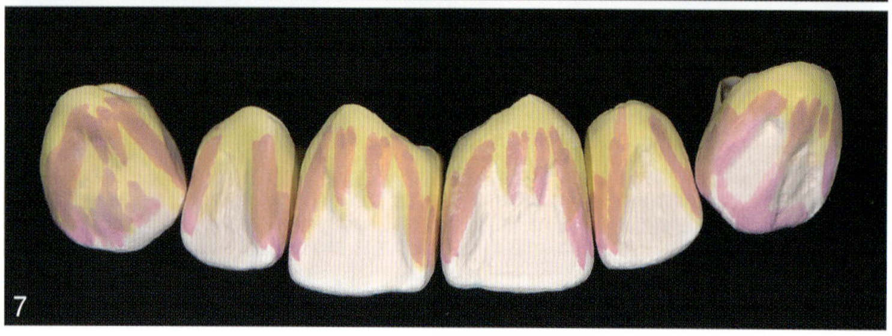

그림 6, 7. Enamel 3을 mamelon과 결절부의 형태에 맞추어 1회, 근원심 융선을 따라서 2회 도포한다.

투명감 표현

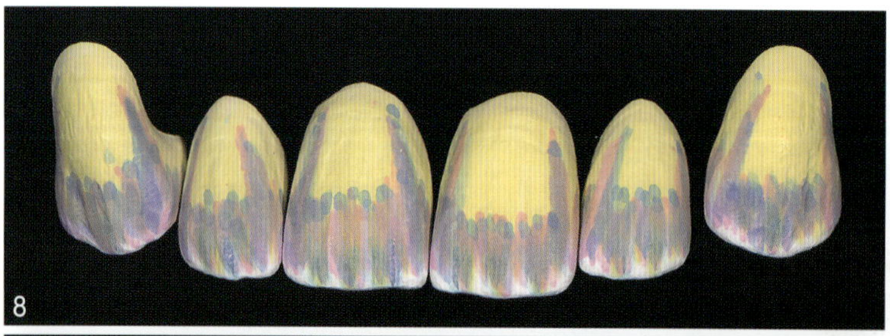

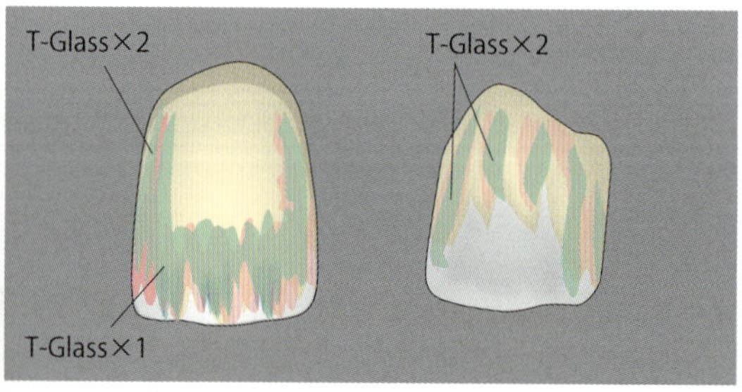

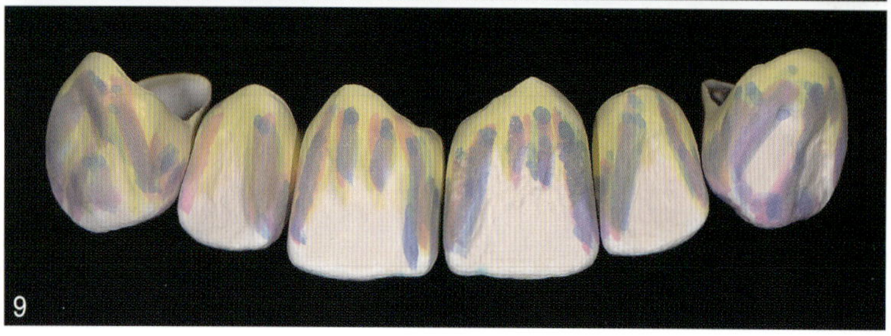

그림 8, 9. Enamel 3을 도포하고 그 위에 T-Glass를 1회 도포한다. 순측면 및 설측면의 근원심 융선, 결절부에는 푸르스름한 투명감을 주기 위하여 도포 횟수를 2회로 한다.

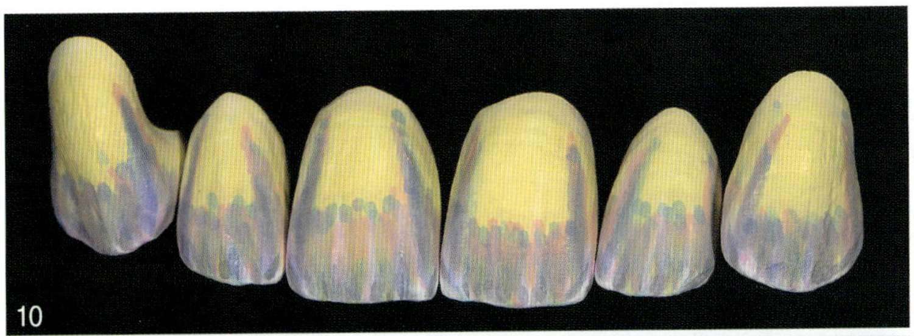

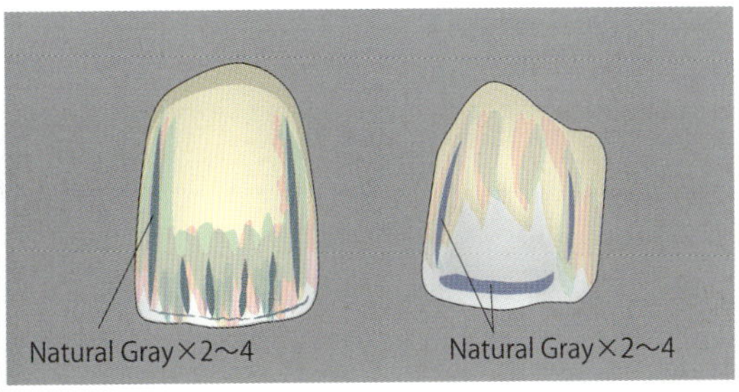

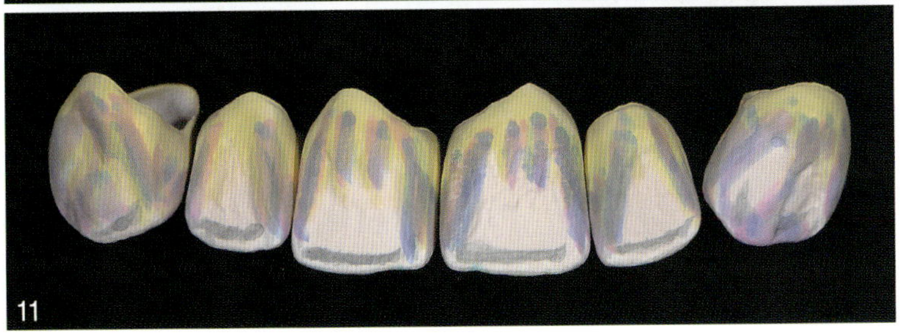

그림 10, 11. 순측면의 절단면과 mamelon 사이, 순설 측면의 근원심 모서리와 결절부에 Natural Gray를 가는 붓으로 2~4회 도포한다(전용 붓펜이 아닌 가는 붓을 사용한다). 이것으로 절단면의 강한 투명감을 표현할 수 있다.

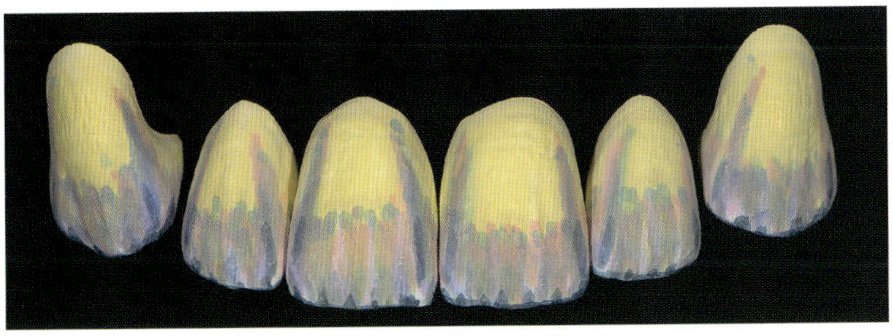

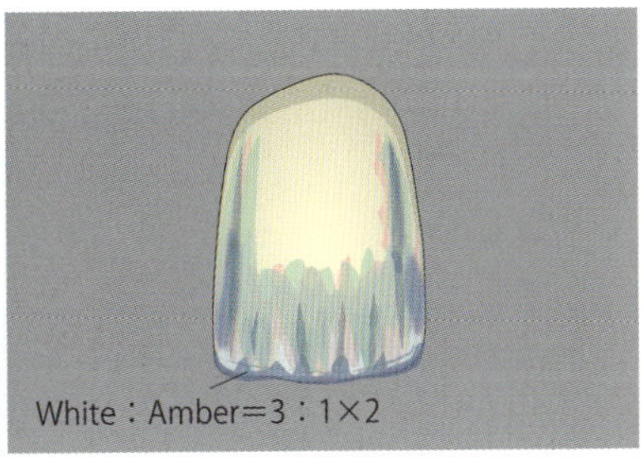

그림 12. Incisal halo의 표현을 위하여 White와 Amber를 3:1로 혼합한 액을 가는 붓으로 2회 정도 도포한다. 같은 액을 white line부, 근원심 절단면에 약간의 흰색을 표현하기 위하여 가는 붓으로 1회 도포한다.

불투명도 부여

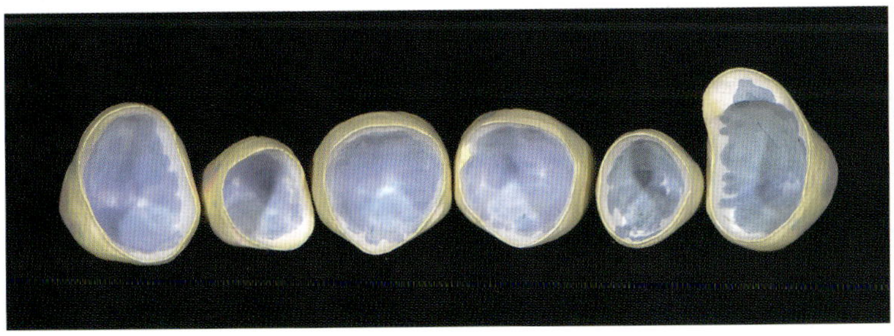

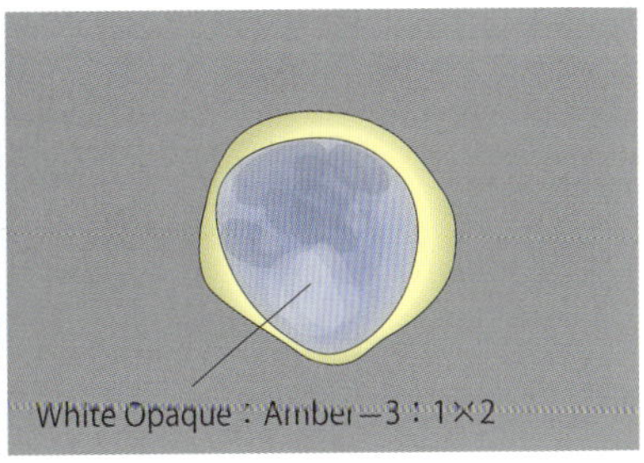

그림 13. 내면의 불투명도를 올려 명도를 높이는 목적과 지대치의 색 영향을 억제할 목적으로 내면에 White Opaque와 Amber를 3:1로 혼합한 액을 전용 붓펜으로 2회 도포한다. 이때 마진까지 착색해 버리면 불투명해지므로 마진 바로 직전까지 도포하는 것이 좋다.

5. 신터링 후 조정 연마

착색 후 크라운을 간이 오븐 등으로 200℃에서 10분 정도 소성하여 액에 함유된 약간의 산을 소각한 후 신터링을 실시하였다(그림 14, 15). 신터링 후에는 마이크로스코프로 적합 조정을 하고 다이아몬드가 들어간 실리콘 휠을 사용하여 표면을 연마한다. 그 후 세라믹 파이버 포인트 등을 사용하여 표면의 성질과 상태 등의 세세한 부분을 연마 조정한다. 연마 후 스팀 클리너로 세척한 후 크라운과 핀을 페그로 고정하여 포세린 전용 퍼니스로 건조시키고 크라운이 충분히 따뜻해진 시점에서 스프레이 글레이즈(Tanaka Z-Luster)를 분사하여 글레이징 소성을 한다. 그 후 스테인으로 색을 맞추고 크라운을 완성시켰다(그림 16~23).

***

5Y-TCZP는 높은 빛 투과성 때문에 투명감 표현에 유리하지만, 반면에 지대치색에 영향을 받을 가능성이 있다. 그러나 White나 White Opaque의 coloring liquid로 컬러링을 함으로써, 불투명도를 컨트롤하고 폭넓은 증례에 대응시킬 수 있다.

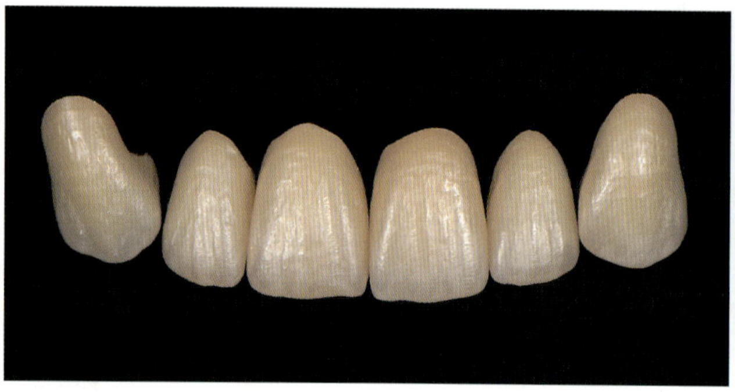

그림 14. 신터링 후의 크라운 순측면 외관. 아직 연마하지 않았기 때문에 본래의 색이나 투명감은 없다.

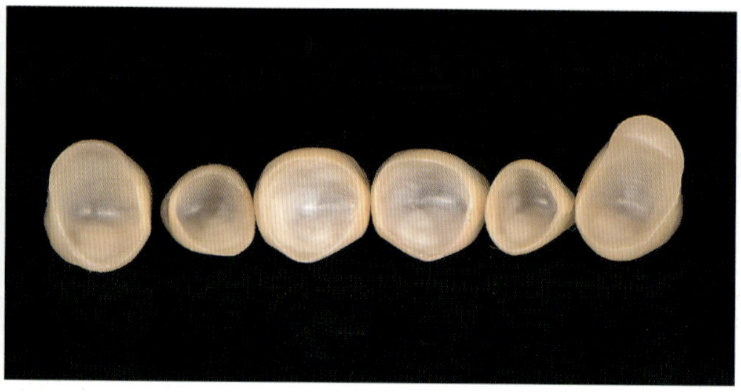

그림 15. White Opaque와 Amber를 3:1로 혼합한 액을 도포하여 신터링한 내면 모습.

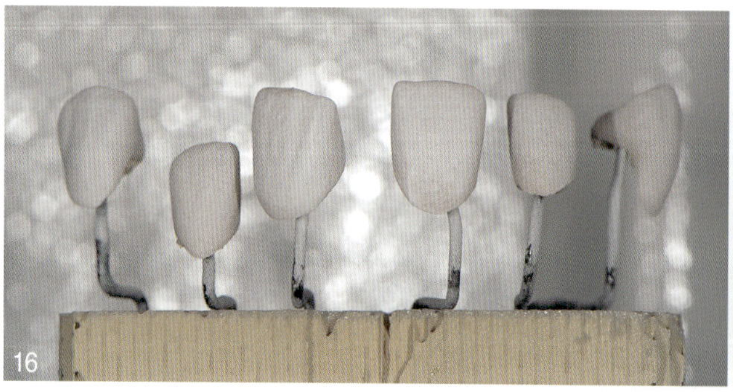

16

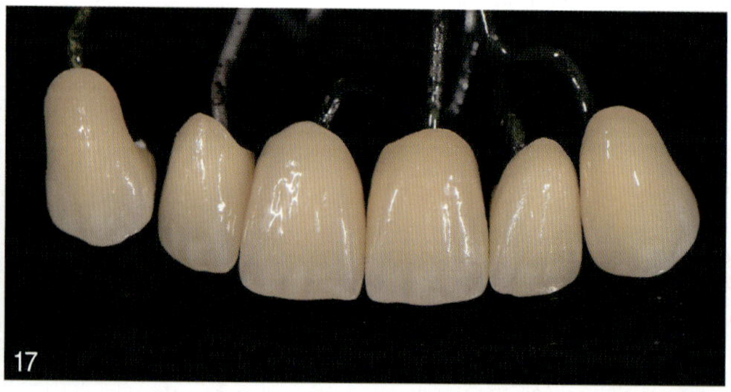

17

그림 16, 17. 스프레이 글레이즈(Tanaka Z-Luster)에 의한 글레이징 소성을 하고 그 후 표면 스테인에서 색을 조정하여 크라운을 완성한다. 사전에 전용 퍼니스(furnace)로 크라운을 가열함으로써 분무된 액체가 표면에서 즉시 건조되므로 균등한 글레이즈층을 형성할 수 있게 된다. 크라운의 색에 따라서는 스테인을 필요로 하지 않고 글레이징 소성 1회만으로 끝내는 것도 가능하다.

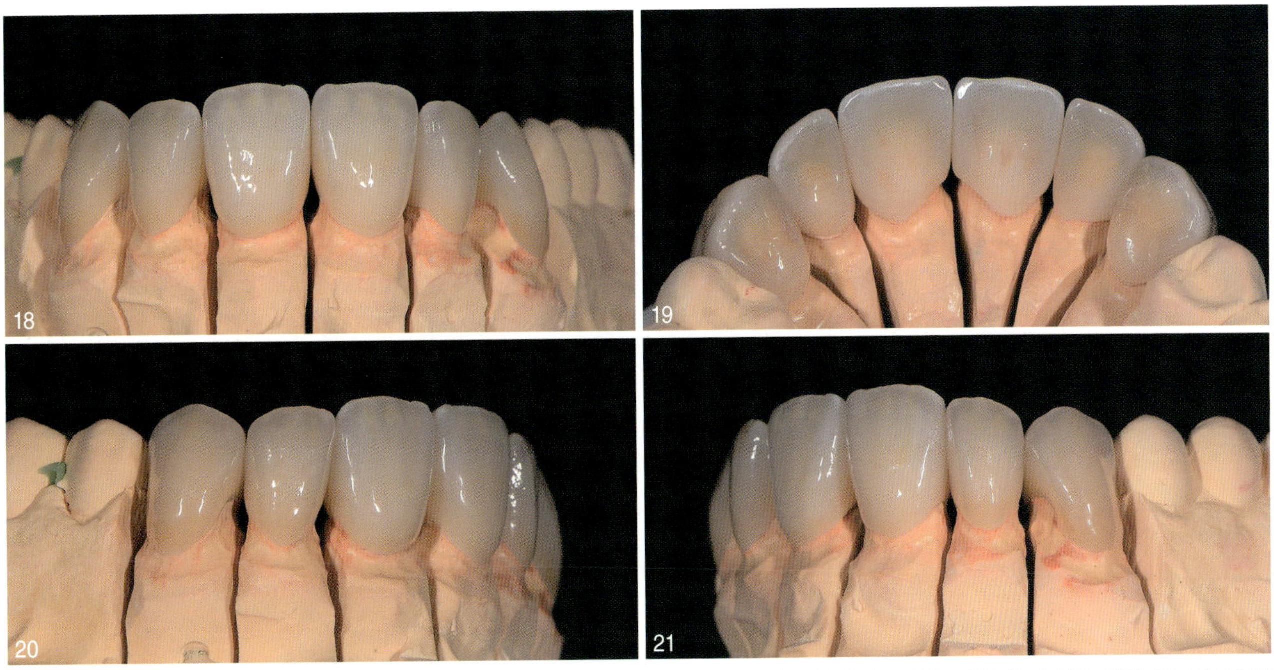

그림 18~21. 완성 후의 크라운 모형. 글레이징 후, 스테인에서 incisal halo나 mamelon의 색을 약간 보충하고 중절치, 측절치, 견치에서 채도를 약간 바꾸어 이행적인 변화를 주었다.

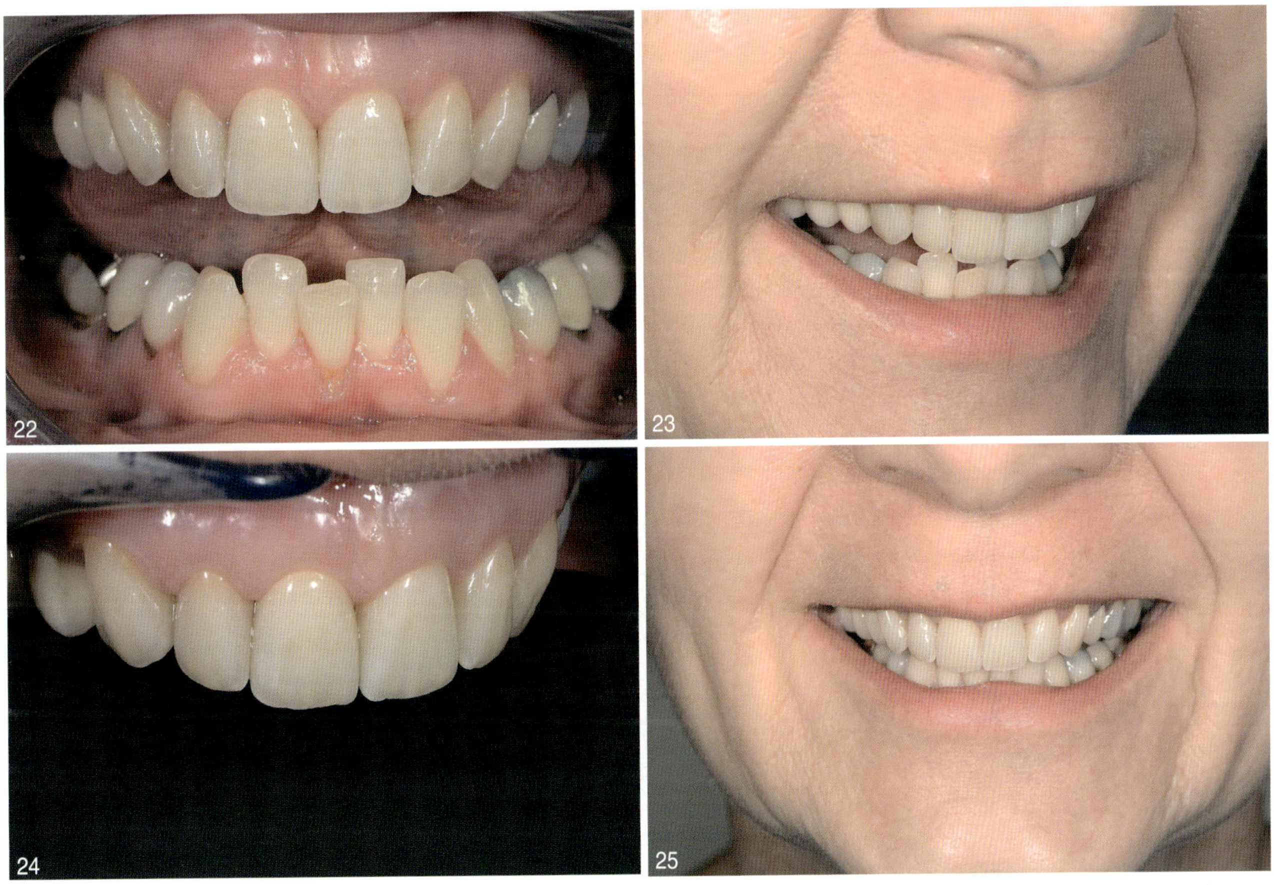

그림 22~25. 동일, 구강내 장착 시. 전체적으로 투명감이 있으나 명도는 특별히 내려가지 않고 치은이나 하악 전치부와도 잘 조화되어 있다.

05 포세린 축성을 수반하는 접착 브릿지 (HT-3Y-TZP 단층 블럭)

1. 증례 개요

환자는 10대 여성으로 사고로 결손된 #2의 보철에 의한 심미 회복을 희망하여 내원하였다(그림 1, 2). 임플란트를 매입하기 위한 충분한 공간을 확보하는 것이 어려웠고, 일반적인 3 유닛 브릿지 보철을 위한 양 인접 치아의 삭제를 환자가 원하지 않았기 때문에 지르코니아 접착 브릿지에 의한 치료가 선택되었다. 한쪽 리테이너의 캔틸레버식 지르코니아 접착 브릿지는 인접 치아의 삭제가 1개로 끝난 데다 구강내에서 보다 안정되고 2개만 제작되어 비용적으로도 장점이 있다. 이 보철 방식은 킬(Kiel) 대학의 Kern 교수에 의해 고안되어 구강내 장기적 유지가 증명되고 있다.[2] 이 보철물은 오랜 세월 Kern 교수의 보철을 담당하고 있는 독일 치과기공사 마이스터이며, 필자의 dental lab 공동 경영자인 Okawa Tomonari(大川友成) 씨의 조언을 기반으로 제작되었다.

2. Shade taking

인접 치아를 관찰하면 우선 표면층에 있는 뚜렷한 white spot을 관찰할 수 있다. 이 white spot에 의한 빛의 반사로 언뜻 보기에는 명도가 높고 채도가 낮은 치아인 것 같다. 그러나 내부 덴틴을 보면 VITA 3D Master의 1M2의 덴틴색에 분홍색을 더한, 보다 오렌지색이 강한 색임을 알 수 있으며, 에나멜색은 1M1로 생각되며, 어느 정도의 투명감을 가지고 있는 것도 확인할 수 있다(그림 3, 4). 보철물 제작에서는 이 강한 오렌지색의 덴틴과 어느 정도 투명감이 있는 에나멜이 내부에 존재한다는 것을 고려하여 색을 재현해야 한다. 표면층의 색만으로 전체의 색을 판단하면 표면의 white spot에 의한 높은 명도에 현혹되어 채도가 낮고 명도가 높은 보철물을 제작해 버릴 가능성이 있다. 이 경우 내부에서 채도가 나타나는 조금 어두운 광원에서는 보철물이 예상보다 밝아질 우려가 있다. 이러한 층으로 나누어진 캐릭터의 표현은 포세린을 축성하는 PFZ로 해야 내부에서부터 표면층까지의 섬세한 색 변화 대응이 보다 쉽게 가능해진다. 모놀리식 구조에 'MIYO'와 같은 캐릭터 재료로 표면 스테인을 하는 것도 불가능하지 않지만, 그 작업은 결코 쉽지 않으며 포세린의 축성 조작과 큰 차이는 없다. 따라서 복잡한 캐릭터 재현에서는 포세린 빌드업 방법을 선택하는 것이 표현하기도 쉽고 효율도 좋아질 것으로 생각한다.

3. 재료의 선택과 프레임 설계

한쪽에만 리테이너를 부여한 캔틸레버식 접착 브릿지이기 때문에 사용하는 재료로서는 보다 강도가 있는 것이 우위가 된다. 또한 자연치의 명도는 높기 때문에 5Y-TCZP나 4Y-TCZP와 같은 빛 투과성이 높은 재료는 명도 저하를 일으키므로 적합하지 않다. 따라서 이 증례에는 HT-3Y-TZP를 사용하고 전치부 심미성을 확보하기 위한 PFZ 양식으로 하였다.

만일 이 자연치의 색이 보다 명도가 높은 VITA 3D Master의 0M계의 색이라면 HT가 아닌 제1세대의 3Y-TZP를 사용하거나 HT-3Y-TZP로 프레임을 제작하여 Opacious 덴틴에서 축성이 시작될 수 있는 공간을 확보할 수 있는 프레임 형태로 해야 한다. 표면층의 white spot으로 명도가 높은 것처럼 보이지만 내부 목표물은 1M2 정도로 약간 채도가 높다.

높은 채도를 프레임의 색으로 재현하고, 그 위에 에나멜 포세린을 축성하는 것으로 희끗희끗한 투명감을 주어 표면층의 white spot에 의한 고명도를 표면 스테인으로 표현하는 삼중 구조를 구축하기로 했다. 이 때문에 프레임의 디자인은 전체

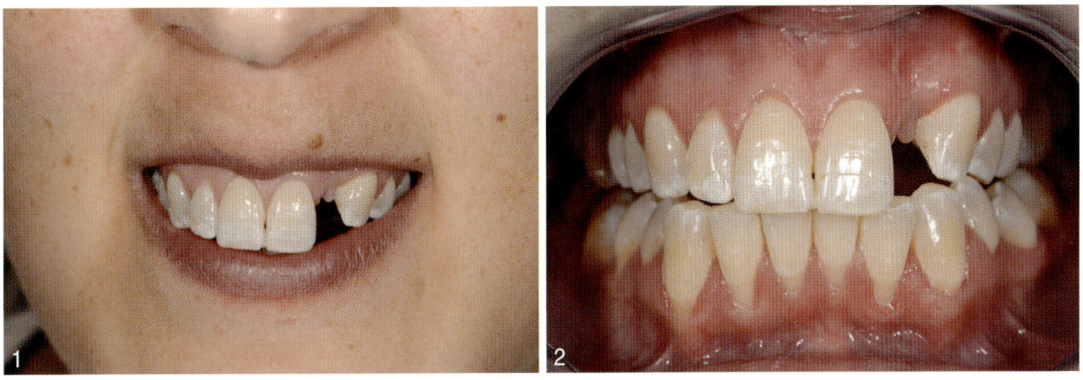

그림 1, 2. 구강내 시술 전 사진. 환자는 10대 여성으로 자전거 사고로 인한 상악 좌측 절치 결손의 심미성 회복을 희망하여 내원하였다. 임플란트를 매입하기 위한 충분한 공간을 확보하기 어렵고 일반적인 3 유닛 브릿지 보철을 위한 양 인접 치아의 삭제를 환자가 원치 않았으므로 지르코니아 접착 캔틸레버 브릿지를 이용하는 보철이 선택되었다.

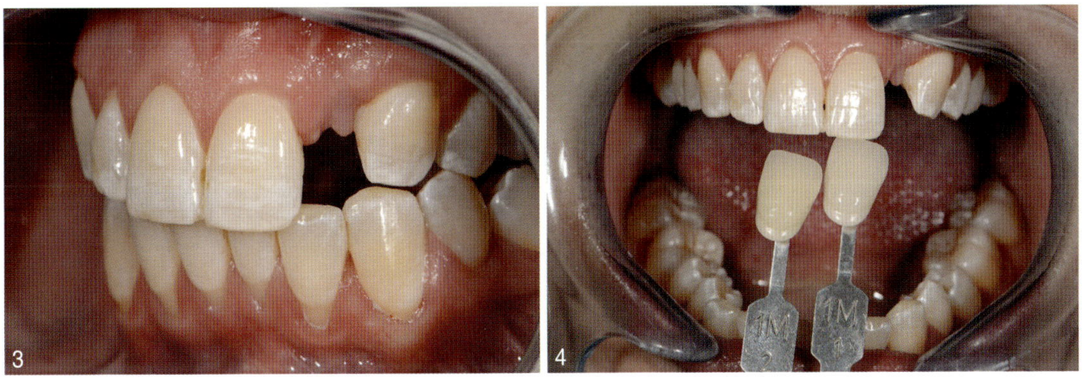

그림 3, 4. 치아의 표면에 강한 white spot이 확인되며 이것이 치아 전체의 명도를 높이고 있는데, 덴틴색은 보다 채도가 높은 오렌지색 계열 색을 띤다. 목표로 하는 덴틴색은 'VITA 3D Master'의 1M2+분홍색으로 추측되는데, 필자는 1M1 에나멜 표면에 white spot이 있는 색으로 관찰하였다.

표. 목표로 하는 shade

Shade taking 항목	색 특징	대책법
덴틴색	1M2+오렌지색 느낌이 강한 분홍색	접착 브릿지에 대응할 수 있는 강도와 최종 목표가 되는 치아의 높은 불투명도를 고려하여, HT-3Y-TZP의 지르코니아 블럭을 사용하여 컬러링으로 색 조정을 한다. 인접 치아의 색을 보면 덴틴의 채도가 치아 전체에 큰 영향을 주고, 에나멜 표면에 white spot을 표현하면 내부 색의 어느 정도의 차단이 예상되므로 프레임에 채도를 약간 높여서 제작한다.
에나멜색	에나멜 표면에는 강한 white spot이 존재하여 언뜻 보기에 밝은색으로 보이지만 내부는 보통의 투명도를 갖는 유백색이다.	HT-3Y-TZP의 지르코니아 블럭을 사용하고 있기 때문에 포세린을 표면층에 축성하여 에나멜의 투명감을 표현하고 최종적인 표면 스테인으로 white spot을 표현한다. 이것으로 접해 있는 자연치의 빛 광량 차이에 따른 색 변화에도 대응할 수 있다.
특징적 캐릭터	표면의 white spot 때문에 빛의 세기에 따라 언뜻 매우 밝은색으로 보이는 것 같지만, 치아를 비추는 광량이 줄면 내부 덴틴의 강한 오렌지색을 확인할 수 있다.	Shade taking 시 강한 빛으로 색을 확인하면 표면의 white spot에 의하여 내부의 색을 정확히 파악하지 못해 광량의 차이에 따른 치아의 정확한 색 재현이 어려우므로 되도록 치아의 정확한 색을 얻기 위하여 광량을 바꾼 상황에서 치아의 색 특징을 확인한다.

에 충분한 에나멜 포세린을 축성할 수 있는 공간을 확보할 필요가 있다. 접착 브릿지는 '지대치의 설측면을 약간 형성하여 접착하면 결손을 메울 수 있는 보철 치료'라고 안이하게 여겨지기 쉽다. 그러나 치료 성공을 위해서는 대합치와의 공간이 충분히 있는 것이 중요하며, pontic이 대합치와 교합, 가이드되지 않도록 설계되어야 한다.

또한 설측면에 접착되는 리테이너는 접착의 강

도를 보다 높이기 위해 인접면까지 커버할 수 있도록 지대치를 형성할 필요가 있다. 접착면이 접촉면까지 감싸는 것으로 보철물이 지대치를 둘러싼 형태가 되어 보다 보철물의 접착 강도를 높일 수 있다(그림 5, 6). 지대치를 형성할 때는 설면와에 가볍게 딤플(dimple)을 형성함으로써 보철물의 위치적인 안정을 확보할 수 있다(이 딤플은 결코 보철물의 유지를 위한 것이 아님에 주의하여야 한다). 프레임의 형태로는 리테이너의 두께를 최소 0.7mm로 하고, 커넥터를 가능한 한 크게 하는 것이 좋은데 최소한 $9mm^2$는 확보하는 것이 좋다고 생각한다. 딥 바이트 등으로 충분한 클리어런스를 확보할 수 없는 경우에는 교정 치료부터 시작할 것을 Kern 교수는 권장하고 있다. 또한 노출 근면에는 접착이 되지 않고, 장기적으로 2차 충치가 생긴다는 보고가 있으므로 블랙 트라이앵글의 출현을 피하기 위해 치근부에 접착하는 것은 피해야 한다.

4. 프레임의 컬러링

이 증례에는 HT-3Y-TZP의 블럭 중에서 목표색에 딱 좋은 불투명도를 가진 'Initial CIP HT'(GC)를 이용했다(그림 7, 8). 이 블럭은 기본적으로 무착색이며 그대로 신터링을 하면 하얗게 되므로 'Tanaka ZirColor'를 사용하여 컬러링을 했다. Body부에서 치경부까지 색은 '1M2+분홍색'으로 하고 싶기 때문에, body 도재나 에나멜 도재가 실리면 채도가 떨어지는 것을 고려하여, 코핑의 밑바탕은 약간 채도가 높아지도록 A2+분홍색을 선택했다. 베이스 컬러가 되는 'ZirColor classic'의 A2와 분홍색을 더한 'ZirColor supreme'의 Tissue Pink는 베이스가 되는 액이 다르기 때문에 혼합할 수 없다. 그러므로 A2를 도포한 후에 그 위에 Tissue Pink를 덧칠하여 색상을 보다 붉은 느낌이 강한 오렌지색으로 조정하기로 했다(그림 9~20). 무착색 HT-3Y-TZP의 기본색 도포 횟수는 보통 4회, pontic의 경우는 그 배인 8회이지만, 'Initial CIP HT'는 신터링 전 상태에서도 매우 딱딱하고 액이 잘 침투하지 않는 성질 때문인지 색이 잘 나타나지 않는 경향이 있다. 그러므로 기본으로 5회 칠을 하고, pontic에는 2배인 10회를 도포하도록 순서를 변경했다(그림 11, 12).

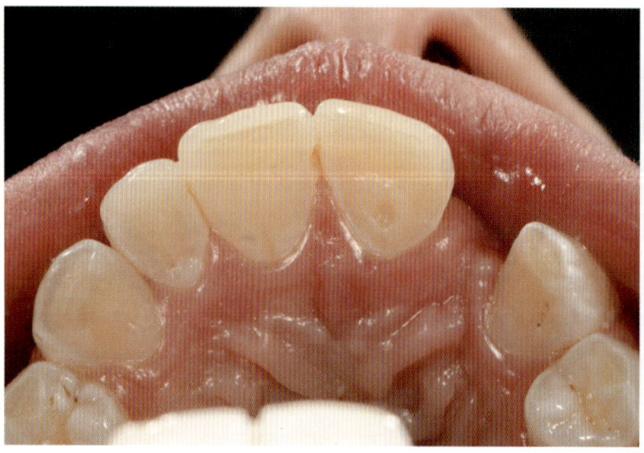

그림 5. 프렙 후 지대치. 교합에 영향이 없는 범위에서 프렙이 이루어지고 있다. 중앙부에 홈을 파서 지르코니아 접착 캔틸레버 브릿지의 위치를 안정시킨다(결코 유지를 위해서가 아니다). 인접에도 접착면을 형성하기 위해 형태에 영향을 주지 않을 정도로 가볍게 슬라이스 커팅되어 있다.

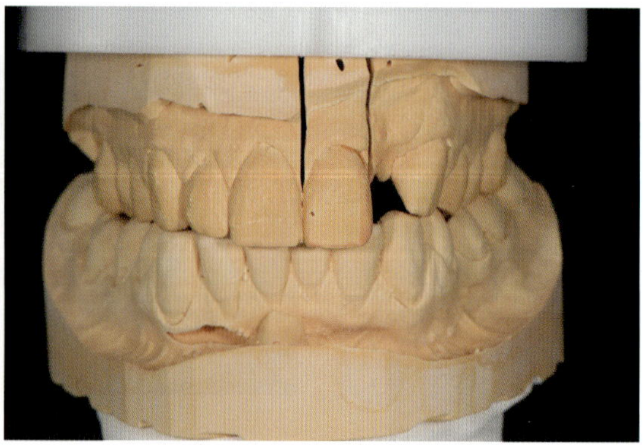

그림 6. 작업용 모형. Pontic의 기저부는 convex 형태로 가볍게 치은을 누를 수 있게 스캐닝 전에 모형의 pontic 기저부를 형성해 둔다.

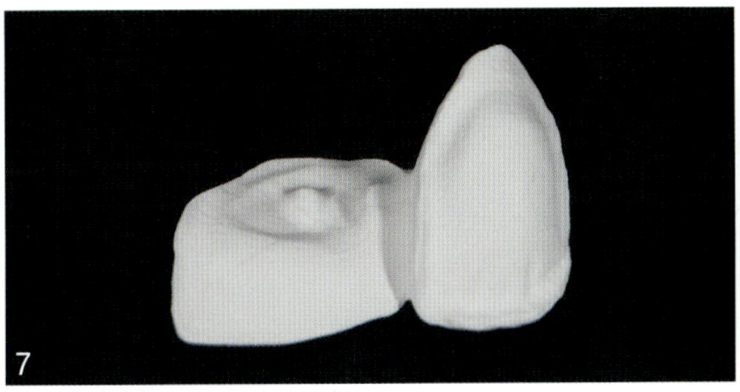

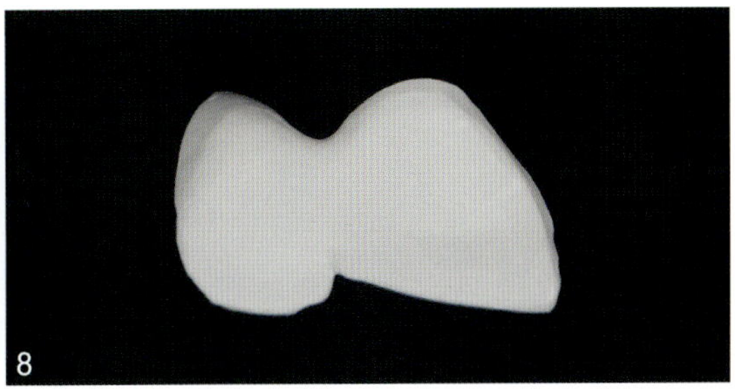

그림 7, 8. 밀링 후 지르코니아 접착 캔틸레버 브릿지. 설측면이나 기저면은 실리콘 포인트 등으로 마진부를 조정하고 표면을 고르게 하였다. Pontic 기저부는 포세린을 축성하지 않고 full zirconia로 마무리할 것으로 예상하며, 최종 마무리로 경면 연마를 실시함으로써 청소성 향상을 기대하고 있다. 축성 클리어런스는 치관 중앙부~치경부까지 약 0.5mm 정도, 절단면은 0.7mm 정도이다. 일반적으로 절단면 부분은 절단면의 mamelon과 투명감 등 복잡한 색 재현을 위해 1.0mm 이상의 공간을 확보하지만 이번에는 절단면에 특별히 두드러진 투명도가 관찰되지 않았기 때문에 포세린 공간은 약간 적게 설정되어 있다. 중절치 원심 측면과 측절치 근심 측면 사이에 있는 벽과 같은 면에 의하여 설측면뿐만 아니라 인접면도 접착면으로서 둘러쌀 수 있어 접착 효과를 보다 더 기대할 수 있도록 되어 있다.

기본색 도포

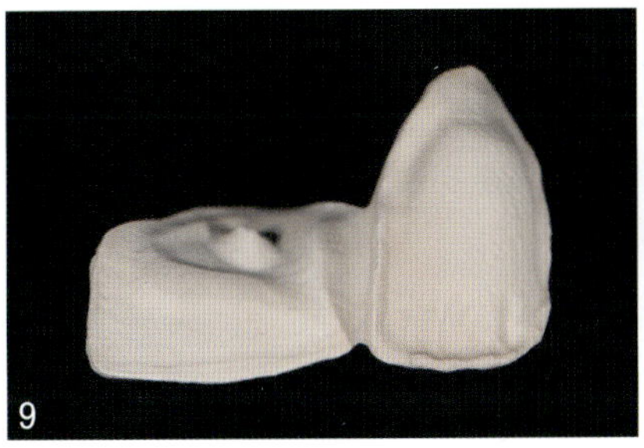

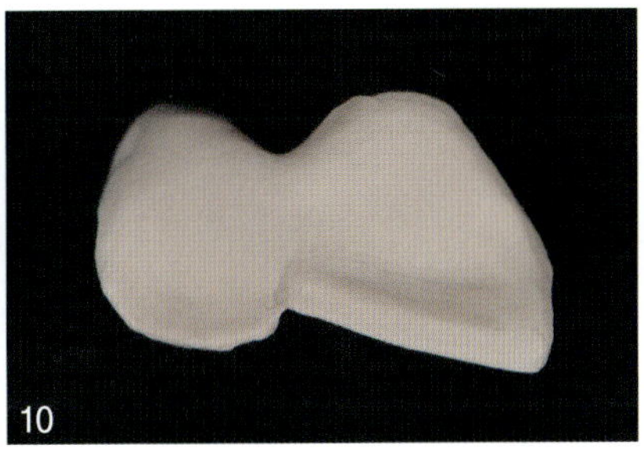

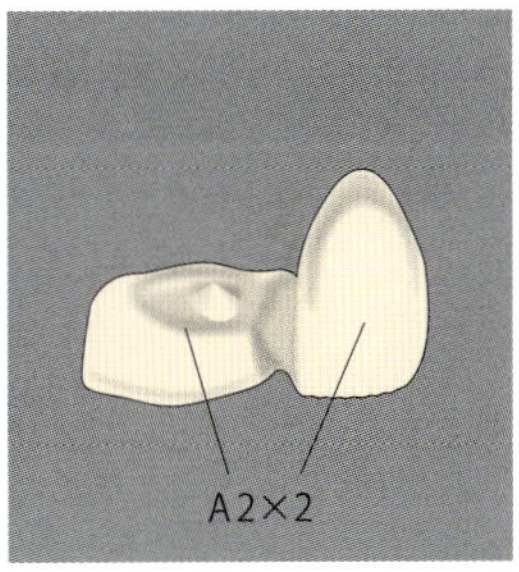

그림 9, 10. 기본색이 되는 'Tanaka ZirColor classic' A2를 전면에 넓은 붓으로 2회 도포한다. 리테이너부 내면은 1회만 한다. 이로써 절단면에도 색을 부여한다.

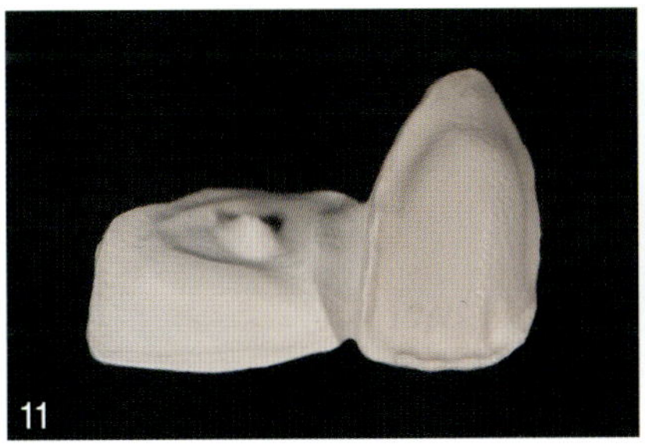

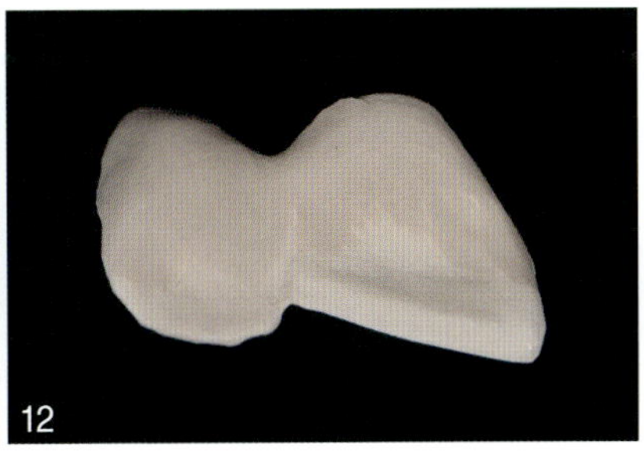

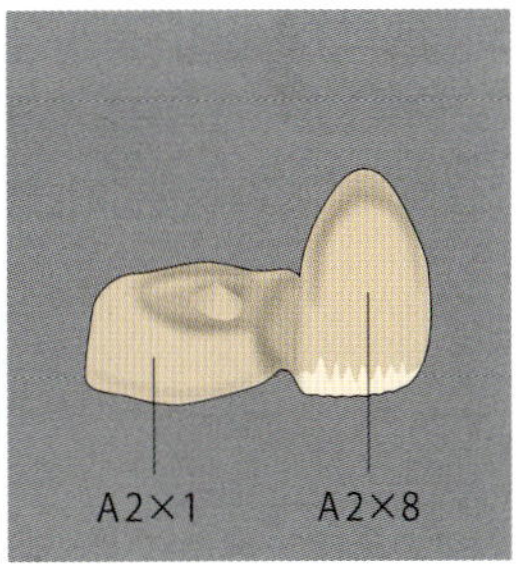

그림 11, 12. 'Tanaka ZirColor classic'의 A2를 가는 붓으로, mamelon 절단면에서 치경부까지 pontic의 순측면과 설측면에 8회, 리테이너부 설측면은 3회 도포한다. 리테이너부는 얇기 때문에 내면에는 body색을 1회만 도포한다. 이로써 리테이너부의 기본색 도포는 총 5회, pontic부의 기본색 도포는 총 10회가 된다. 'Initial CIP HT'는 침투성이 별로 좋지 않은지, 'Tanaka Enamel ZR Light'와 마찬가지로 4회 칠을 해도 신터링 후의 발색이 충분하지 않으므로, 1회 여분으로 도포하고 있다(pontic은 항상 크라운의 2배 횟수로 한다).

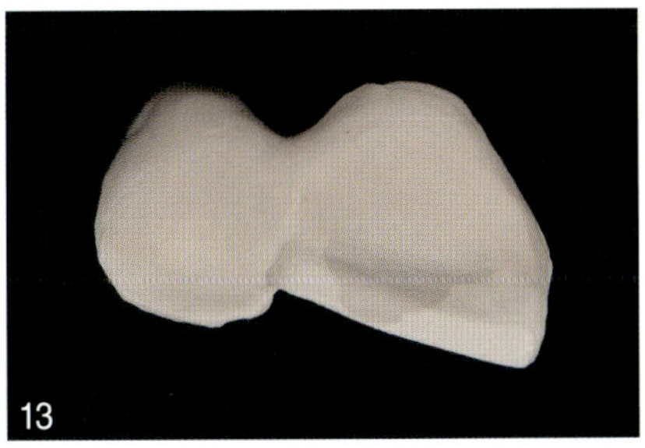

그림 13. 설면와에는 'Tanaka ZirColor classic'의 A3를 넓은 붓으로 두 번 더 도포하여 채도를 높인다.

절연의 투명감 표현

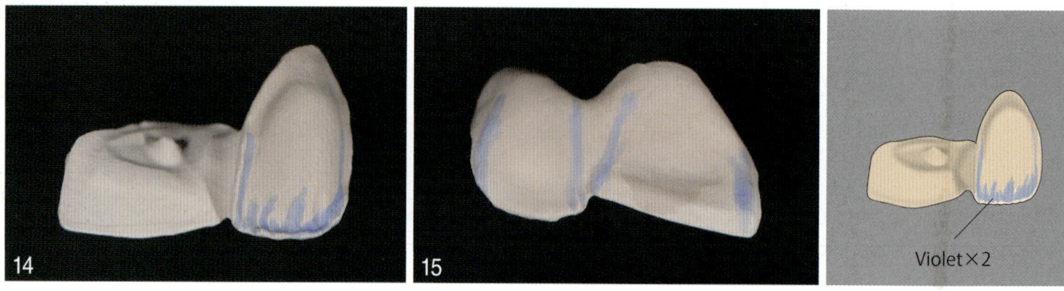

그림 14, 15. Pontic의 절단면에는 mamelon 사이와 근원심측의 양옆, 설측면의 근원심 융선변에 Violet을 가는 붓으로 2회 도포한다. 인접 치아인 자연치는 절단면 표면에 white spot이 있으므로 절연의 투명감은 없으나 내부에 있는 에나멜의 빛 투과성을 표현함으로써 보다 입체적인 색으로 할 수 있다.

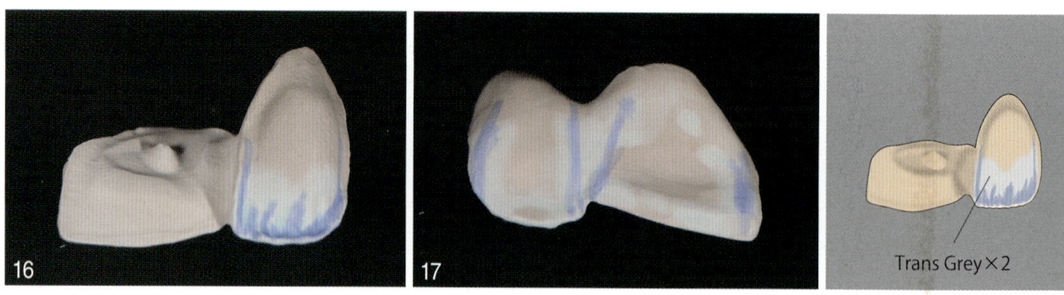

그림 16, 17. Trans Grey를 가는 붓으로 절단면, 설측면부의 근원심 융선에 2회 정도 도포한다.

색 시프트

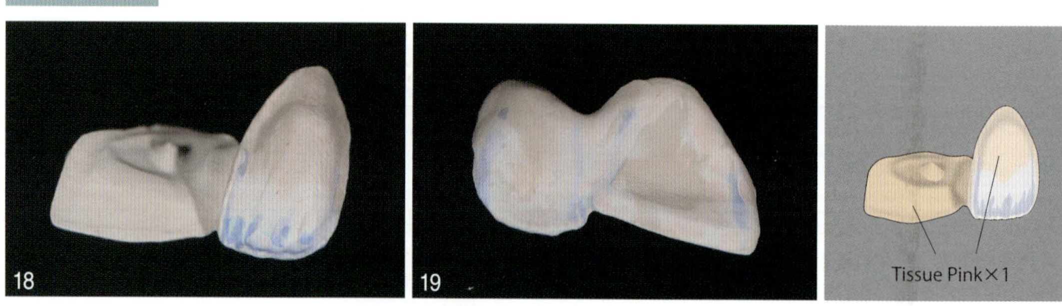

그림 18, 19. 구강내 치아의 색이 VITA 3D Master보다 붉은 기가 강한 오렌지색을 나타내고 있으므로, 전체 색을 레드 시프트시키기 위해 Tissue Pink를 넓은 붓으로, 전체에 1회 도포한다. 일반적으로 레드 시프트에는 Cherry Pink를 사용하는데, 이번에는 보다 붉은 방향으로 색상을 시프트시킬 필요가 있으므로 색이 짙은 Tissue Pink를 사용하였다. 강하게 발색하므로 Tissue Pink의 도포는 1~2회 정도로 해서 많이 바르지 않도록 주의한다.

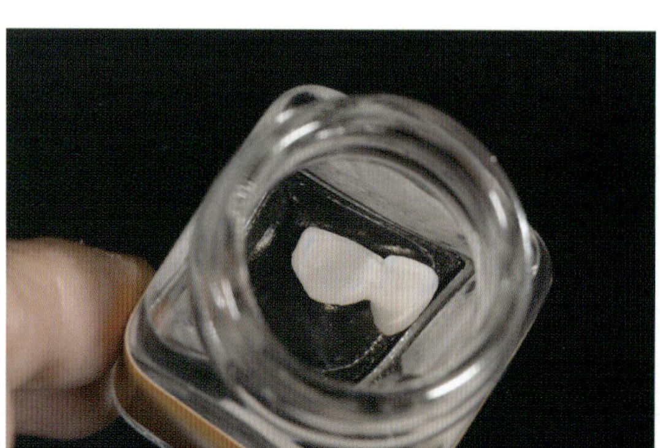

그림 20. 표면층의 컬러 피그먼트를 보다 깊이 내부까지 스며들게 하기 위하여 Thinner(희석액)에 10초 정도 디핑 한다.

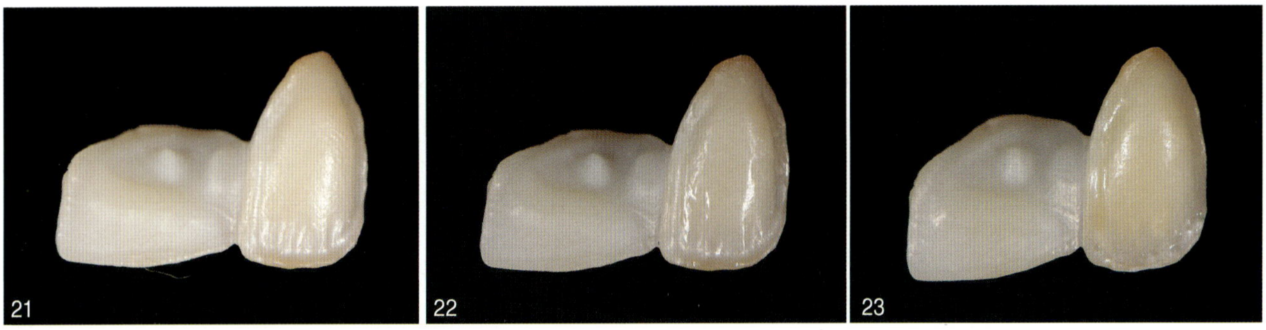

그림 21~23. 신터링 직후(**그림 21**) 및 연마 후(**그림 22**)와 인터널 스테인으로 색을 조정한 프레임(**그림 23**). 포세린을 축성한 후 최종 채도는 포세린의 종류와 두께에 따라 달라지기 때문에 그런 부분을 예상하여 이 단계의 채도는 다소 높게 조정할 필요가 있다. 특히 이 증례에서는 에나멜의 표면층에 white spot이 있으므로 표면층의 white spot을 부여하는 시점에서 채도가 상당히 낮아지는 것을 고려해야 한다.

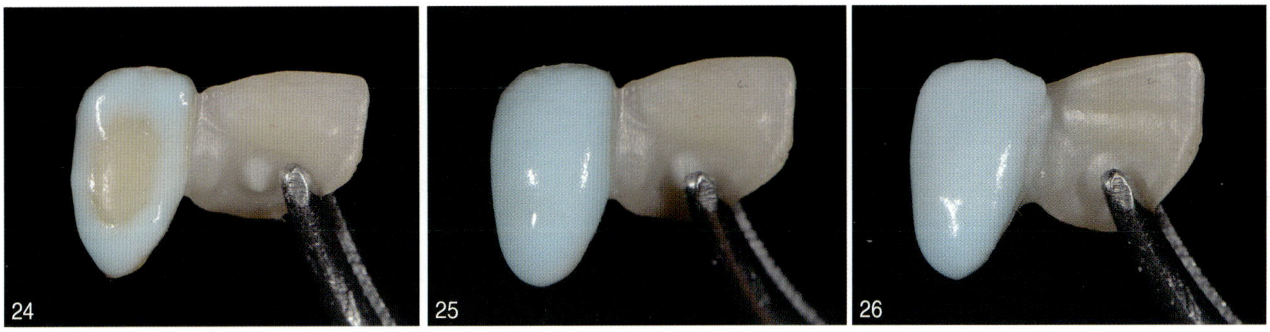

그림 24~26. 포세린의 축성. 이 증례의 경우 특히 눈에 띄는 mamelon색이나 절연의 투명감이 없기 때문에 프레임으로 색을 만들면 비교적 간단한 축성이 된다. 'Cerabien ZR'의 E1을 프레임과 포세린의 경계부에 축성한 후 콘덴싱 하여 소성 수축에 의해 프레임으로부터 박리되는 것을 방지한다. 마진 쪽을 먼저 축성한 후 전체에 E1을 쌓아올린 후 가볍게 두드려서 프레임에 밀착시키고, 포세린의 코핑에 대한 열융착을 좋게 한다. E1과 Silky E2를 1:2로 혼합한 포세린을 소성 수축의 보상으로서 표면에 축성하고 최종적인 콘덴싱을 실시하여 잉여 포세린을 제거한 후 소성한다.

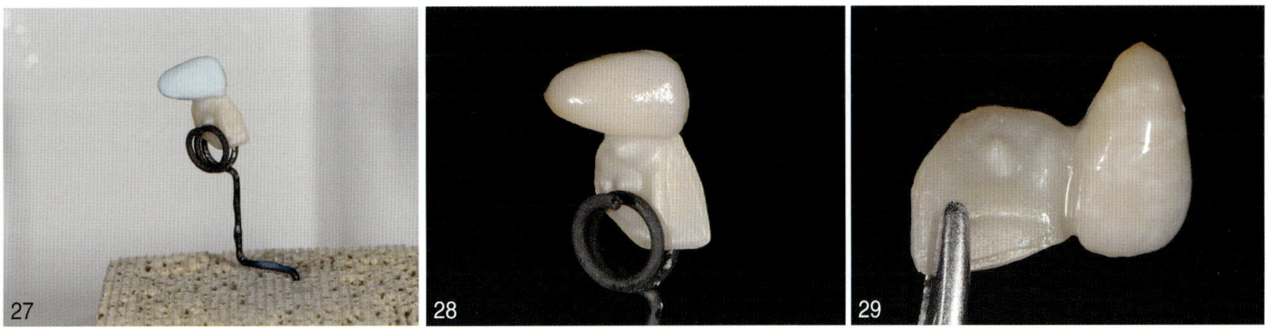

그림 27~29. 지르코니아 접착 캔틸레버 브릿지는 소성할 때 고정하는 게 어렵지만, 필자는 Renfert사의 스프링 위에 감겨 있는 핀에 접착 브릿지를 끼우고 있다. 축성 시에 올바르게 도재 압축이 되어 있으면 소성 후에도 축성했을 때와 같은 형태를 유지할 수 있게 된다. 형태 수정 후, 스테인을 사용하여 표면의 white spot · white line을 표현한다.

5. 포세린의 축성과 완성

신터링 후 표면을 연마한 후 internal stain으로 프레임색을 보정하여 포세린을 축성한다(그림 21~23). 포세린은 'Cerabien ZR'를 사용하였다. 목표로 하는 색으로 명도가 낮은 에나멜 도재는 사용할 수 없기 때문에 프레임의 채도를 높이고 에나멜 계열의 포세린만을 쌓아올려 채도와 명도를 조절했다. 우선 프레임과 포세린의 경계가 되는 곳에 E1을 쌓고 충분한 도재 압축을 한다. 그 후 전체를 E1로 커버하고 가볍게 두드려 포세린을 프레임에 밀착시킨다. E1과 Silky E2를 1:2로 혼합한 에나멜을 절단면부터 치경부까지에서 수축 보정을 위한 축성을 한다. 표면의 white spot은 표면 스테인을 사용하여 표현했다(그림 24~32).

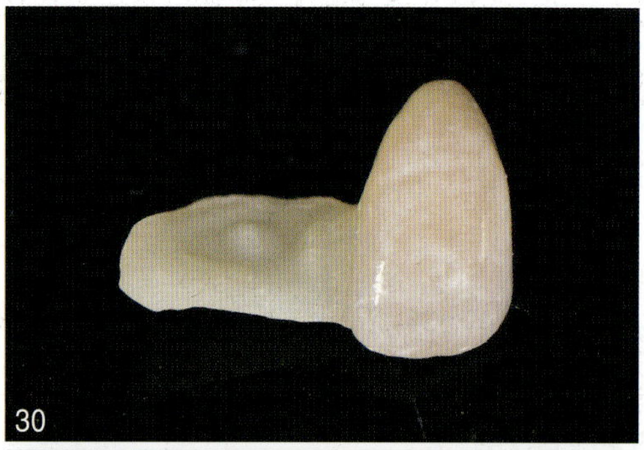

그림 30~32. 완성된 지르코니아 접착 캔틸레버 브릿지. 설측면은 글레이징을 하지 않고, 일부러 연마로만 표면을 좀더 매끄럽게 하고 있다. 하악 운동 시에는 pontic이 하악과 접촉하지 않도록 하는 것이 원칙이다. 이 환자의 우측 견치의 경우 견치 유도는 하고 있지만 맹출 상태가 상당히 아래에 있기 때문에 우측 측방 운동은 각도가 낮고 바로 옆으로 밀리는 듯한 궤적을 보인다. 그 때문에 pontic인 측절치를 원심측으로 틀어서 대합치와의 측방 운동 시에 접촉을 피할 필요성이 있었다.

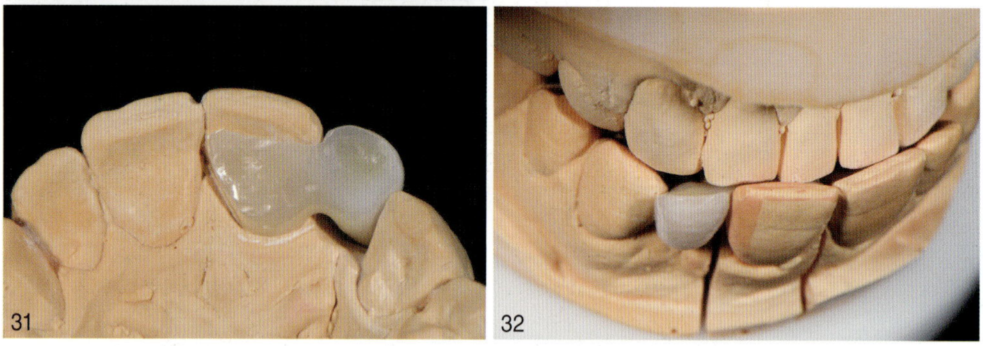

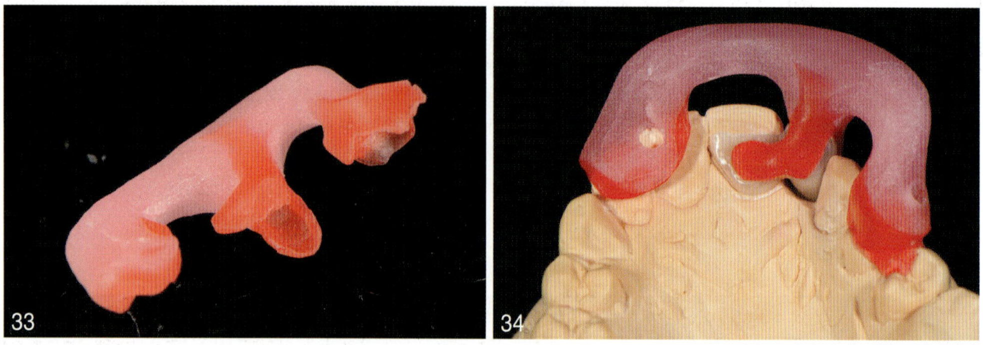

그림 33, 34. 접착 브릿지를 장착할 때 사용하는 구강내 고정 장치(포지셔닝 리테이너). 접착 브릿지의 리테이너부는 설측면에 얹혀 있는 상태이기 때문에 일반 크라운에 비해 구강내 안정성이 떨어진다. 한쪽 리테이너 타입의 접착 브릿지의 경우 pontic의 기저부가 약간의 치은을 누르고 있는 상태이며, 그 적합의 안정을 지탱하는 것이 한쪽만의 리테이너이기 때문에 구강내 접착 시에 위치가 어긋날 가능성이 높다. Kern 교수와 Okawa(大川) 씨가 구강내 접착 브릿지를 보다 잘 안정시킨 상태에서 접착할 수 있는 고정 장치 포지셔닝 리테이너를 고안했다. 이 장치로 접착 브릿지를 유지·안정시킨 상태에서 접착 시 설측면의 잉여 시멘트를 쉽게 제거할 수 있게 되었다.

6. 포지셔닝 리테이너 제작과 구강내 장착

Kern 교수는 지르코니아 접착 캔틸레버 브릿지가 완성된 후 리테이너 부위에 샌드블라스트를 처리하여 'PANAVIA V5'로 접착하는 간단한 방식을 취하고 있다. 이 케이스에서는 Kern 교수의 접착 브릿지 양식을 답습하고 있기 때문에 'Tanaka Z-Luster'로 내면 처리는 하지 않는다. 구강내 접착을 할 때는 접착 브릿지가 올바른 위치에서 단단히 고정되어야 한다. 일반 크라운의 경우 모형상에서 확실히 적합해 두면 구강내에서 문제없이 안정되지만, 리테이너부는 laminate veneer와 같은 형상을 취하고 pontic이 치은을 가볍게 압박하고 있기 때문에 안정된 상태에서 올바른 위치로 접착하기가 어렵다. 그래서 Kern 교수와 Okawa(大川) 씨는 공동으로 포지셔닝 리테이너라고 불리는 특별한 고정 장치를 개발했다(그림 33, 34).

이 장치의 골격은 트레이 제작을 광중합 레진으로 하고, 그 중합 수축을 패턴 레진으로 하여 치

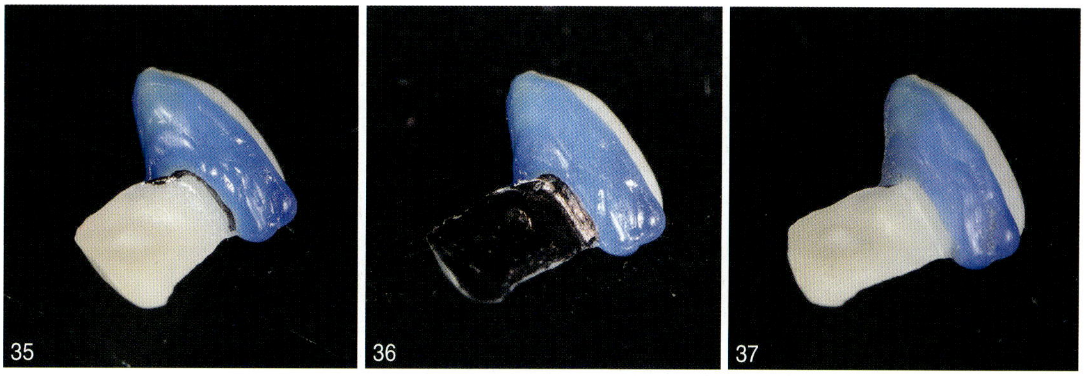

그림 35~37. 리테이너부 내면의 샌드블라스팅 처리. 접착의 효율을 높이기 위해 리테이너부 내면은 올바르게 샌드블라스팅 처리되어야 한다. 남는 부분이 없도록 샌드블라스팅 부위는 유성 펜으로 칠해서 검게 칠해진 부분이 깨끗해질 때까지 해야 한다. 포세린이 축성되어 있는 부위는 면이 손상되지 않도록 광중합 레진 등으로 미리 보호해 둔다. 구강내에 시적한 후 타액이 묻어 있으면 지르코니아 접착에 악영향을 미치게 되는데, 알코올 세척으로는 제거할 수 없으므로 구강내에 시적한 후에는 다시 샌드블라스팅 처리를 하는 것이 바람직하다.

그림 38~40. 구강내 접착 시. 포지셔닝 리테이너를 사용함으로써 쉽게 접착 브릿지를 올바른 위치에 안정시킨 상태에서 접착할 수 있게 된다(그림 38). 아직 젊은 환자는 겨우 사고의 상처가 아물었는데, 원래 있던 치아를 되찾기 위해 임플란트 시술과 함께 일반 3 유닛 브릿지 시술로 또 다른 상처를 입는 것에 주저하고 있었다. 그러나 실제로는 인접한 치아의 설측면을 약간 깎는 데 그쳤고, 다시 웃을 수 있어서 동행한 환자의 아버지도 함께 기뻐했다. 필자는 기뻐하는 모녀를 보고 이것이 본래의 치료의 모습이라고 느꼈다.

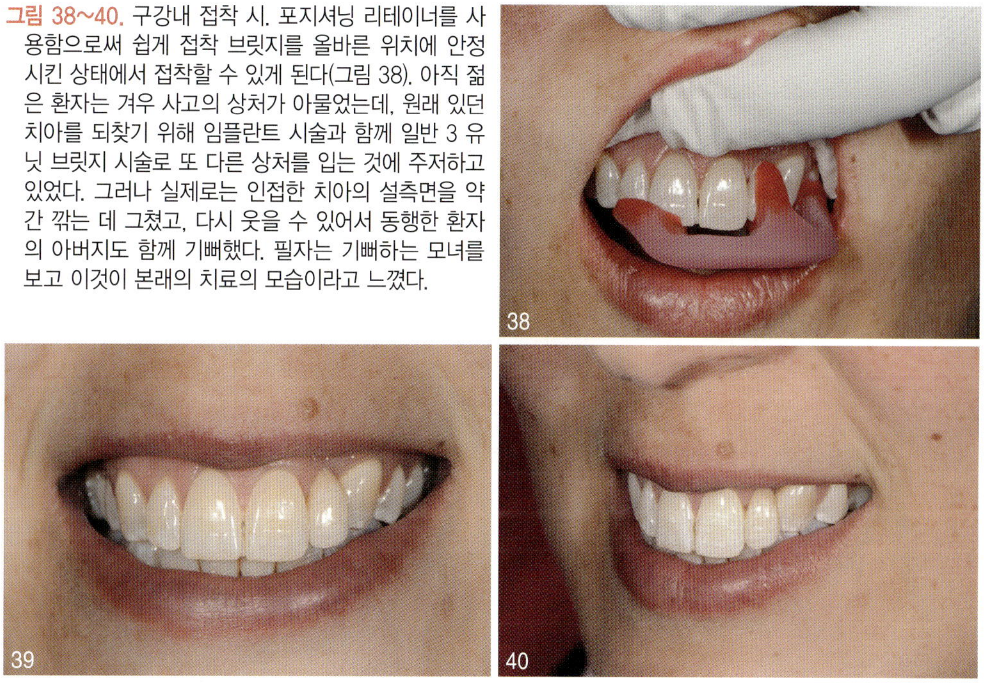

아 하나하나를 시간을 들여 고정함으로써 보상하고 적합도를 높이고 있다. 이 형태는 구강내에서의 접착 브릿지 고정 시에 잉여 시멘트를 제거하기 쉽도록 고안하여 설계되었으며, 이와 같은 약간의 수고를 들임으로써 진정한 접착이 가능해진다. 또 접착 강도의 확보에서는 리테이너부의 접착 전 처리가 중요하다. 구강내에서 시적을 하면 접착 브릿지 리테이너부의 접착면에 타액이 묻어 버리는데, 이 타액은 지르코니아 표면에 막을 만들어 접착 강도에 악영향을 미친다. 지르코니아와 이온적으로 결합한 타액은 물이나 알코올 등으로는 제거할 수 없다. 접착 전에 50㎛의 알루미나로 2~3기압의 샌드블라스트 처리를 함으로써 표면의 막 제거와 기계적 유지를 부여한다. 그 후 지르코니아 접착 캔틸레버 브릿지는 'PANAVIA V5'로 접착되었다. 특별히 프라이머 등을 사용하는 것은 아니지만, 이러한 하나하나의 절차를 확실히 하는 것이 치료를 성공시키는 열쇠가 된다(그림 35~40).

06 서로 다른 종류의 지르코니아 블럭을 함께 사용한 전악 보철 증례 (4Y/5Y-TCZP 멀티레이어 블럭 + 4Y-TCZP 그러데이션 블럭)

1. 증례 개요

80대의 여성 환자로, 매우 많은 치아에 이미 보철치료를 시행받았으나 80대의 고령에도 불구하고 상·하악 28개의 치아가 아직 모두 남아 있는 상태였다(그림 1~6). 전치부에 마모와 쐐기 결손이 보이며, 특히 하악 전치부가 crowding되어 있다. 환자의 요구는 전치부 심미 회복, 장착한 지 20년 이상 된 낡은 구치부 보철물의 재제작이었다. 마모가 진행되었기 때문에 교합 거상을 하여 생리적으로 이상적인 형태와 기능을 부여할 수 있는 악간 공간을 확보하고, 상·하악 동시에 보철치료를 실시하기로 계획하였다.

목업(mock-up)을 실시한 후에 그것을 토대로 한 provisional restoration을 제작하여 2개월 정도에 걸쳐 심미와 교합 상황을 확인한 후 최종 보철물을 제작하게 되었다.

2. 교합채득

Full mouth reconstruction에서 가장 중요한 것은 하악위이다. TMD(악관절증)를 치료할 때는 하악위를 생리적으로 안정된 위치로 이동시키고 그 악위를 보철물로 안정시키는 경우가 많다. 이번 케이스의 환자는 TMD가 발병하지 않았고, 교합근에 통증이 없기 때문에 하악위 자체를 크게 바꿀 필요가 없었다. 그러나 상·하악 동시에 프렙을 할 경우에는 이제까지 남아 있던 치아의 교두감합위에 의해 유지되었던 악위를 잃기 쉬운 상황이 된다.

반면에 이것은 마모되어 치우쳐 있던 하악을 개방하는 것이기도 하다. 일반적으로 마모 등에 의해 어긋난 교두감합위는 생리적으로 안정된 중심위와 차이가 있는 경우가 많다. 이 차이를 교합근이 편안한 상태에서 하악의 경첩운동 내에 교합 거상을 하고, 그 위치를 하악 운동 시에 장애가 일어나지 않는 아나토미컬한 형태를 부여한 새로운 크라운에 의해 안정시키는 것을 이번 교합채득의 목적으로 한다. 이 증례에서는 레진 플레이트를 사용한 Gutwski 교수의 방법론에 따라 교합채득을 하였다(144페이지 Column 3 참조). 구치부는 거의 모든 치아에 오래된 크라운이 장착되어 있어서 그것을 제거하고 재형성을 실시하였다. 하악 전치부는 최소한의 삭제에 그치기 위해 full

표. 목표로 하는 shade

Shade taking 항목	색 특징	대책법
덴틴색	Full mouth reconstruction으로 최종적인 보철물의 색상은 비교적 자유롭게 할 수 있다. 치경부를 A3, 절단면에서 중앙부까지를 A2로 하였다.	전치부는 심미를 중시하여 4Y/5Y-TCZP 혼합 멀티레이어 블럭(Luxen Multi A3)을, 구치부는 강도를 고려하여 4Y-TCZP의 그러데이션 블럭(Luxen Enamel A3)을 사용한다. 블럭은 A3라 하더라도 약간 채도가 낮게 생각되므로 컬러링으로 색을 조정한다.
에나멜색	보철 전 에나멜색을 보면 투명하고 명도가 낮다. 최종 보철물도 역시 약간 투명감을 높여서 명도를 낮춘다.	컬러링으로 에나멜의 투명감을 표현하지만, 구치부는 4Y-TCZP이기 때문에 재료의 특징에 의해 교두정 부근 투명감이 적다. 컬러링 시 에나멜색을 약간 넉넉하게 도포하여 투명감을 높인다.
특징적 캐릭터	Shade 매치는 불필요하나 자연치의 해부학적 특징을 줌으로써 심미성(자연스러움)을 높인다.	Mamelon을 White와 Amber를 섞은 액으로 표현한다. 절단면의 투명감, 입술 측면 근원심 융선의 투명감은 Natural Gray를 도포하여 재현한다. White를 사용하여 white line도 부여한다.

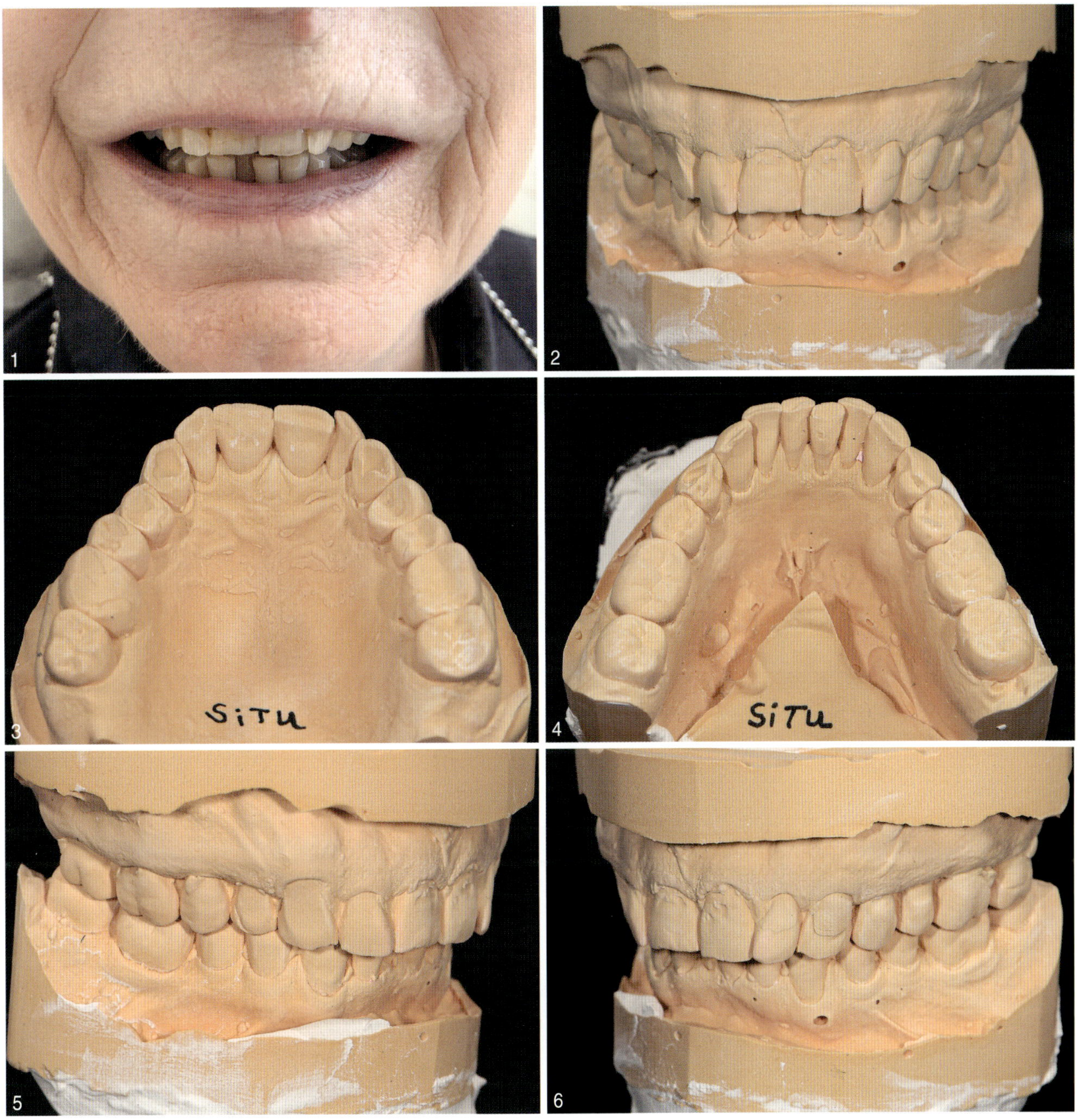

그림 1~6. 시술 전 상태. 전치부에는 마모나 쐐기 결손이 보이며, 특히 하악 전치부는 crowding되어 있다. 환자의 요구 사항 중 하나가 전치부의 심미 회복인데, 특히 설측으로 전이되어 있는 #41을 순측으로 빼내어 치열을 고치는 것이었다. 구치부는 거의 크라운에 의한 보철치료가 이루어지고 있으나, 이미 20년 이상 경과하였고 마모도 진행되어 다시 보철 제작을 하기로 하였다. 마모가 진행되고 있었기 때문에 교합 거상을 하여 크라운에 생리적으로 이상적인 형태, 기능을 부여할 수 있는 상·하악 간 공간을 확보하고 상·하악 동시에 보철치료를 하기로 하였다.

zirconia로 구성된 veneer의 보철로 만들어졌다.

단, 교합 거상을 하면 상악 전치부에 over bite양이 줄어들고 over jet양이 증가하므로 하악 전치부와 거리가 넓어진다. 적절한 하악 전치부의 길이를 유지하려고 하면 상악 전치 설측부의 형태를 크게 하여 적절한 전방 운동 유도면을 만들어야 하기 때문에 veneer를 이용한 보철 회복은 적당하다고 할 수 없다. 그래서 크라운으로 보철을 결정했고, 360° veneer와 같은 복구 방법을 실시함으로써 치아 삭제량 줄이기를 시도했다.

COLUMN Vol.03

레진 플레이트를 사용한 교합채득법

이 증례에서 활용한 레진 플레이트에 의한 교합채득법은 Gutwski 교수에 의한 방법론으로서 독일에서는 널리 알려져 있는 것이다. 이 방법론은 하악을 가볍게 두드려서 근육이 기억하고 있는 교합관계(근육위)를 잊게 하고 근육을 릴렉스시킨 상태에서 바이트를 채득하는 방법이다(이번 바이트 채득법은 모든 단계에서 Gutwski 교수의 방법을 따라 하고 있는 것이 아니기 때문에 본래의 방법과는 약간의 차이가 있을지도 모른다).

우선 각각 다른 날에 상·하악의 프렙을 실시하고, 이때 교합 거상을 수반하는 진단용 왁스업을 바탕으로 제작된 provisional restoration을 장착하여 교합 상황과 심미적인 요소를 확인한다. 나중에 provisional restoration 장착 상황에서 교합의 위치를 바꾸지 않고 교합채득을 하고, 그 바이트를 사용하여 상·하악의 프렙을 실시한 모형을 교합기에 장착한다.

그 상악 모형에, 상악의 아치에 맞춘 말굽 모양의 판을 레진을 이용하여 제작한다. 전치부 절단면에서 구치부 교합면까지의 평평한 플레이트를 제작하기 때문에 플레이트 제작 시에는 전치부의 피복 덮개만큼의 바이트를 올릴 필요가 있다(이 높이는 리마운트 시에 이용하기 때문에 핀은 만지지 않도록 한다). 중합 수축에 의한 변형이 일어나지 않도록 시간을 두고 제작할 필요가 있으므로 중합 수축이 완전히 끝날 때까지 물에 담가 둔다. 그런 다음 상악 모형의 지지대에 레진으로 그 플레이트를 고정한다.

구강내의 상·하악 provisional restoration을 분리한 후, 그 레진 플레이트를 환자가 앉은 자세에서 위턱에 장착하고 플레이트의 하악 전치부가 닿는 부분에 레진을 채워 주면서 하악의 태핑(tapping) 운동을 근육에 스트레스가 없는 편안한 상태로 여러 번 실시하게 한다. 이때 하악 전치부만 플레이트에 닿는 것을 확인한다. 이것이 그동안의 교합 기억을 잊어버리고 긴장 없이 근육을 편안하게 해 준다. 전치부를 가볍게 플레이트에 댄 상태에서 구치부를 레진으로 플레이트에 고정하고 바이트를 채득한다(그림 A). 이렇게 완성된 플레이트를 사용하여 하악 모형을 리마운트한다(그림 B~D). 리마운트하는 교합기는 플레이트 제작 시에 높이가 올라간 상태이므로 플레이트를 분리하여 핀을 0 높이로 되돌리면 provisional restoration으로 교합 거상한 바이트의 높이로 되돌릴 수 있다. Provisional 장착 시의 악위가 근육의 긴장이 없는 위치였다면 리마운트 후에도 같은 위치로 돌아가게 되는데, 만일 provisional에서의 교합위가 교합근의 스트레스를 수반했다면 이번 교합채득에서 교합근의 긴장을 완화시키기 위해 약간 다른 위치관계가 될 가능성이 있다. 필요하다면 이 시점에서 교합고경을 조정한다. 이 시점에서 교합고경의 조정은 실제 구강내에서는 경첩 운동만 있기 때문에 하악두의 위치적 변위를 수반하지 않으므로 수 mm 내에서 교합고경의 조정은 문제가 생기지 않는다.

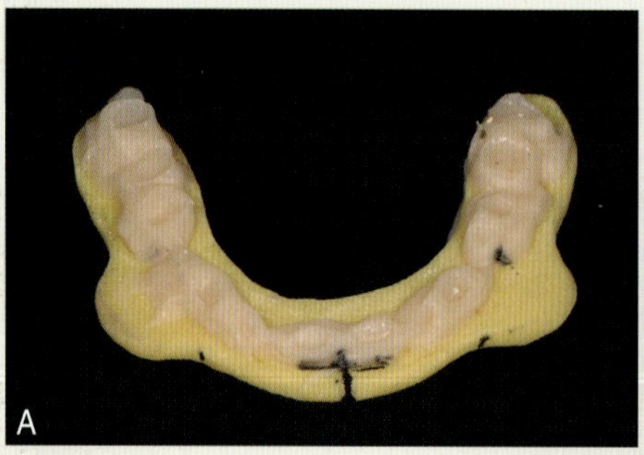

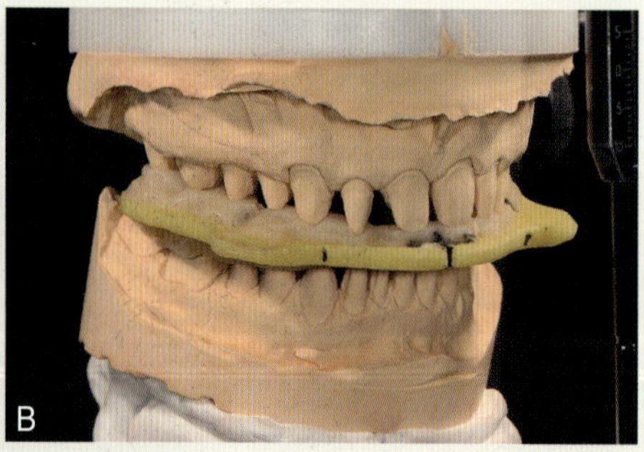

그림 A. 교합채득을 위해 제작된 레진 플레이트. 레진을 사용하고 있으므로 중합 수축에 의한 변형이 일어나지 않도록 시간을 들여 제작할 필요가 있다.

그림 B. 구강내에서 교합채득된 레진 플레이트를 사용하여 레진 플레이트가 제작된 교합고경으로 리마운트를 한다.

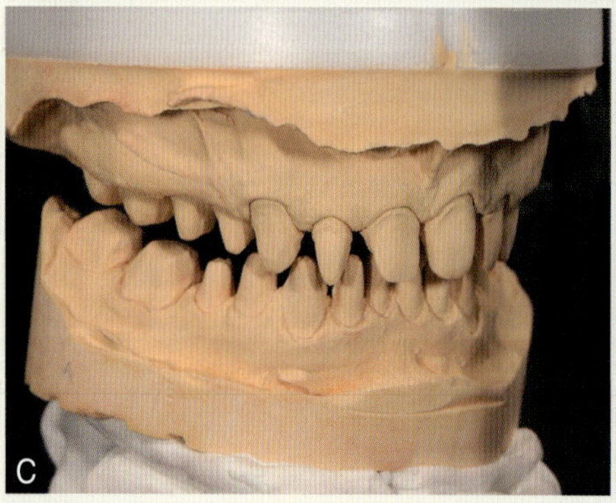

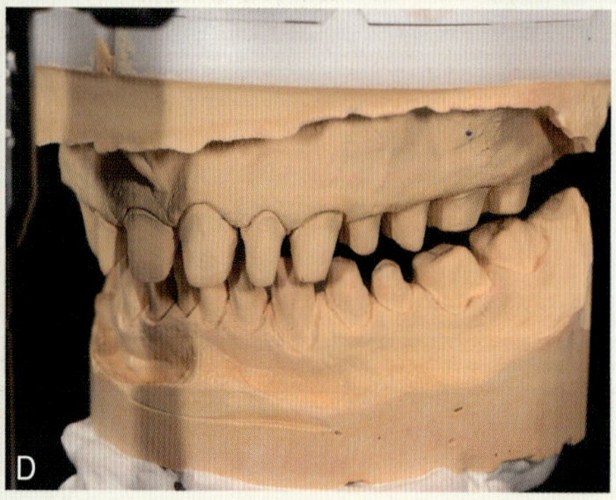

그림 C, D. 교합기에 리마운트된 후에 플레이트를 분리하고, 교합기의 고경을 조절한 상태. 이 시점에서 provisional restoration으로 실시한 교합 거상 상태를 근육 스트레스가 없는 상태에서 교합기로 이행할 수 있는 상황이 된다. 마운트된 모형은 작업용 모형이나 분할은 하지 않고 스캐닝하여 별도로 제작한 분할부치모형을 읽어들여 CAD상에서 매칭시키고 있다. 이로써 작업용 모형 분할에 따른 인접 콘택트의 적합 정도에 대한 영향과 그에 따른 교합고경에 미치는 영향을 피할 수 있다.

3. 풀마우스 증례 설계 시 고려 사항

이번과 같은 큰 수복 케이스의 경우 교합이 매우 중요한 요소가 되어 교합기상에서 제작된 교합관계가 그대로 구강내에 반영되어야 한다. 따라서 모형 제작, 교합기 장착, 보철물 제작이라는 수많은 과정에서 가능한 한 오차를 배제할 필요가 있다. 이번에는 랩 스캐너 'CS.NEO'(CADSTAR) 교합기 전체를 스캐닝 가능한 특징과 매칭의 정밀도를 살려 대응하기로 했다.

마운트한 모형을 작업용 모형으로 사용하는데, 분할은 하지 않고 분할부치모형을 제작하여 모형을 스캐닝할 때 분할하지 않은 작업용 모형과 분할부치모형에 의한 지대치를 매칭시키고 있다(그림 7~9). 이로써 작업용 모형을 분할했을 때의 석고 팽창으로 핀에 주는 스트레스가 해방되고, 지대치 위치 어긋남에 의한 인접 콘택트 적합도에 대한 영향과 그에 따른 교합고경에 대한 영향을 피할 수 있다. 전악 보철 디자인을 할 때는 설정한 기준점을 중심으로 이상적인 형태를 부여하는 것이 바람직하다. 필자의 경우 기준점으로서 우선 환자 안면에 대한 수직선과 수평선을 확인하는데, 특히 full mouth reconstruction에서는 상·하악의 수직적· 수평적 기준의 판별이 어렵다. 이 위치 관계는 가로세로뿐만 아니라 측두부에서의 안면측과 후두부측을 연결하는 턱의 수평적인 위치 관계도 고려해야 한다. 이것을 잘못 파악하면 보철물 전체가 좌·우로 기울어지거나 전치부 절단면이 순설면으로 이상하게 기울어지게 된다. 또한 기능면에서도 교합평면이 경사짐으로써 좌·우의 교합력, 교합근에도 영향을 미치게 된다. 그러므로 먼저 두개골에 대한 턱의 위치 관계를 명확히 하는 것이 중요하다.

페이스 보우도 어느 정도 효과가 있지만 그것은 어디까지나 좌·우 악관절과 상악 치열궁의 관계를 취하고 있는 것에 불과하다. 상·하악 치열이 두개골에 대해 수평적으로 대칭에 위치하고 있는 경우는 거의 없으므로 별도의 심미적인 기준을 마련해야 한다. 필자의 경우 지대치 형성 후에 좌·우 동공간선과 얼굴 모양 및 콧날을 고려한 정중선을 전치부에서 물린 실리콘 퍼티에 기입하도록 치과의사에게 의뢰하고 있다(그림 10, 11). 동공간선은 장치 등을 평행으로 내려서 기준으로 하면 좋다. 십자선이 직각이 되지 않는 경우도 있는데, 그것을 포함하여 전치부 기준에 참고하여 형태를 취한다.

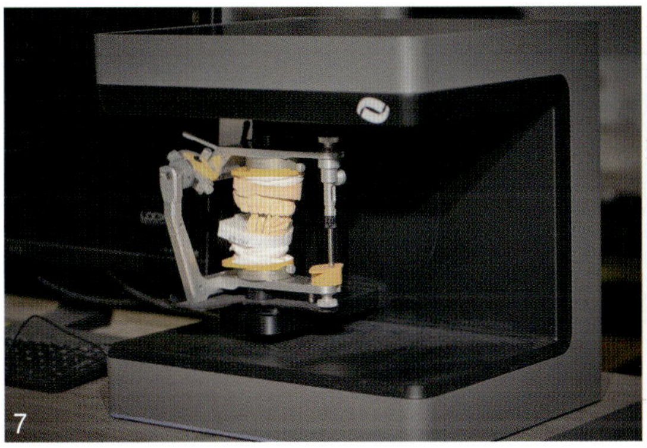
7

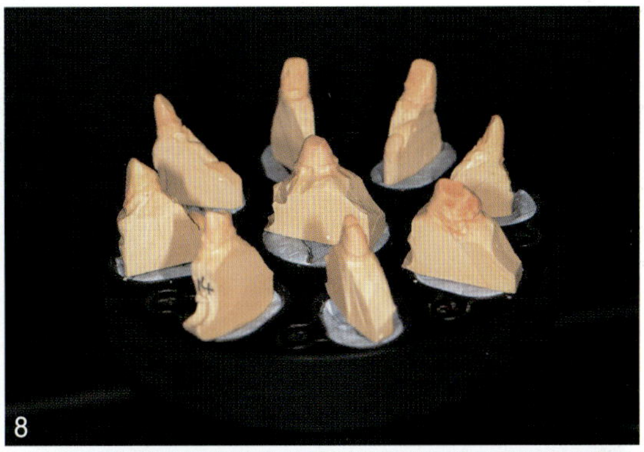
8

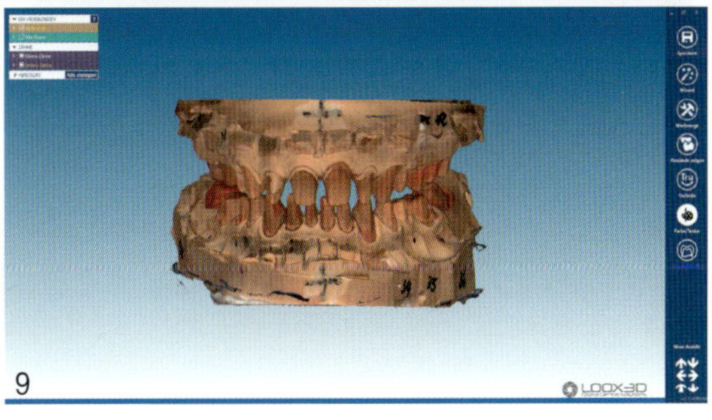
9

그림 7~9. 필자가 사용하는 랩 스캐너 'CS.NEO'(CADSTAR)는 스캐닝이 빠르고 정밀하며, 교합기 전체 스캐닝이 가능하여 교합위를 안정시킬 수 있다. 분할부치모형을 스캐닝하여 매칭시킴으로써 모형 분할 시에 생기는 석고 팽창의 영향(핀에 대한 스트레스로 생긴 지대치 간 위치 관계의 어긋남)을 방지할 수 있다. 이와 같은 큰 케이스의 이주 미세한 어긋남이 전체 교합의 정밀도에 영향을 미치기 때문에 모든 단계에서 오차가 가능한 한 최소한으로 억제되도록 노력할 필요가 있다.

이 방법의 유용한 점은 입술의 길이와 두께, 입술과 이마의 위치 관계 등을 고려할 수도 있다는 것이다. 이것들을 참고로 중절치의 길이를 정하고 중절치를 기준으로 전치부 순면은 심미적으로, 설측면부는 하악 유도를 고려하여 형태를 결정한다. 견치의 길이와 위치 관계는 견치 유도를 주는 정도에 따라 적절히 변경한다. 구치부에서는 스피의 곡선을 기준으로 형성하고, 교합면은 3점 접촉으로 하악위를 안정시키고, 견치 유도로 교두 간섭, 조기 접촉이 일어나지 않도록 하는 형태를 부여한다(그림 12~16).

이를 바탕으로 교합면 형태를 부여한 경우 필연적으로 기복이 있는 교합면 형태가 되고 밀링 효율도 올라간다. 80대 연령이라고 해서 80대의 마모되어 기복이 없는 형태로 제작하는 것은 새로 구축된 하악위를 안정시키는 의미에서도, 교두 간섭이나 조기 접촉 배제라는 관점에서도 결코 적당하지 않다고 필자는 생각한다.

Full zirconia는 강도가 있으면서도 구치부의 치핑 등은 발생하기 어렵지만, 조기 접촉 등이 하악 운동 시에 나타냈을 경우 교합근이나 턱에 큰 스트레스를 주게 되리라는 것을 쉽게 생각할 수 있다. 따라서 교합면 형태는 하악 운동 시의 교두가 이동하는 방향 범위를 고려하여 교두 간섭이 일어나지 않는 충분한 자유 공간을 확보하도록 주의해야 한다.

4. 재료의 선택과 컬러링

보철물의 색은 기본색을 A2로 하고 치경부는 채도를 약간 높이기로 했다. 이 증례는 대상이 되는 인접 자연치가 구강내에 존재하지 않기 때문에 기본색을 정하면 컬러링을 하지 않아도 shade 매치를 얻을 수 있을 것이지만, 보다 심미적인 색을 만들어 내는 것이 중요하다고 생각하기 때문에 컬러링을 실시하여 캐릭터라이즈를 실시했다. 사용 재료는 전치부와 구치부로 나누고, 전치부에는 심미성을 고려하여 'Luxen Multi Premium'의 A2, 구치부에는 강도를 고려하여 'Luxen Enamel'의 A3를 사용하였다.

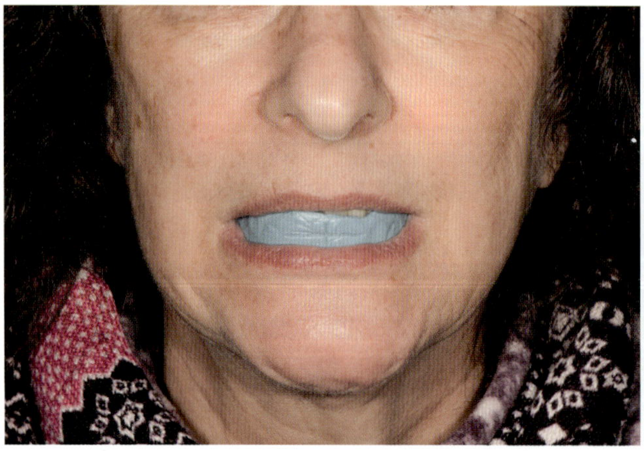

그림 10. Full mouth reconstruction의 경우 모형과 실제 안면의 심미적 위치 관계를 잃어버릴 가능성이 높다. 그러므로 지대치 형성 후에 구강내에서 실리콘에 두 눈을 기준으로 한 평행선을 표시하고, 그 후 콧날 등을 고려하면서 평행선에 대하여 십자를 그리듯이 수직선을 표시한다. 이 실리콘을 모형으로 트랜스퍼하는 것으로 심미적인 가이드 라인을 모형에 그리는 것이 가능해진다(이 사진은 참고를 위해서 사용한 사진이기 때문에 본 증례의 실제 환자 사진과는 다르다).

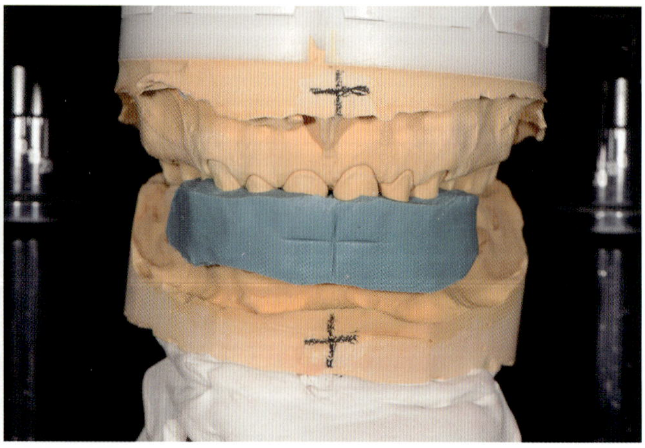

그림 11. 구강내에서 채득한 실리콘상의 수평선과 수직선의 정보를 모형에 표시한다. 구강내에서 채득한 실리콘상의 수평선은 표시할 때 조금 오른쪽으로 내려갔으므로 모형상에서 약간 수정을 했다. 이 라인은 페이스 보우로 트랜스퍼된 모형이 장착된 교합기의 수직 및 수평선과 일치한다고는 할 수 없다. 페이스 보우에 장착된 교합기에 대한 모형의 위치 관계는 구강내의 하악 운동을 재현하기 위한 기준이며, 안면에 대한 심미적 기준으로는 실리콘상의 정보를 활용한다.

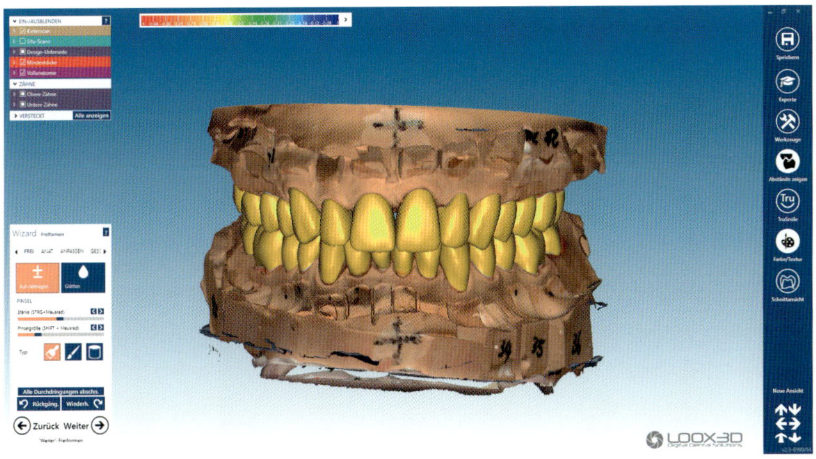

그림 12. Exocad를 사용한 CAD에 의한 최종 모델링. 실리콘에서 수직·수평선을 연필로 모형 위에 표시한 모형을 스캔하면 그 선도 동시에 스캐닝된다. 이 선을 기준으로 모형을 모니터에 고정시킴으로써 치열의 뒤틀림을 확인할 수 있다. 우선 중절치의 길이를 입술과의 관계를 고려하여 결정하는데, 이때 mock-up이나 provisional의 model 등을 미리 준비해 두고 이를 참고하면 좋다. 중절치의 절단면 위치를 기준으로 견치까지의 완만한 커브를 만들고, 구치부는 스피의 곡선을 의식하여 이상적인 배열로 해 나감으로써 하악 운동 시의 조기 접촉, 교두 간섭을 피할 수 있는 형태를 만들어 낼 수 있다.

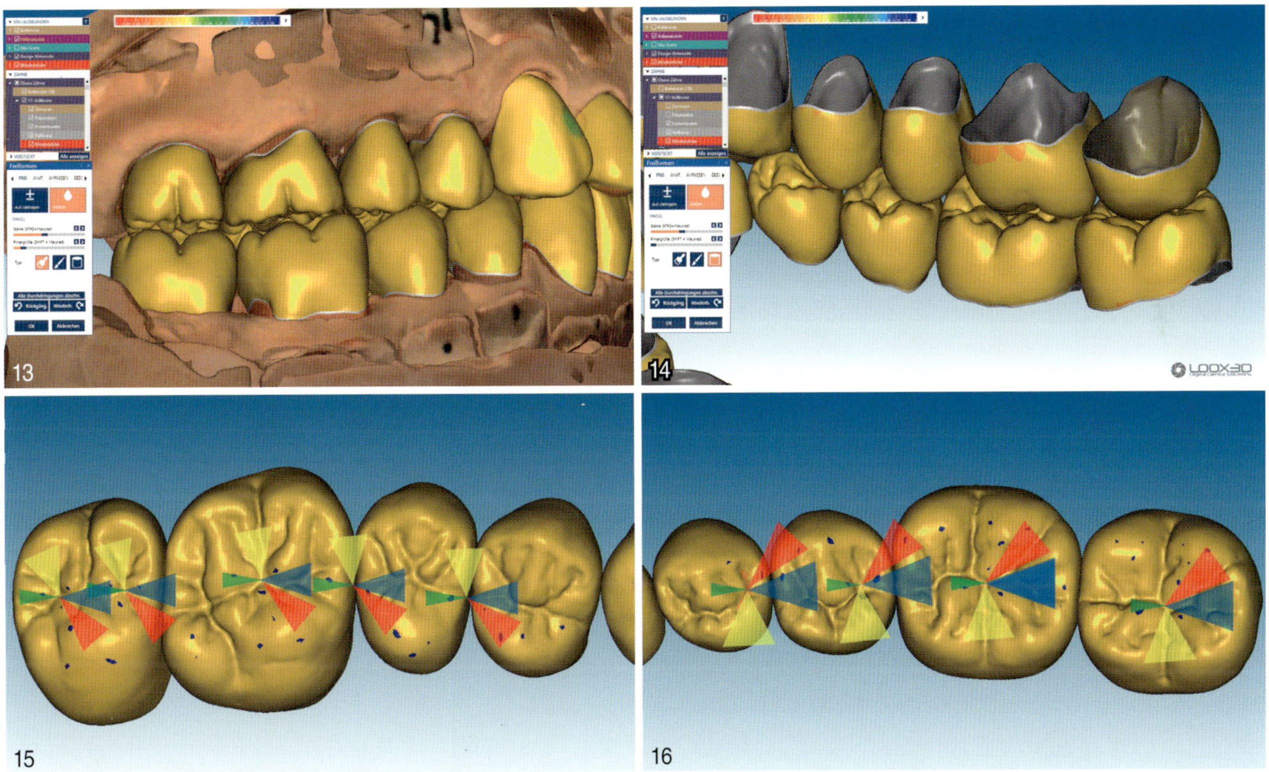

그림 13~16. Exocad를 사용한 CAD에 의한 구치부 모델링. 지르코니아는 강도가 세기 때문에 특히 구치부의 치핑이 일어나기 쉬운 대규모 수복 케이스에서는 매우 효과적일 것으로 생각한다. 한편 강도가 있기 때문에 하악 운동 시 조기 접촉 등이 있으면 치핑이 일어나지 않는 만큼 치아나 교합근, 턱에 그 부담이 가해져 나중에 중대한 문제로 발전할 수 있다. 따라서 특히 full zirconia의 교합면 형태에는 충분한 교합학적 고려가 필요하다. 이번과 같이 새로운 하악위를 희망하는 경우 그 위치를 안정시키는 것이 중요하며, 3점 접촉을 주어 대합치의 교두를 안정시키고, 그 교두의 위치에서 어떻게 교두가 움직이는지를 고려하여 조기 접촉을 일으키지 않기 위한 자유 공간을 만들어 주는 것이 중요하다. 그 움직임은 단지 한 선으로서의 궤도만을 고려하는 것이 아니라, 그 움직임을 여유롭게 할 수 있는 공간으로서 생각하는 것이 좋다. 1치아 대 1치아의 교합 양식의 경우나 1치아 대 2치아의 교합 양식 또는 그 중간에 위치한 교합 양식 등, 대합하는 교두의 위치는 환자 각각이다. 모든 경우에 대응하는 것을 생각하면 어려울 것 같지만 어떠한 경우에도 기본은 모두 똑같다. 교두정이 들어오는 위치를 소와라고 생각하고, 교두가 빠지거나 들어오는 방향을 고려하여 3점의 접촉을 준다. #47과 같이 1치아 대 1치아의 교합 양식이 되었을 경우는 부융선으로 A 접촉점을 만들어 주융선을 없애고, 그곳을 프리웨이 공간으로 생각하여 교두 간섭을 일으키지 않도록 충분한 공간을 확보한다. 어느 증례든 교두의 위치를 기준으로 기본 룰에 따른 형태로 만들면 모든 교합 양식에 대응할 수 있다고 필자는 생각한다.

a) 전치부의 재료 선택과 착색

전치부는 A2를 베이스로 하여 치경을 A3으로 한다. 전치부에 사용하는 'Luxen Multi Premium'은 4Y-TCZP와 5Y-TCZP로 이루어진 멀티레이어 블럭이다. 일반적으로 절단면에서 2~3mm 정도가 제1층째에 걸리는 정도를 기준으로 네스팅 하였으나, 제1층째에 4Y-TCZP가 혼합되어 있는 관계로 절단의 색이 약간 저채도·고명도가 되므

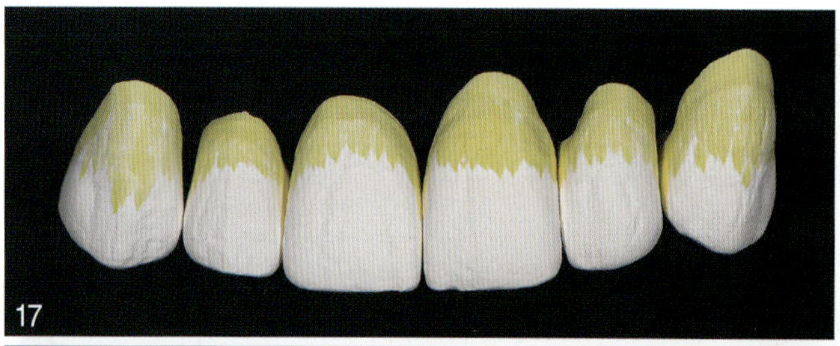
17

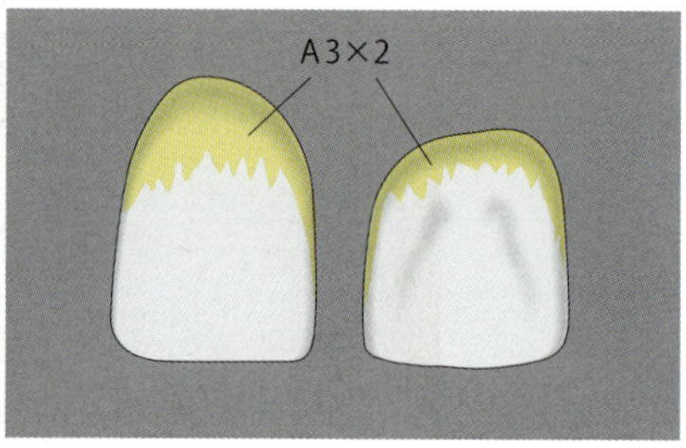

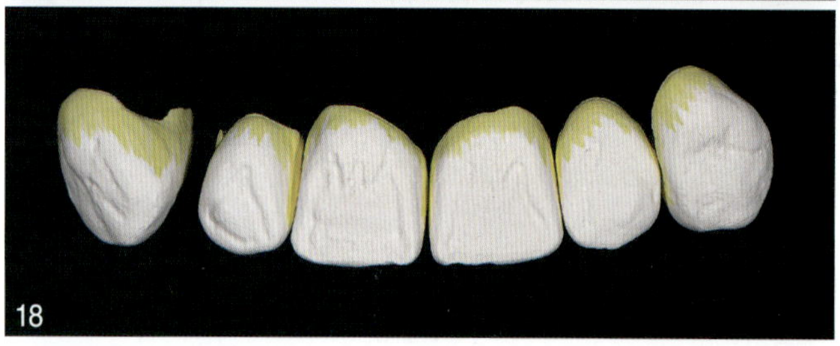
18

그림 17, 18. 순설측 치경부에 Dentin A3을 부속 붓펜으로 2회 도포한다. 견치는 중앙부~치경부까지 도포하여 다른 전치부보다 약간 채도를 높게 한다. 접촉면은 절단면 부근까지 도포한다.

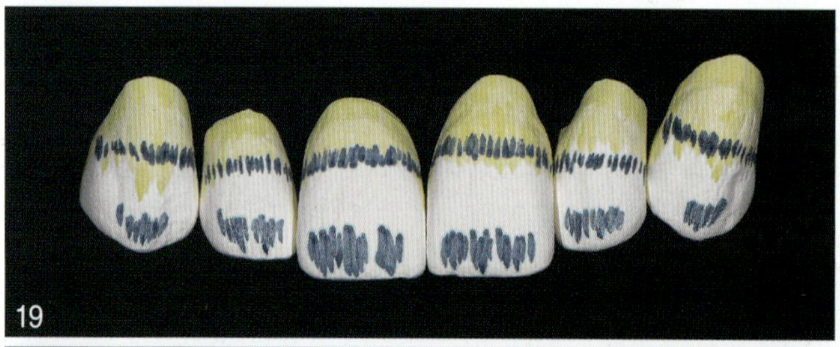
19

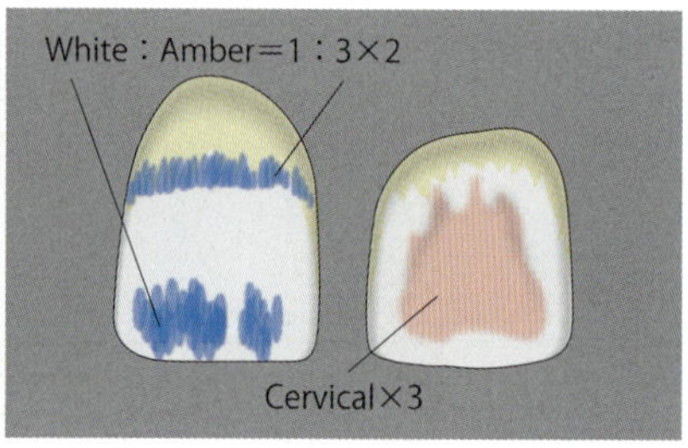

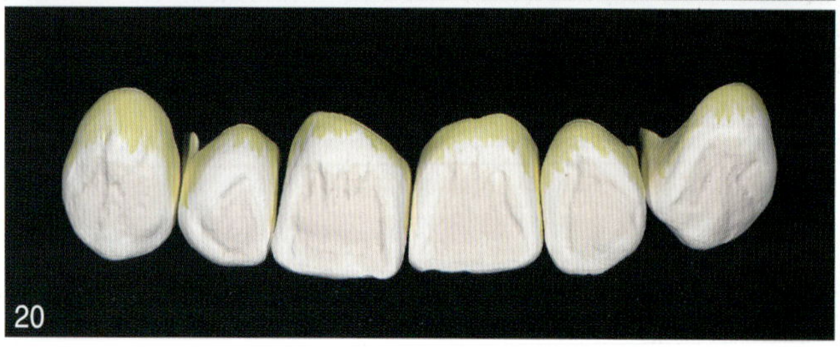
20

그림 19. White와 Amber를 1:3으로 섞은 액을 가는 붓으로 중앙 치경부 쪽으로 white line을 그리듯이 1회 도포한다. 거기에 더하여 mamelon에 해당하는 부위에 1회 도포하여 불투명도를 약간 올림으로써 반사광(덴틴 구조)과 투과광(절단면의 투명층)의 콘트라스트를 만든다.

그림 20. 설면와에 Cervical을 전용 붓펜으로 3회 도포하고 설면와의 채도를 올린다.

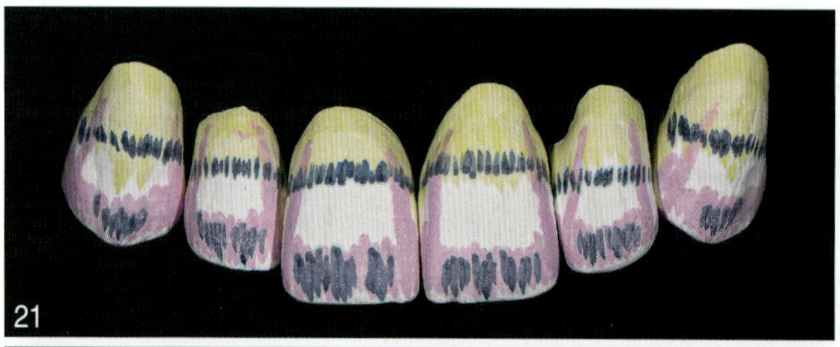
21

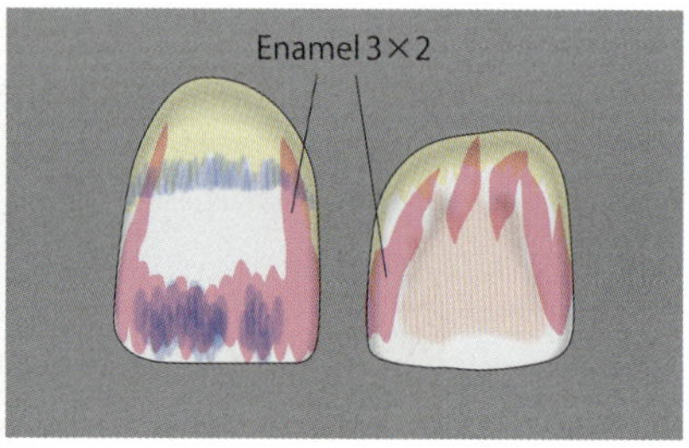

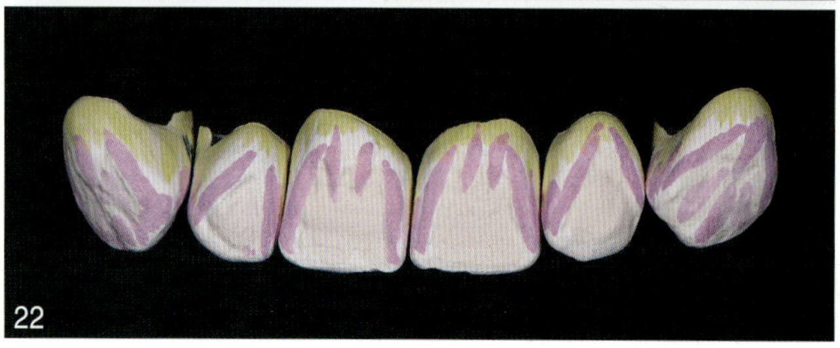
22

그림 21, 22. 절단면과 근원심 융선에 에나멜의 색을 주기 위하여 전용 붓펜으로 Enamel 3을 2회 도포한다. 설측도 마찬가지로 한다.

로 에나멜색을 부여하여 mamelon과 incisal의 투명감을 표현한다. 또한 치관상의 약간의 색 변화를 위해 White를 이용하여 부분적으로 명도에 변화를 주기로 했다. 전치부는 상악과 하악 모두 같은 착색을 했다(그림 17~28).

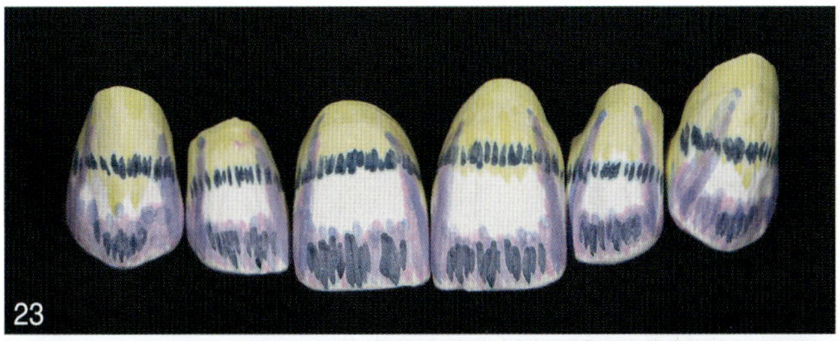

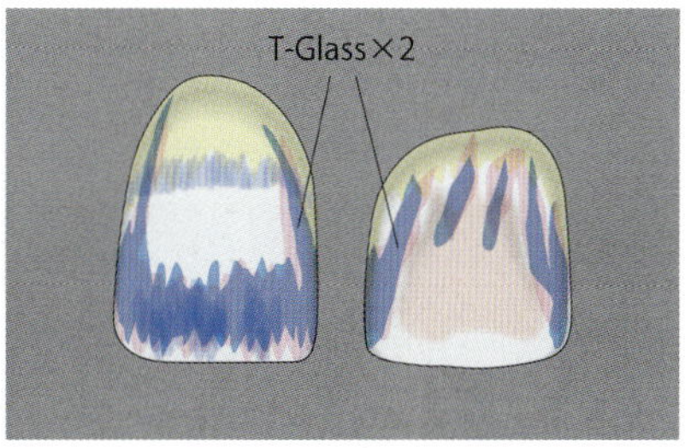

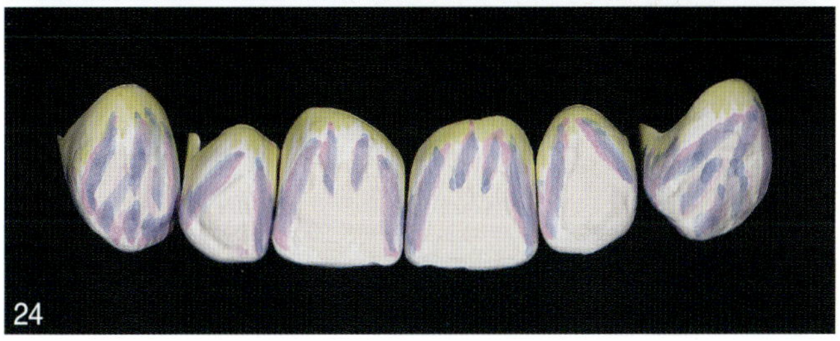

그림 23, 24. Enamel 3을 도포하고 그 위에 T-Glass를 전용 붓펜으로 2회 도포한다. 설측도 마찬가지다.

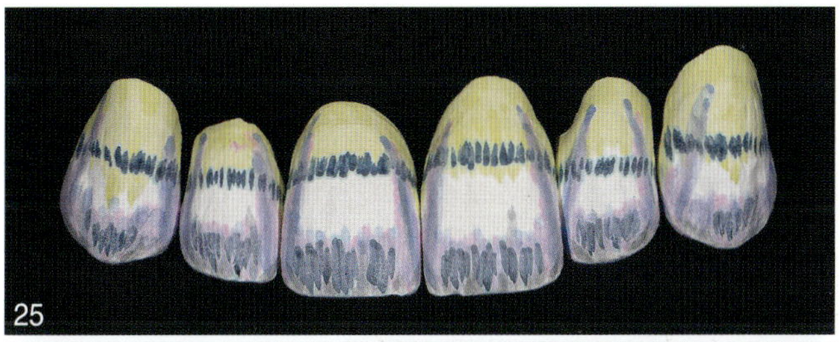

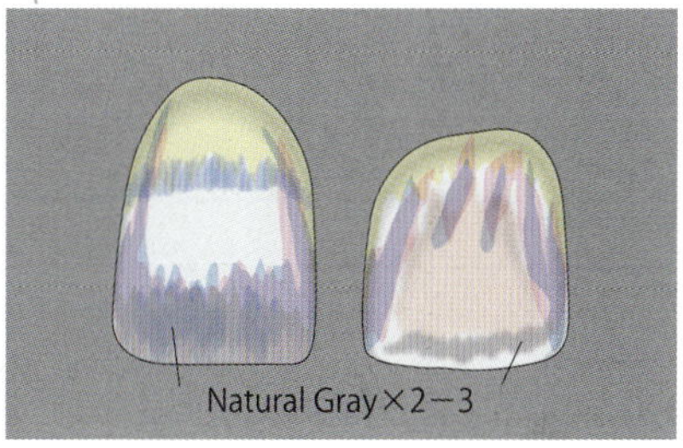

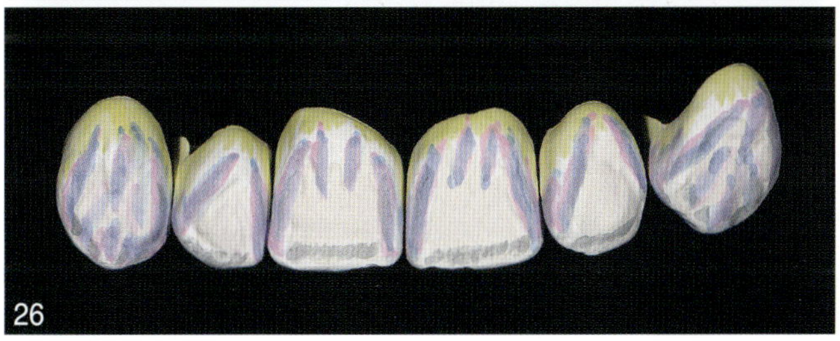

그림 25, 26. 절단면의 mamelon 사이나 근원심부의 코너, 설측 절단면 등 투명감이 강하게 나오는 장소에 Natural Gray를 가는 붓으로 2~3회 도포한다.

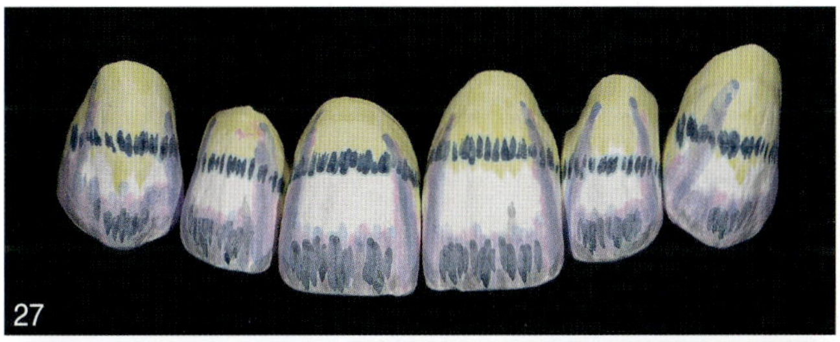

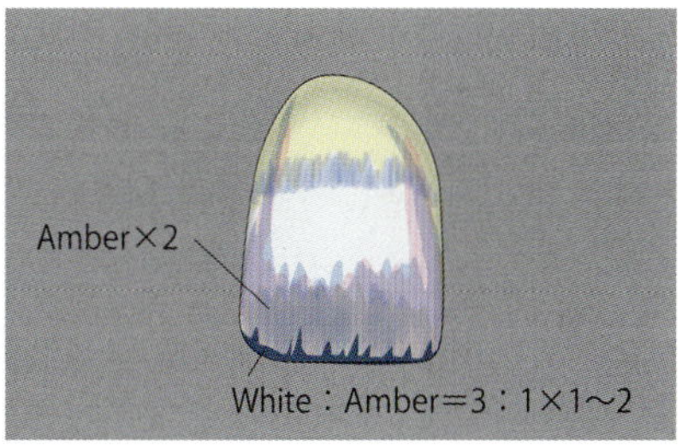

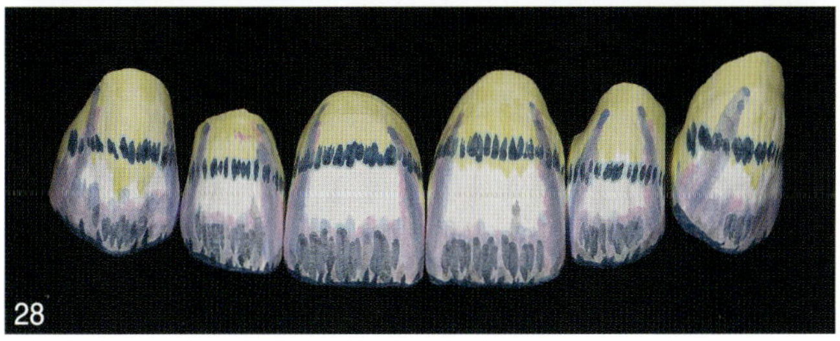

그림 27. 앞에서 그린 mamelon부에 Amber 전용 붓펜을 사용하여 2회 정도 도포하여 mamelon에 오렌지색을 준다.
그림 28. White와 Amber를 3:1로 섞은 것을 가는 붓으로 1~2회 도포하여 절단면의 Halo 효과를 나타낸다.

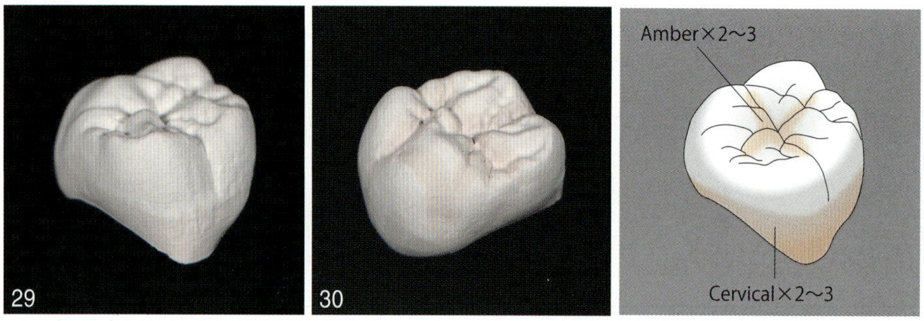

그림 29, 30. 치경부 전체에 Cervical을 전용 붓펜으로 2회 도포한다. 이때 접촉면은 교합면 부근까지 도포하는데, 3회 정도 도포하여 약간 채도를 높인다. 교합면 fosa에는 Amber를 2~3회 전용 붓펜으로 도포한다.

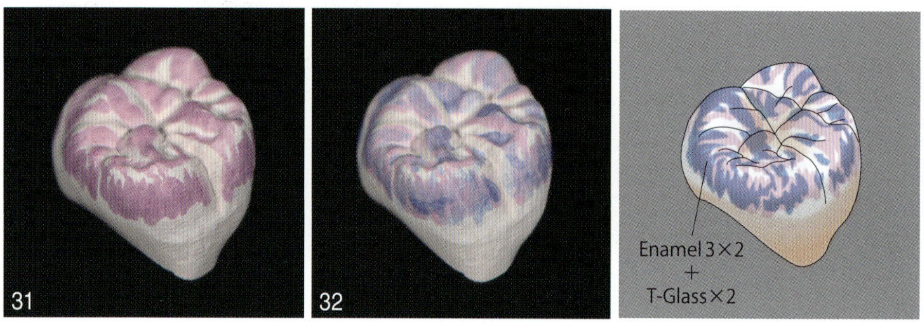

그림 31, 32. 협측, 인접, 설측부의 교두부와 교합면에 전용 붓펜으로 Enamel 3을 2회 도포하고, 그 위에 다시 T-Glass를 전용 붓펜으로 2회 도포한다.

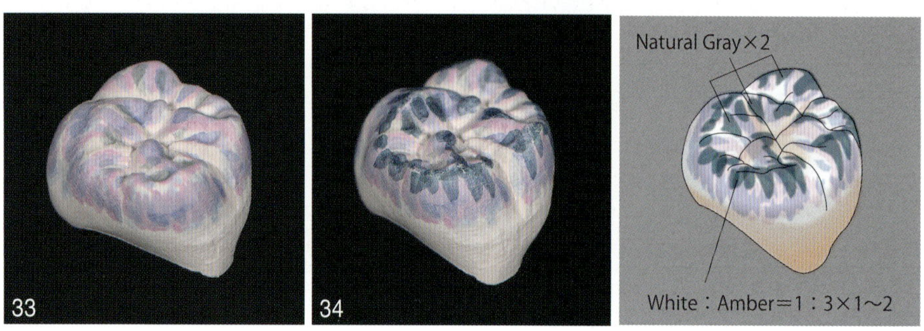

그림 33, 34. 주융선과 부융선의 교두정 쪽에서 교차하는 부분이나 융선이 오목한 부분 등에 Natural Gray를 가는 붓으로 2회 도포한다. 이러한 명도의 콘트라스트로 인하여 보다 입체적인 표현이 가능하다. 교합면 융선의 가장 높은 부분 등에는 White와 Amber를 1:3으로 섞은 액을 가는 붓으로 1~2회 도포하여 교합면의 살짝 흰색 느낌의 표현을 준다.

b) 구치부 재료 선택과 착색

구치부는 A2가 기준의 shade가 된다. 구치부에 사용하는 'Luxen Enamel'은 4Y-TCZP 단독 그러데이션 블럭으로서 최상층(1층)에 5Y-TCZP가 혼합되어 있는 'Luxen Multi Premium'보다 강도 측면의 장점을 얻기 쉽다고 생각했다. 채도적으로 본래의 색보다 약간 낮고, 명도도 밝은 특성이 있기 때문에 일부러 1 shade 진한 A3을 선택했다.

구치부는 전치부에 비해 에나멜이 두껍기 때문에 교합면이나 교두정은 채도가 낮아져 비교적 하얗게 보인다. 그러나 내부에 존재하는 투명감이 부분적으로 나타나거나 에나멜이 엷어지는 부분은 덴틴의 채도가 표면에 영향을 미쳐 채도가 올라가는 특징이 존재한다. 이러한 특징 들을 제대로 재현하지 않으면 입체감이 없어질 것이다. 융선 사이 등은 에나멜이 옅어지므로 협측이나 설측의 융선 사이에 Violet이나 Natural Gray 등을 컬러링 시 도포하여 명도가 낮은 부분을 만듦으로써 밝은 부분과의 콘트라스트로 입체감을 줄 수 있다. 교합면에서도 에나멜이 엷어지는 주융선과 부융선이 교차하는 부근에서는 하부의 덴틴과 에나멜의 경계층(상아법랑경계)의 영향을 받아 투명감이 높아지므로 마찬가지로 Violet이나 Natural Gray를 도포한다. 교합면의 fosa 등은 채도가 높은 액을 넉넉한 횟수로 바르는 것이 좋다. 교합면의 희끗희끗한 융선 등은 White 등의 도포도 유리하지만 흰색은 크라운상에서 보는 것보다 구강 내에서 보는 편이 더 강하게 나타나는 경향이 있으므로 얇게 표현하는 것이 좋다. White를 증류수 등으로 희석하여 사용하는 것도 효과적이다.

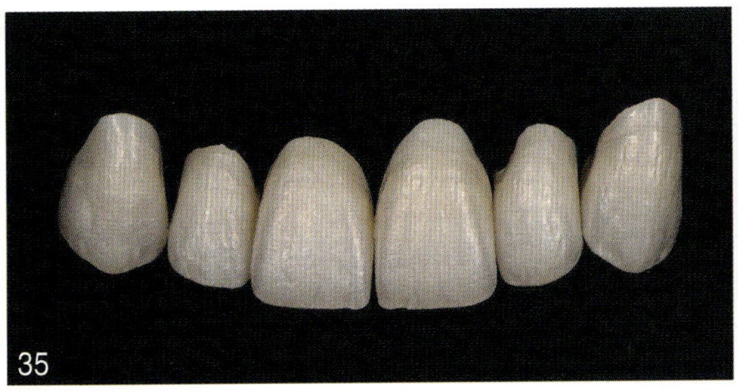

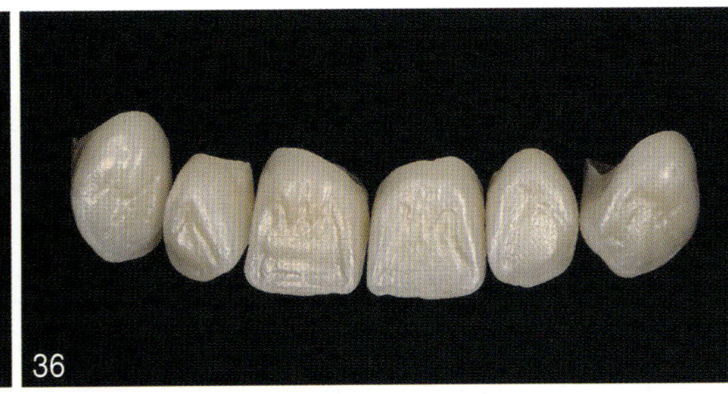

그림 35, 36. 신터링 후의 상태. 아직 연마되지 않았기 때문에 본래의 색은 표면에 나타나지 않았다.

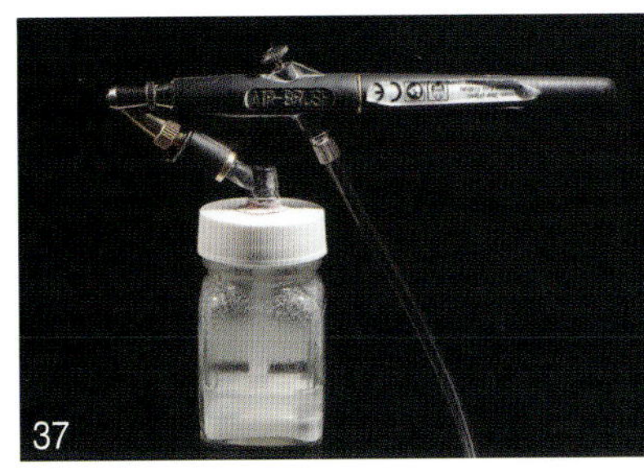

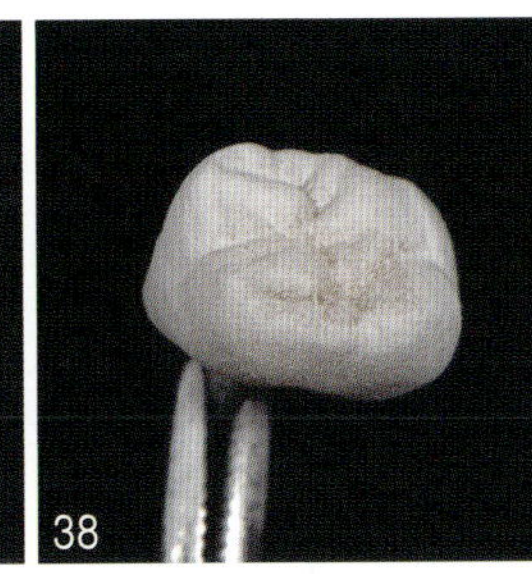

그림 37, 38. 'Cerabien ZR'의 LT1을 에탄올 용액과 혼합하여 에어브러시로 분무함으로써 균등한 얇은 포세린층을 지르코니아 표면에 만들 수 있다. 그것을 약 1,000~1,100℃에서 소성하면 포세린이 견고하게 열융화하는데, 이로써 포세린을 셀프글레이즈한 질감의 luster를 full zirconia 크라운에 줄 수 있다.

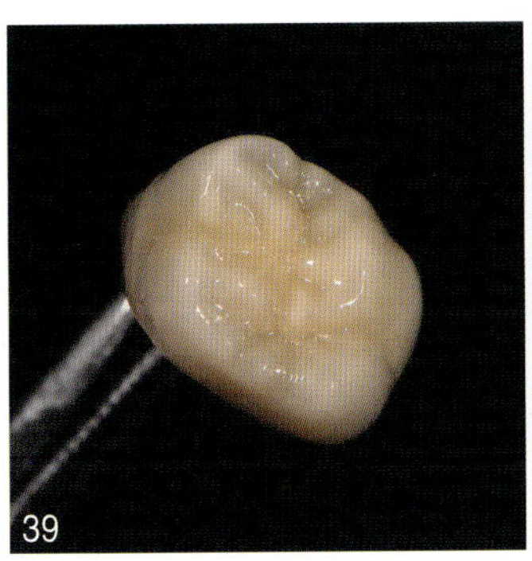

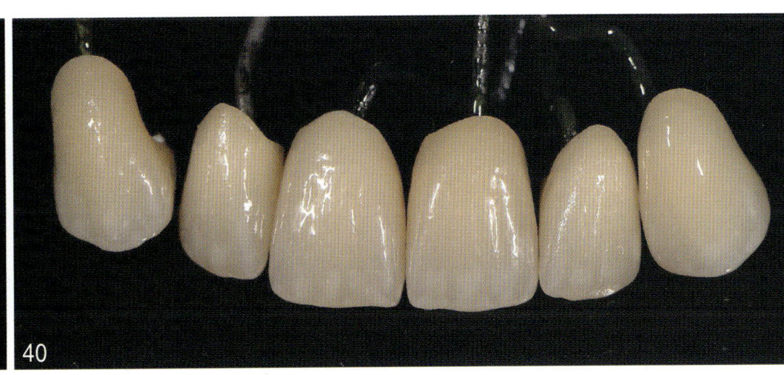

그림 39, 40. 위와 동일한 소성 후의 full zirconia 크라운. 'Cerabien ZR' LT1은 오팔 효과를 가지며 약간 오렌지색이 느껴지는 반투명계 도재이므로 소성 후에 따뜻한 느낌이 있는 색으로 완성된다.

5. 신터링 후 조정, 연마, 글레이징

컬러링 종료 후 신터링 전용 퍼니스(furnace)를 보호하기 위해 간이 오븐에서 200℃에 10분 정도 소성하여 미량 함유된 산을 소각한다. 그 작업 과정을 마친 후 신터링 전용 퍼니스로 최종 온도 1,500℃에서 최종 소성을 실시한다(도중 1,000℃ 10분 동안 가열 포함). 신터링 후에는 마이크로스코프로 적합 조정을 실시하고 연마를 실시한다. 이번과 같은 상·하악에 걸친 전악 보철 증례에서는 적합성이나 교합 조정이 매우 중요하다. 석고 모형의 치핑이 일어나지 않았는지, 교합이나 인접치와 접촉의 강도가 적절한지는 물론, 교합기의 centric latch가 충분히 조여져 있는지와 마운팅 플레이트와 교합기 사이에 이물질이 끼지 않았는지 등의 세밀한 체크도 중요하다.

Full mouth reconstruction에서는 인상채득에서부터 최종 보철물의 구강내 장착까지 많은 과정이 들어가며, 그때마다 재료 변형 혹은 인위적인 실수 등이 일어날 가능성을 많이 내포하고 있다. 이를 꼼꼼히 체크하여 오류를 최소화하는 것이 특히 중요하다. 크라운을 조정·연마 후에 깨끗하게 세척하고 에어브러시로 스프레이 글레이즈를 한다. 글레이징에는 'Cerabien ZR'의 LT1을 사용했다. 오팔 효과와 오렌지색 계열의 색으로 인해 소성 후에는 따뜻한 색으로 완성된다. 스프레이 글레이즈에서 페그의 활용은 이번 하악 전치부의 veneer와 같은 불안정한 형태의 보철물에서는 특히 효과적이라고 생각한다.

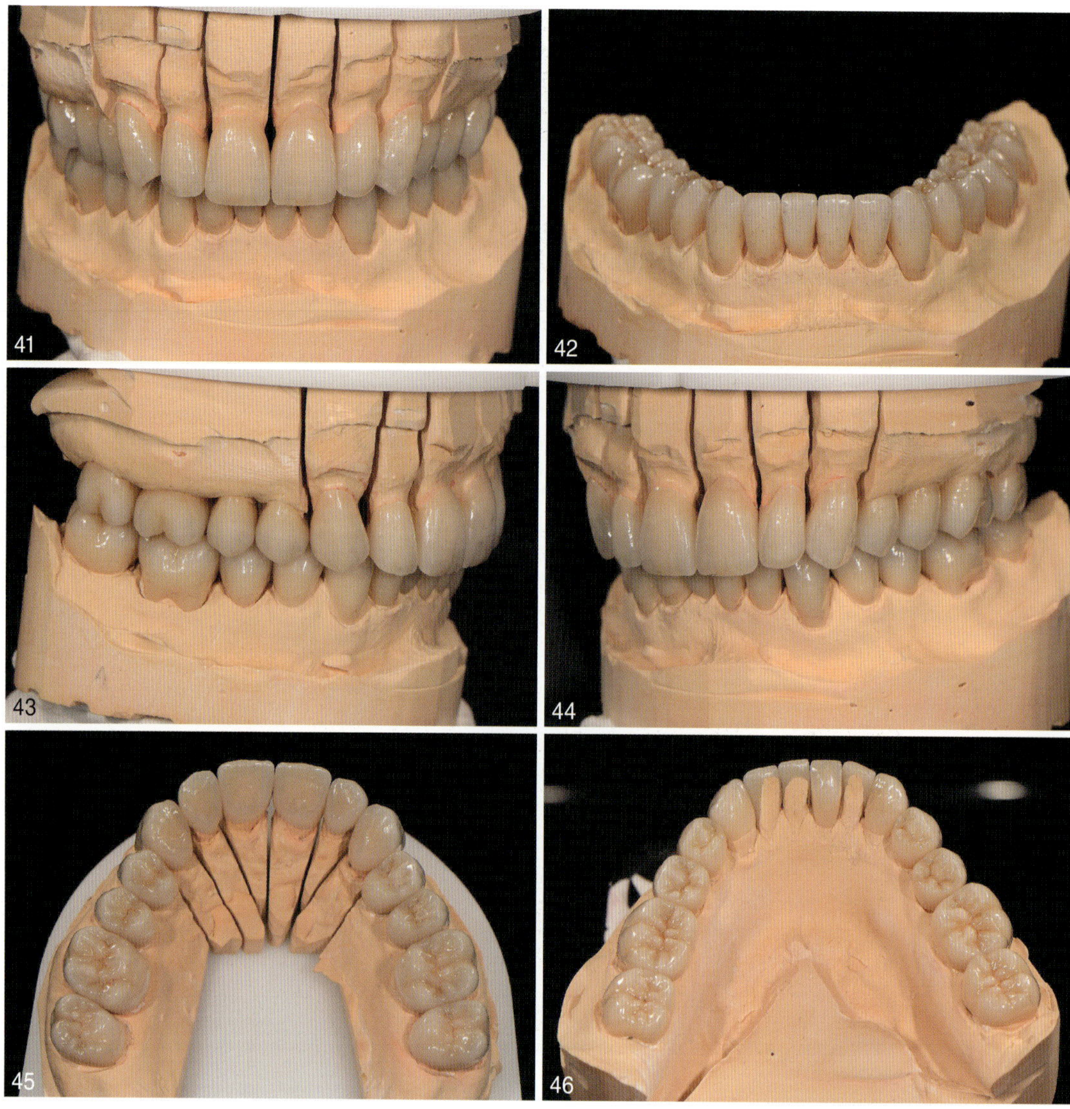

그림 41~46. 글레이징 후 'Cerabien ZR'의 external stain을 사용하여 약간의 캐릭터라이징을 실시하였다. 글레이징을 마친 후 최종적인 교합 조정, 인접한 접촉 조정을 한다. 마진부 등을 하이폴리시의 고무 휠 등으로 연마하고, 내면에 50㎛ 알루미나에 의한 샌드블라스팅 처리를 반드시 한다.

6. 구강내 장착

필자는 일반적으로 지르코니아 크라운을 시적하더라도 최종적인 글레이징까지 진행한다. 만약 그 자리에서 문제가 없는 경우 시간에 여유가 있다면 시적이라도 세팅까지 마치도록 하고 있다. 이번 경우에도 마찬가지로 최종 글레이징까지 끝낸 상태에서 첫 번째 시적을 하였으나 교합은 거의 문제가 없었다. 심미적 부분까지 환자가 기뻐한 것으로서, 전치부에 black triangle이 여러 군데 크게 벌어져 있었기 때문에 재조정하여 임시접착으로 장착하여 일주일 정도 경과 관찰 후에 최종 장착하였다(그림 47~52). 최종적인 보철물의 접착은 하악 전치부의 full zirconia laminate veneer를 포함하여 모든 보철물이 'PANAVIA V5' (Kuraray Noritake Dental)로 접착되었다. 킬(Kiel) 대학 Kern 교수의 임상 결과에서도 내면을 50㎛ 알루미나로 샌드블라스트를 실시한 지르코니아 표면은 PANAVIA의 접착에서 충분한 접착 강도가 있음이 증명된 바 있다.[1,2]

최종 장착 후 환자에게 'Brux Checker'(Scheu Dental, JM Ortho)를 취침 시에 한 번만 장착하게 하고, 나중에 교합 간섭이 없는지 확인했다(그림 53). 특히 이와 같은 큰 케이스에서는 'Brux Checker'에 의한 교합의 최종 확인이 중요하다고 생각한다. 환자가 충분히 만족할 만한 결과를 얻었지만, 필자로서는 black triangle을 채우지 못한 것과 치은의 상태가 신경쓰였다. 앞으로 치은의 상태가 개선되어 자연스럽게 좋아지기를 바란다.

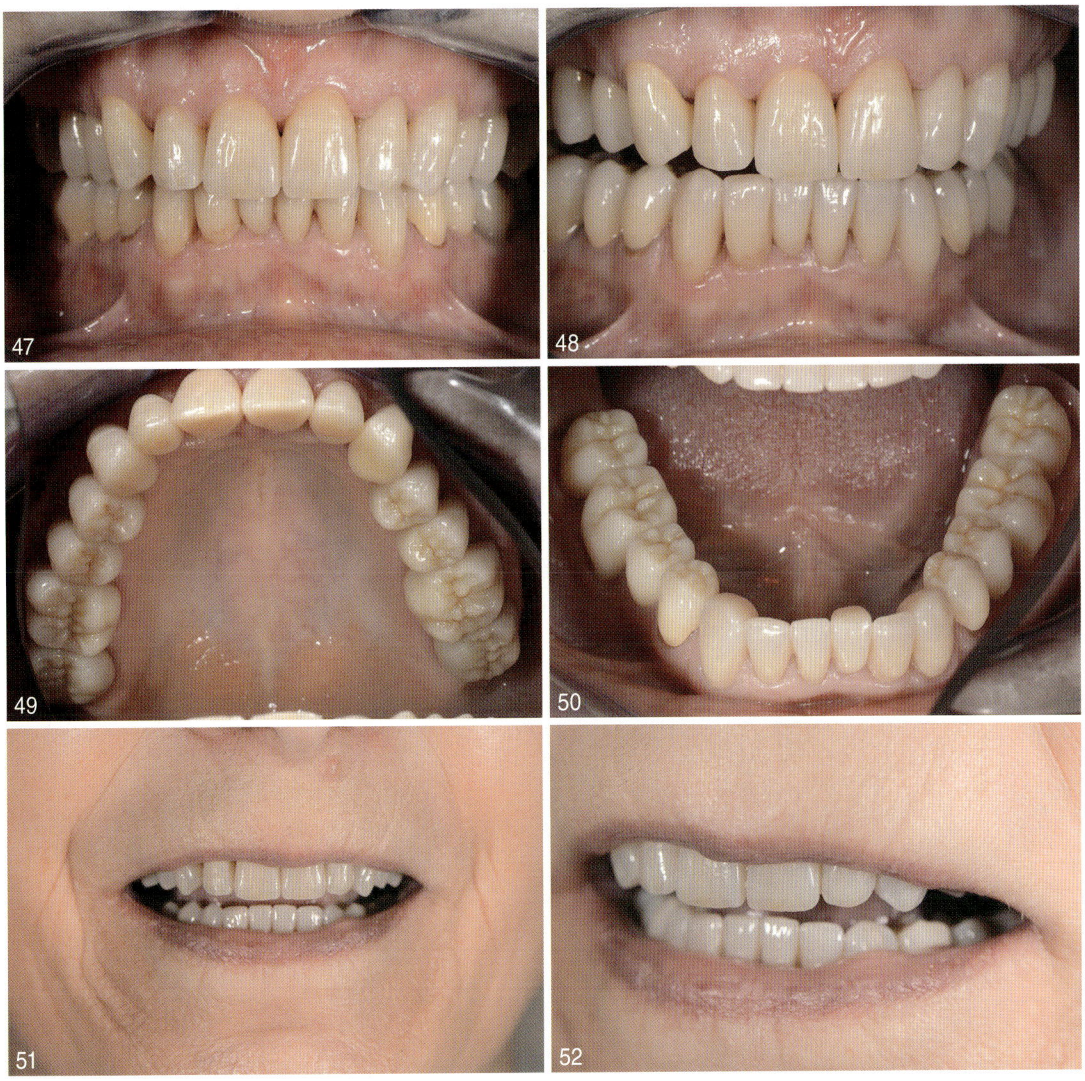

그림 47~52. 구강내 장착 후. 결과적으로 환자가 만족할 수 있었지만, 전치부의 약간의 블랙 트라이앵글과 치은 상태에 아쉬움이 남는다. 앞으로 치은이 회복하여 더욱 건강한 치은 상태가 되기를 바라고 있다.

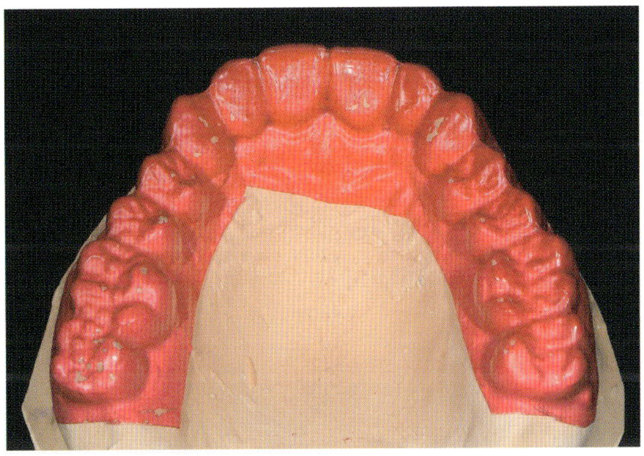

그림 53. 특히 크기가 큰 케이스에서는 'Brux Checker'를 사용하여 수면 시 하악 운동에서 조기 접촉 유·무, 교두 간섭을 일으키지 않았는지 등을 체크하는 것이 좋다. 이러한 증상이 일어나고 있는 경우 구강내에 장착한 'Brux Checker'의 붉은색이 깎이기 때문에 조기 접촉이나 교두 간섭의 위치를 확인할 수 있다.

참고문헌

1) Kern M: Adhäsivbrücken Minimalinvasiv–ästhetischbewährt. Quintessence publishing, Berlin, 2016.

2) Kern M: RBFDPs Resin–Bonded–Fixed Dental Prostheses Minimally invasive–esthetic–reliable. Quintessence publishing, Berlin, 2017.